图解本草纲目
药茶养生速查全书

于雅婷　编著

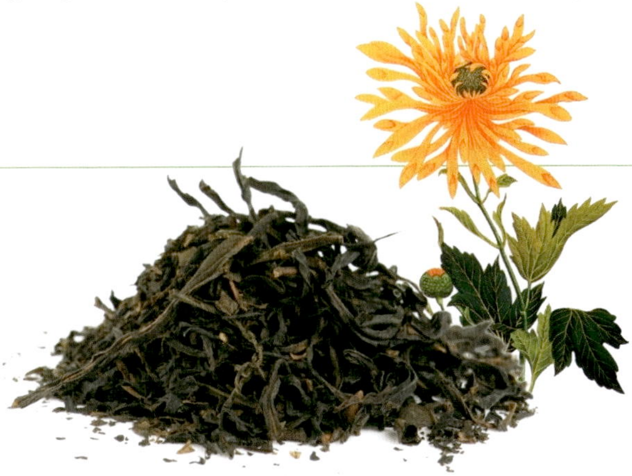

江苏凤凰科学技术出版社 · 南京

图书在版编目（CIP）数据

图解本草纲目药茶养生速查全书 / 于雅婷编著 . —
南京：江苏凤凰科学技术出版社，2023.2
ISBN 978-7-5713-3243-3

Ⅰ . ①图… Ⅱ . ①于… Ⅲ . ①茶剂—验方 Ⅳ .
① R289.5

中国版本图书馆 CIP 数据核字（2022）第 192562 号

图解本草纲目药茶养生速查全书

编　　著	于雅婷
责任编辑	汤景清　倪　敏
责任校对	仲　敏
责任监制	方　晨
出版发行	江苏凤凰科学技术出版社
出版社地址	南京市湖南路 1 号 A 楼，邮编：210009
出版社网址	http://www.pspress.cn
印　　刷	天津丰富彩艺印刷有限公司
开　　本	718 mm × 1 000 mm　1/16
印　　张	13
插　　页	1
字　　数	300 000
版　　次	2023 年 2 月第 1 版
印　　次	2023 年 2 月第 1 次印刷
标准书号	ISBN 978-7-5713-3243-3
定　　价	49.80 元

前言

药茶养生，呵护健康

大家都知道，茶起源于我国，而药茶则是我国传统医学中的一个重要的养生组成部分。人们以中药与茶叶相配，或单纯以药物相配，经冲泡、煎煮或蒸馏等方法，调制出有通血脉、养气血、壮筋骨等效果的茶饮。

我国最早关于药茶的记载出自《神农本草经》："神农尝百草，日遇七十二毒，得茶而解之。"后来，经过历代医药学家和养生家的不懈努力和逐步完善，越来越多的茶方为人们所发现和重视。药茶，也逐渐成为上自王公贵族、下至黎民百姓养生保健的重要饮品。

其实，药茶有个"药"字，正是因为茶与药材中的多种有效成分均有很好的保健养生功能。茶与药配合使用，能够辅助药物发挥天然疗效，并能促进人体对药物的吸收，也因此，有着多种功效、健康安全的药茶开始越来越受到人们的青睐。

随着时代的进步与科技的发展，人们对健康与养生有了更清晰，也更具体的要求，比如，很多长时间面对电脑的人士，希望能通过饮茶实现保护视力的目的；一些女性朋友则希望通过饮茶，让自己身形苗条、皮肤光洁；还有一些年纪比较大的朋友，可能寄希望于药茶能帮助自己更好地控制血压、调节血脂，进而提升身体各项机能。

本书精选传统中医古籍中的200多个药茶方，涉及茶疗养生、茶养五脏、四季茶饮、美颜瘦身多个方面，配合高清实拍图，分别介绍了不同药茶的功效、适用范围、宜忌、详细配方及做法等；同时结合本草药典，让读者了解药茶中所用药材的性味、功效及主治等内容，能够直观、准确地审视每种药茶的调配原则，也便于读者对照研究，更有针对性地甄选适合自己的药茶养生方。此外，书中更特别收录了21种中国名茶的品鉴、挑选、储藏、采制、茶道知识、茶疗养生、妙用保健等相关资料，以飨读者。

最后，药茶养生是我国传统中医保健的重要组成部分，是对药食本源理论的有效践行。希望阅读本书的读者朋友们都能找到适合自己的药茶养生方，都能拥有一个健康的体魄。

阅读导航

高清药茶实拍图

每一种药茶方都配有高清实拍示意图。

药茶方名称

在这里，您可以看到精选自中医古籍中的传统药茶方的具体名称。

主要功效

在这里，您可以了解到本茶方的主要功效，方便对症选用。

本草药典

通过药材实拍图，图文并茂，您可以近距离地认识药茶方所用的药材。

中药材知识

这里详细注明了该药茶方所用中药材的别名、性味、功效与主治病症。

五味消毒饮

清热解毒、清肺排脓

材料

金银花 15 克，野菊花 6 克，蒲公英 6 克，紫花地丁 6 克，紫背天葵子 6 克，白茶 3 克，蜂蜜适量，枸杞子适量。

做法

❶ 将金银花、枸杞子、蒲公英、紫花地丁、紫背天葵子、白茶加水煎煮，沸腾后熄火闷泡 15 分钟。

❷ 去渣取汁，加入蜂蜜及野菊花后，即可饮用。

❸ 每日 1 剂，分 3 次饮服。

功效

本品具有清肺排脓、平喘止咳的功效。金银花能清热解毒，紫花地丁及紫背天葵子可缓解因表皮肿毒而引起的疼痛；蒲公英、野菊花能消散痈肿。

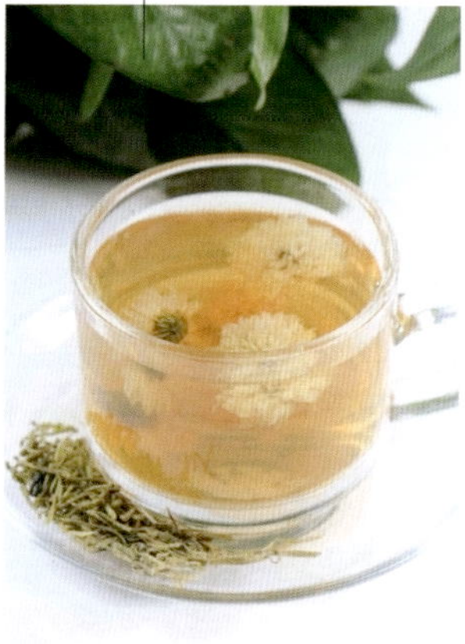

养生提示

一般人均可饮用，尤其适宜患有慢性乳腺炎、蜂窝组织炎者饮用。

本草药典

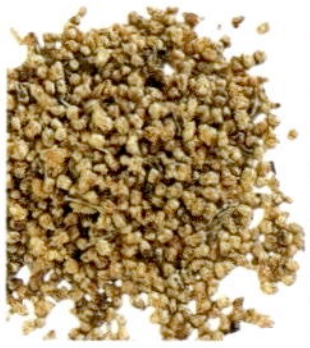

野菊花

别名：苦薏、山菊花。

性味：性微寒，味苦、辛。

功效：清热解毒、疏风平肝、明目。

主治：湿疹、皮炎、风热感冒、咽喉肿痛、高血压。

养生膳食

菊花土茯苓茶

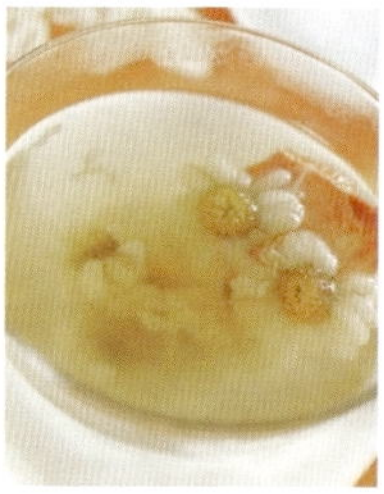

材料

野菊花、土茯苓各 9 克，金银花 5 克，冰糖 10 克。

做法

❶ 野菊花、金银花去杂质，洗净；土茯苓洗净，切成薄片备用。

❷ 砂锅内加水，放入土茯苓片，大火煮沸后改用小火煮 10~15 分钟。

❸ 加入冰糖、野菊花，再煮 3 分钟即可。

功效

本品能清热解毒、利尿祛湿，适合上火引起的目赤肿痛、咽干口燥、尿黄便秘者，以及痛风、尿路感染、慢性前列腺炎、阴道炎患者适量饮用。

12

材料

在这里，您可以快速查阅不同药茶方的详细材料搭配及实际取用克重。

茶疗养生，健康常在

清热止嗽茶

疏风清热、止咳化痰

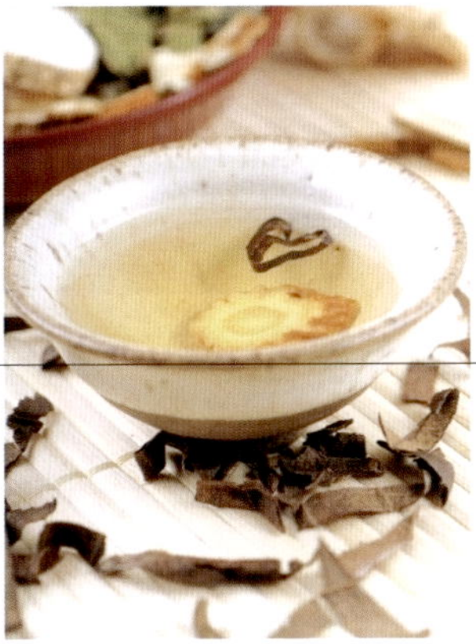

材料

芦根 10 克，甘菊花 9 克，霜桑叶 9 克，炙枇杷叶 9 克，生地黄 5 克，枳壳 5 克，陈皮 3 克，黄芩 3 克，青茶 3 克。

做法

❶ 将甘菊花、霜桑叶、炙枇杷叶、芦根、陈皮、黄芩、生地黄、枳壳、青茶研成粗末。

❷ 加水煎煮 10 分钟后，去渣取汁，即可饮用。

❸ 每日 1 剂，代茶饮。

功效

本品具有止咳化痰、清热解毒的功效。菊花能疏风平肝、清热解毒；枇杷叶能清肺止咳、降气化痰；黄芩、芦根能清解肺热；陈皮、枳壳能理气化痰。

养生提示

适宜发热恶寒、头痛、咳嗽咳痰、口渴咽痛者饮用。但患有风寒感冒者不宜饮用。

本草药典

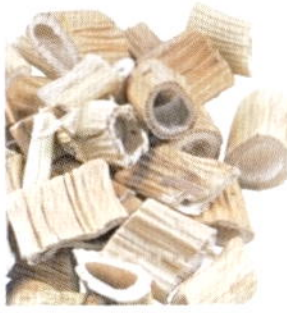

芦根

别名：芦茅根、苇根、芦头。

性味：性寒，味甘。

功效：清热泻火、生津止渴、除烦止呕、利尿。

主治：热病烦渴、胃热呕吐、肺热咳嗽、膀胱炎。

养生膳食

胡萝卜芦根茶

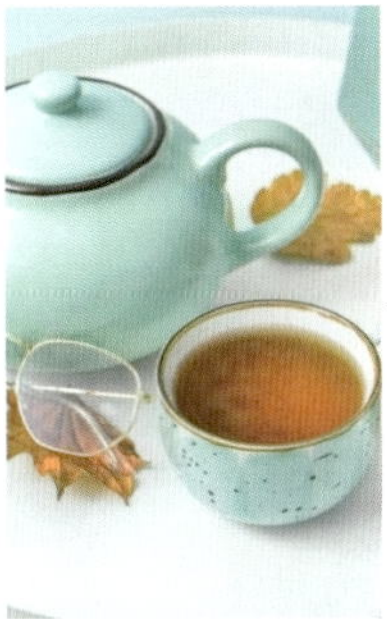

材料

胡萝卜 1 根，芦根 30 克，冰糖 30 克。

做法

❶ 胡萝卜洗净，去皮，切块；芦根洗净。

❷ 胡萝卜与芦根放入锅中，以小火煎出药汁，取汁备用。

❸ 冰糖放入杯中，冲入药汁，搅拌至冰糖溶解即可。

功效

本品可清热解毒、滋阴润燥，适合慢性咽喉炎者适量饮用。

13

做法

您可以全盘掌握该药茶方煎制的每一个细节，从材料准备、配制到药茶煎制的方法、过程，再到每日饮用剂量、次数等。

养生膳食

对本草药典内容的拓展，或是药茶，或是药汤，发挥本草的养生功效，方便您在家动手做膳食。

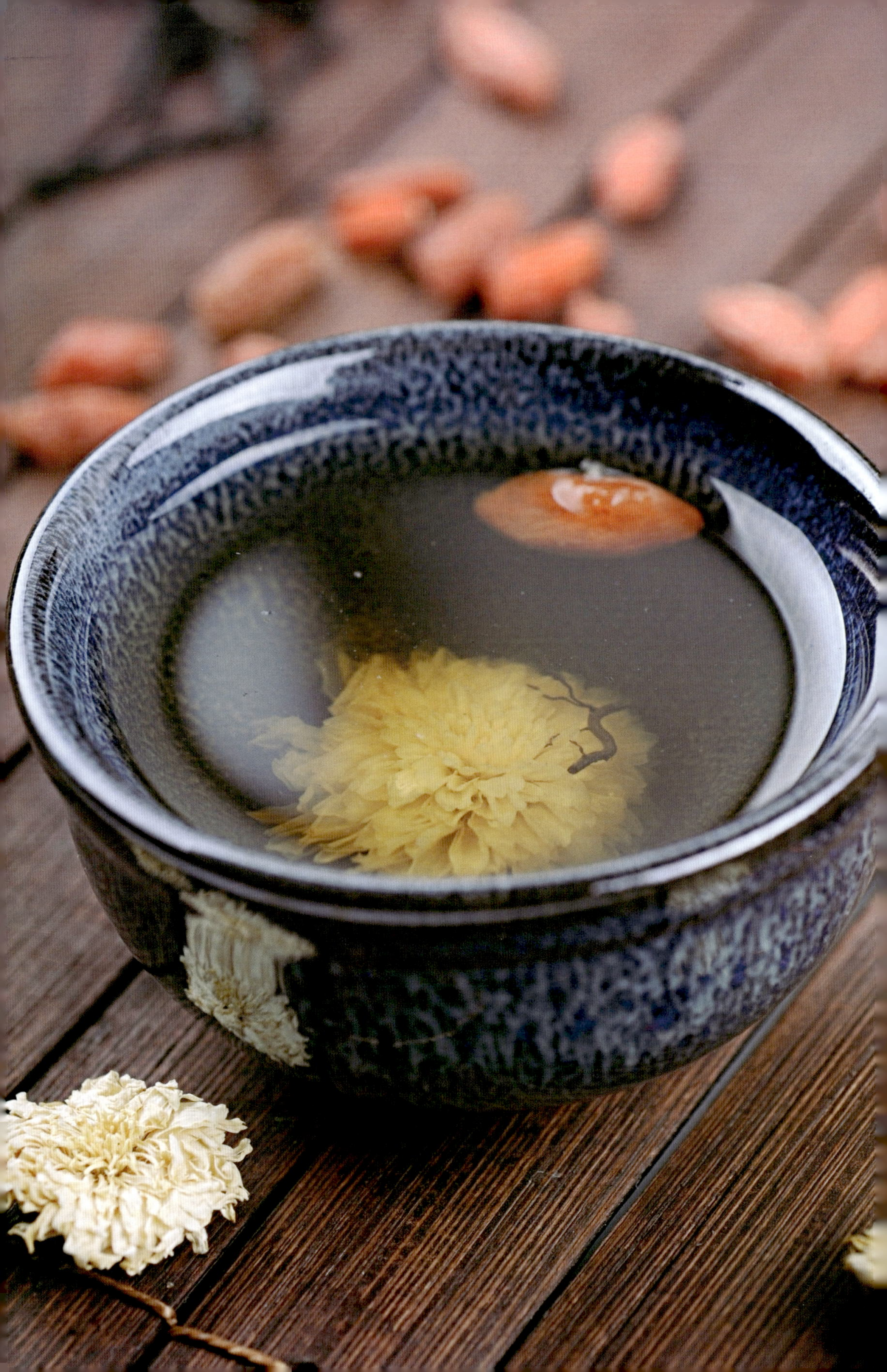

目录

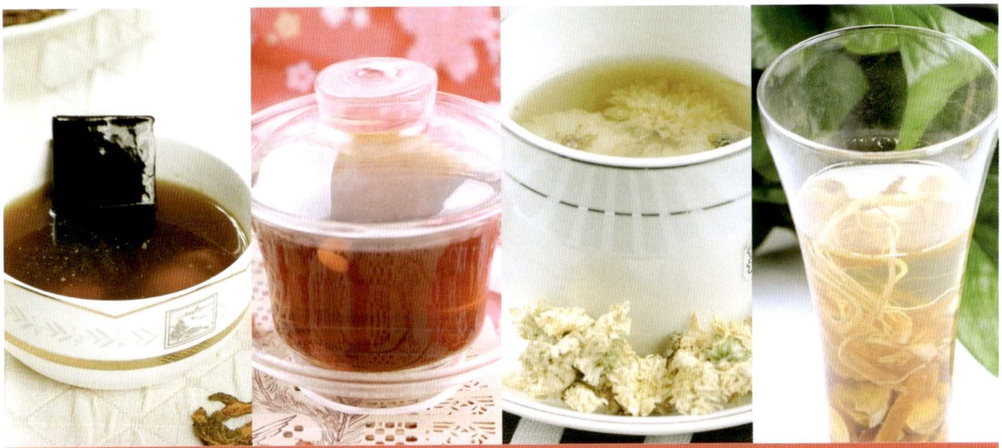

第一章　茶疗养生，健康常在

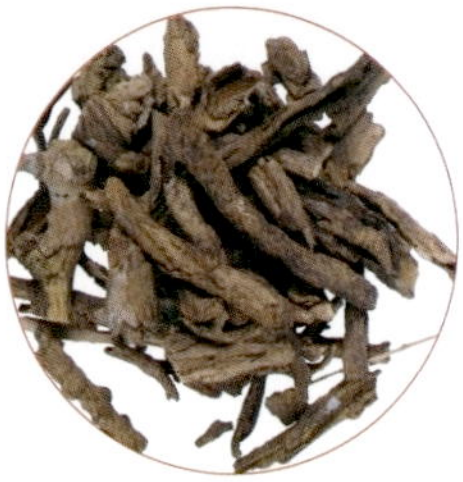
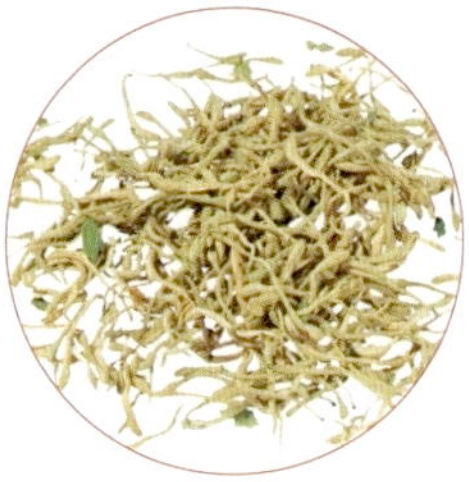
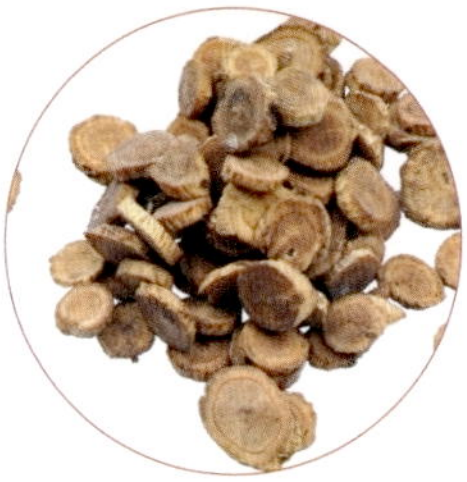
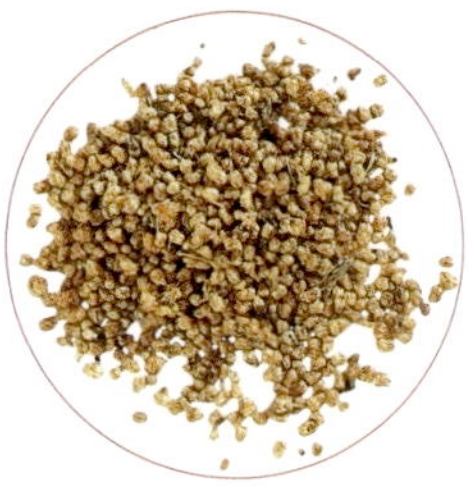

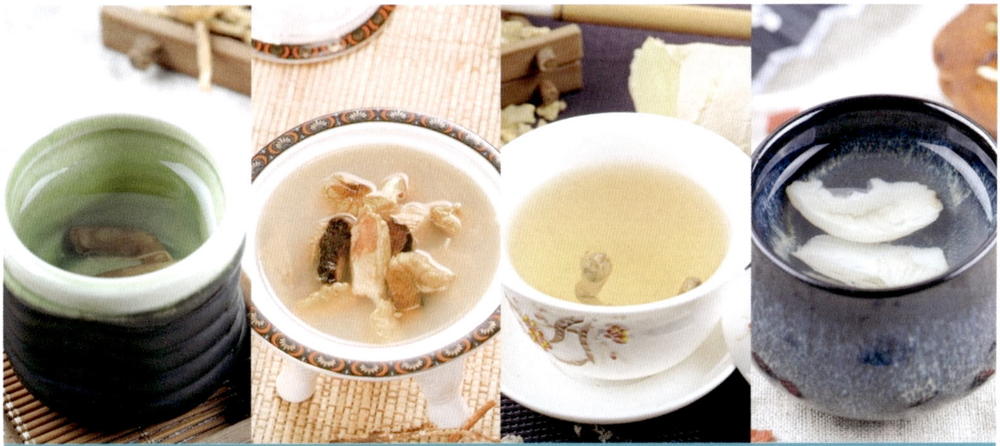

第二章　茶养五脏，益寿延年

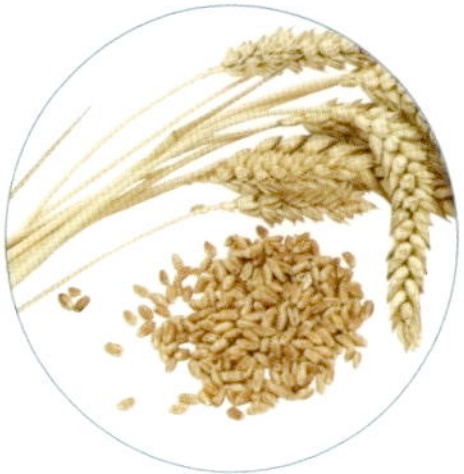
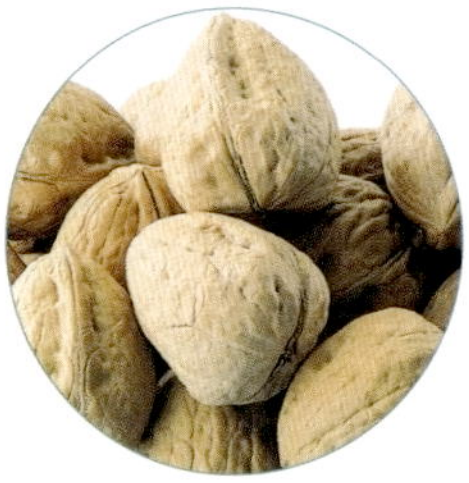
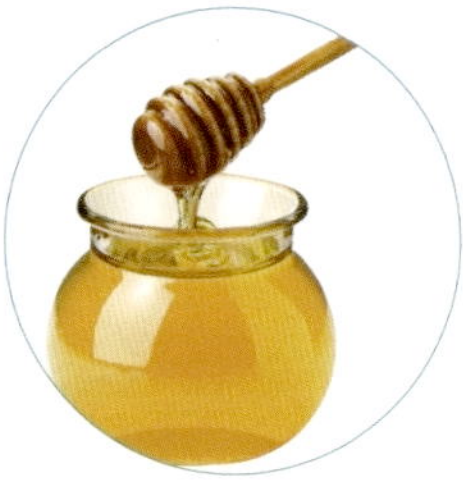
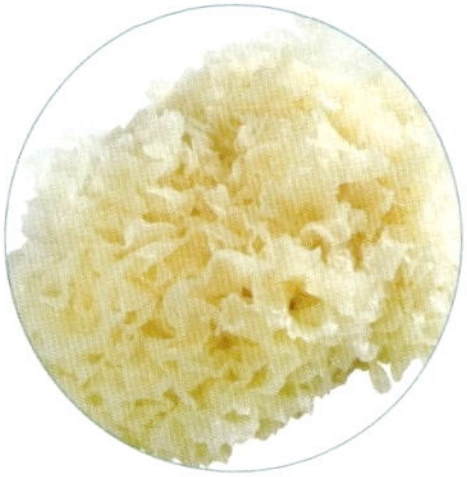

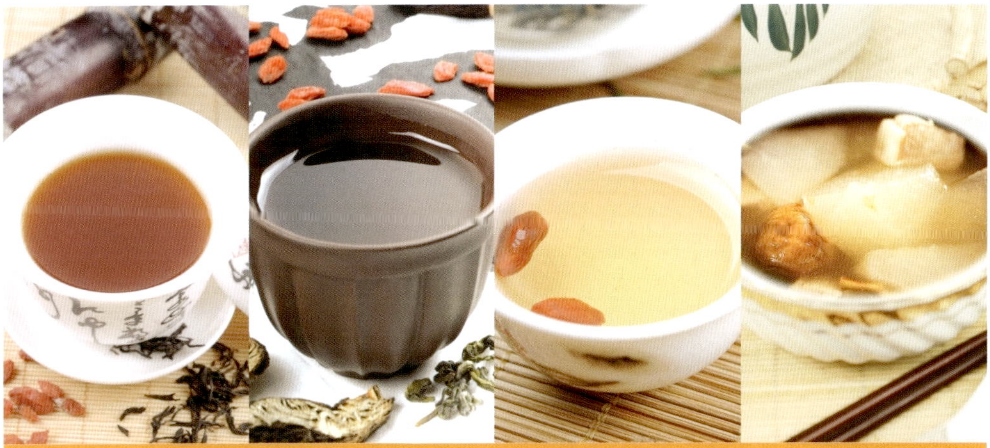

第三章　四季茶饮，滋补养生

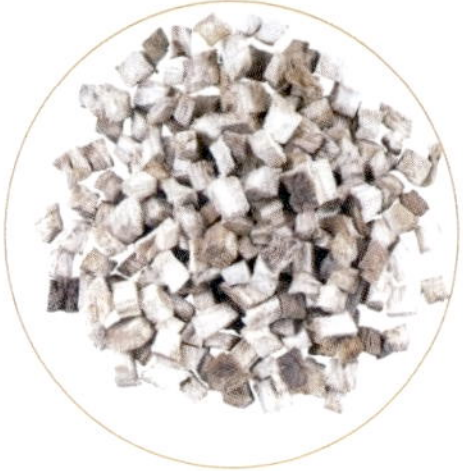
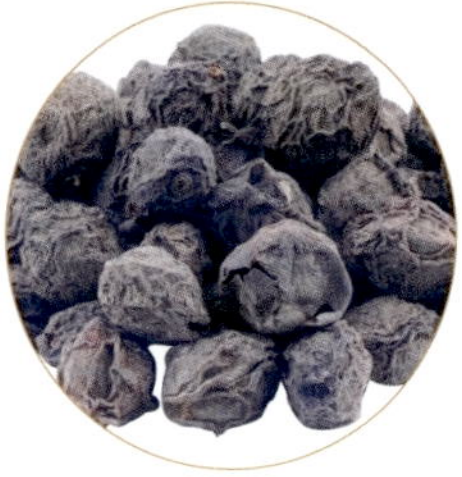
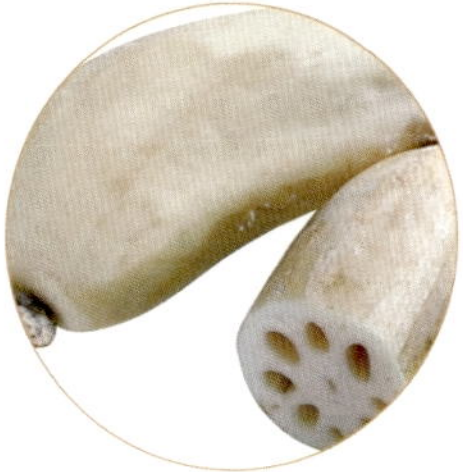
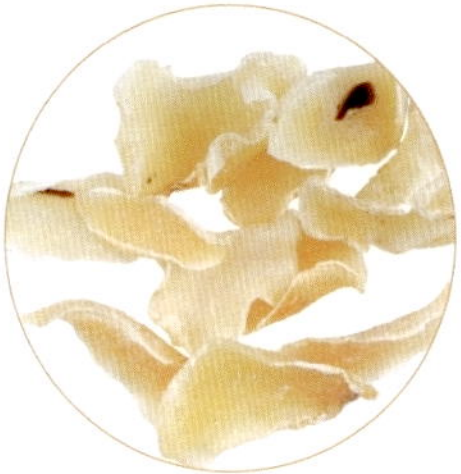

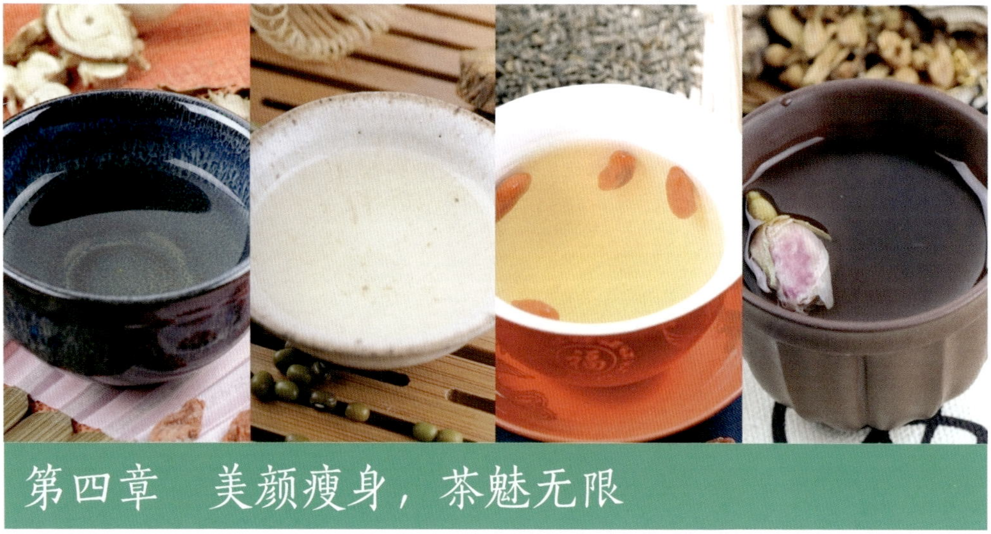

第四章 美颜瘦身，茶魅无限

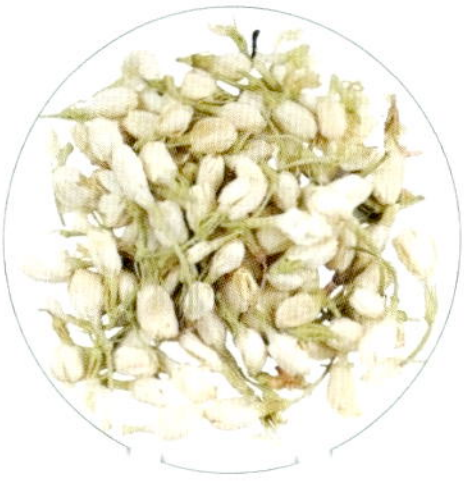
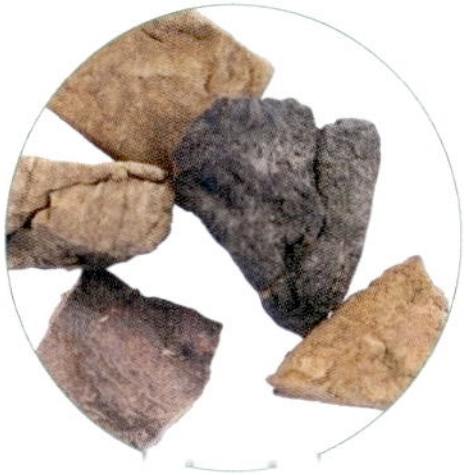
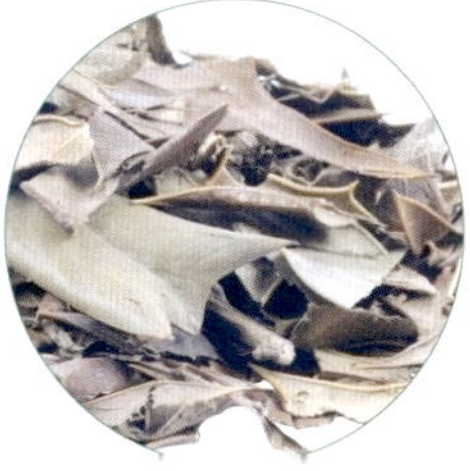
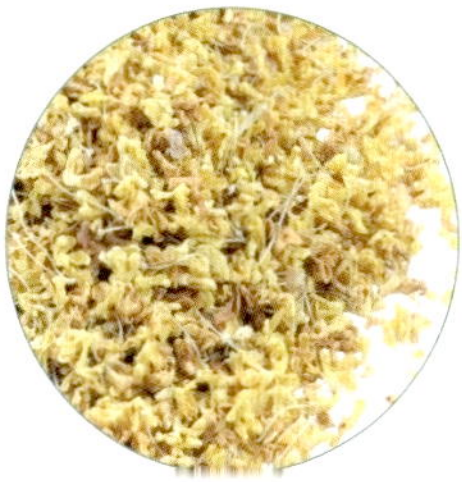

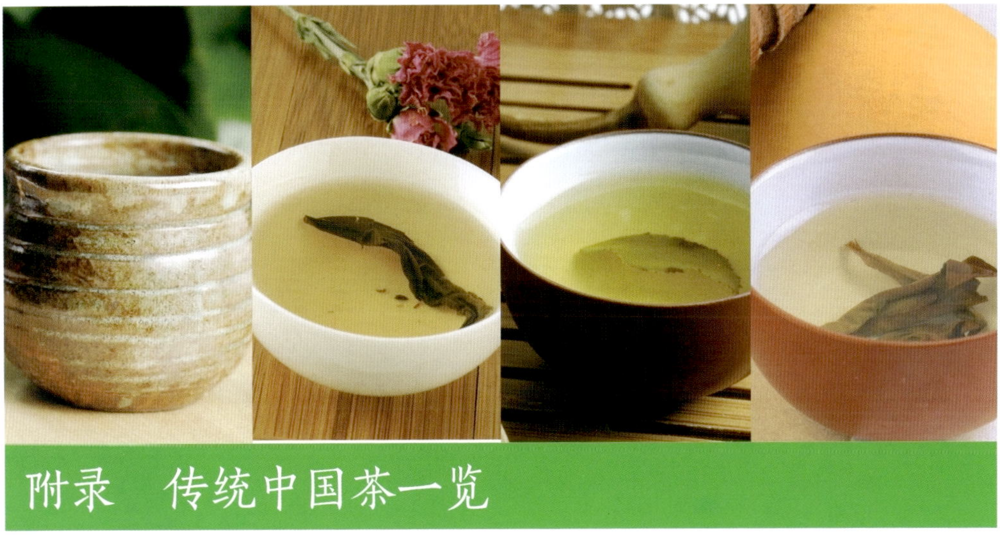

附录　传统中国茶一览

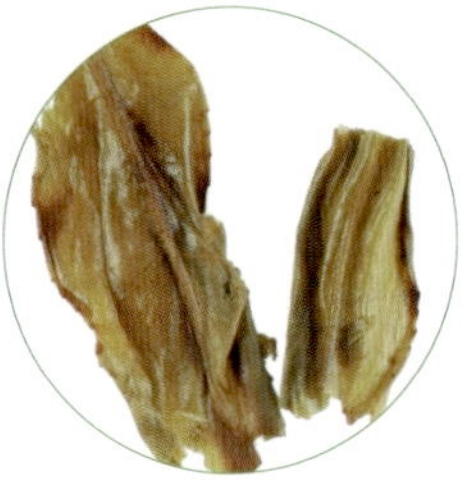
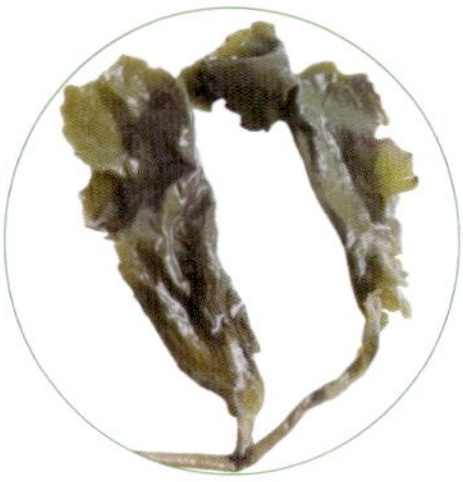
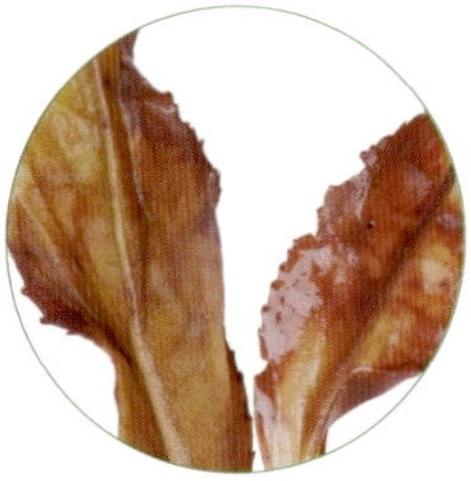
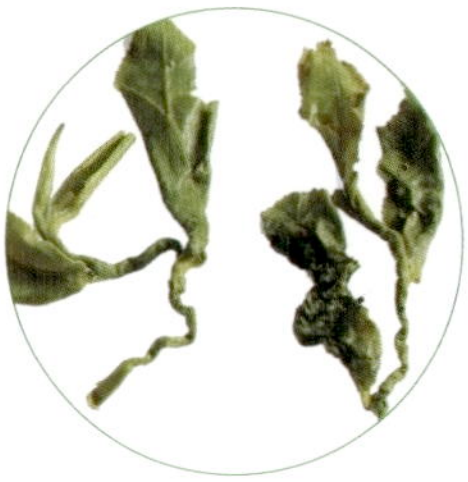

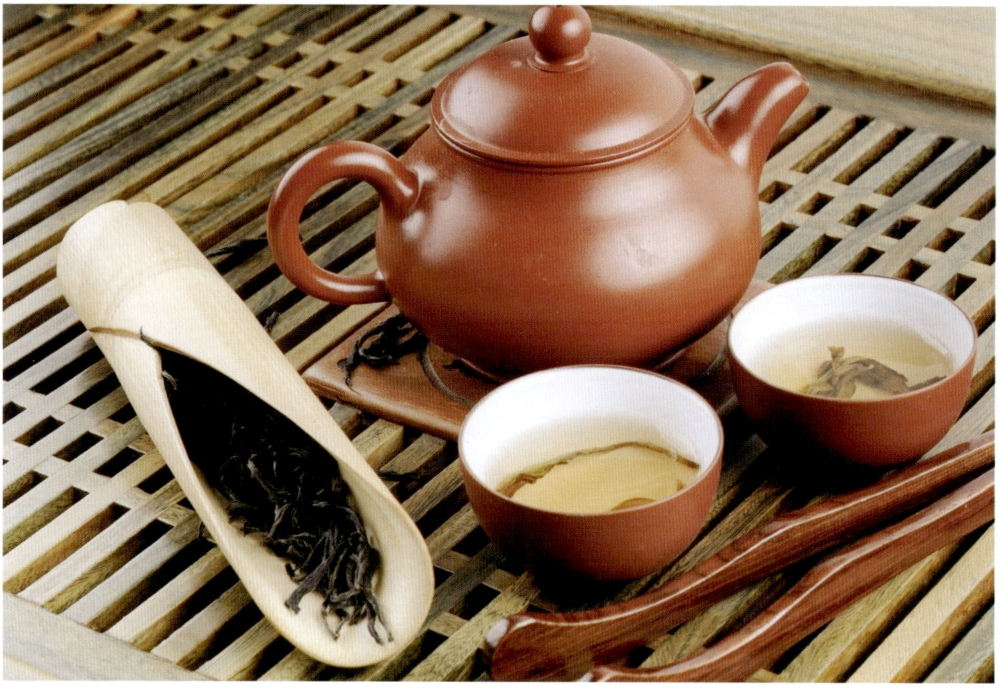

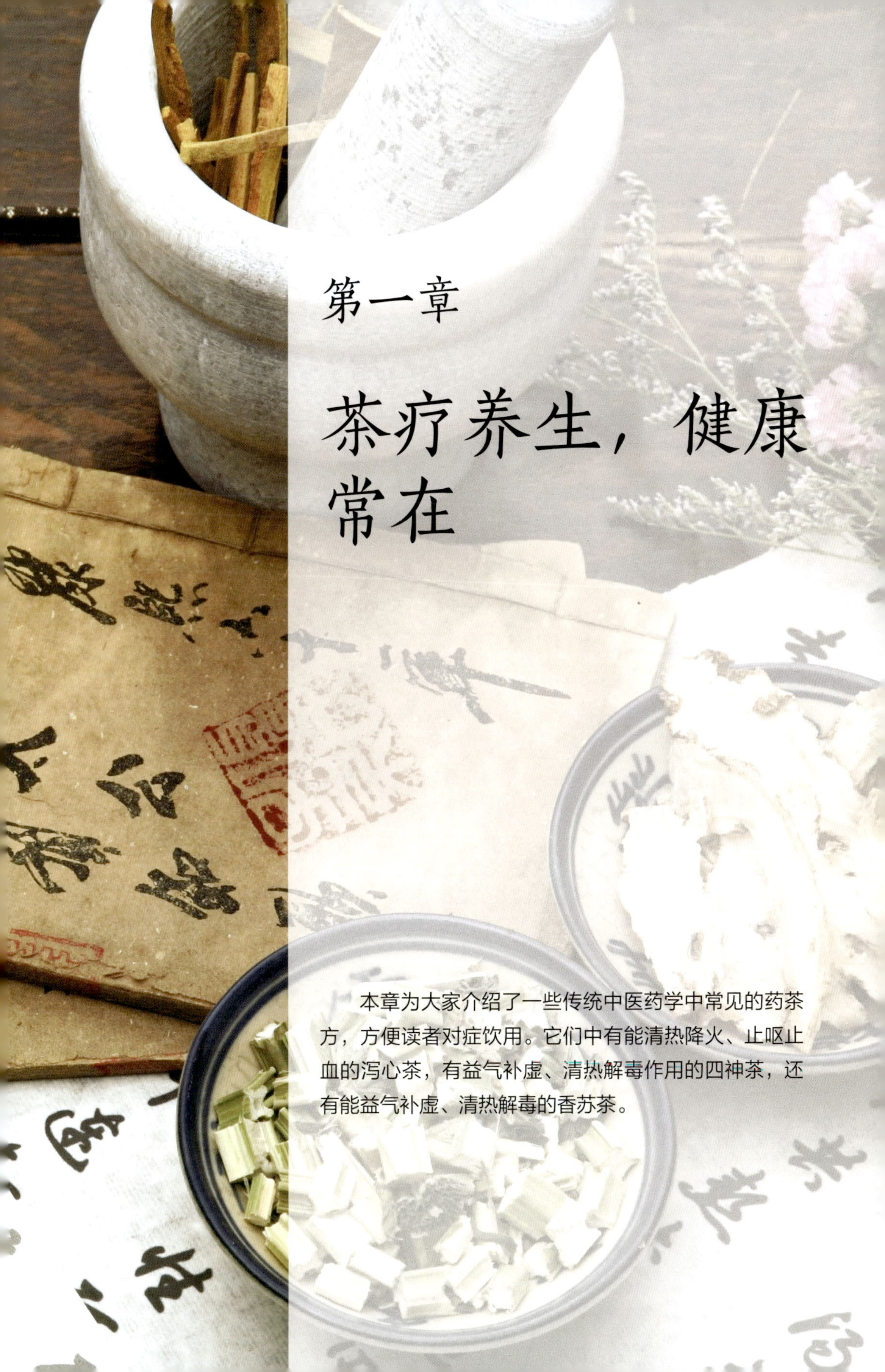

第一章

茶疗养生，健康常在

本章为大家介绍了一些传统中医药学中常见的药茶方，方便读者对症饮用。它们中有能清热降火、止呕止血的泻心茶，有益气补虚、清热解毒作用的四神茶，还有能益气补虚、清热解毒的香苏茶。

千金天花粉茶

清热生津、润燥止渴

材料

天花粉 30 克，麦冬 15 克，芦根 10 克，白茅根 30 克，生姜 6 克，蜂蜜适量，黑茶 3 克。

做法

1. 将天花粉、麦冬、芦根、白茅根、生姜洗净，与黑茶放入锅中同煎。
2. 用茶漏滤取药汁，待温后放入适量蜂蜜，即可饮用。
3. 每日 1 剂，不拘时。

功效

本品具有除烦祛燥、润燥、清热解毒的功效，对口干、咽痛可起到辅助调理作用。

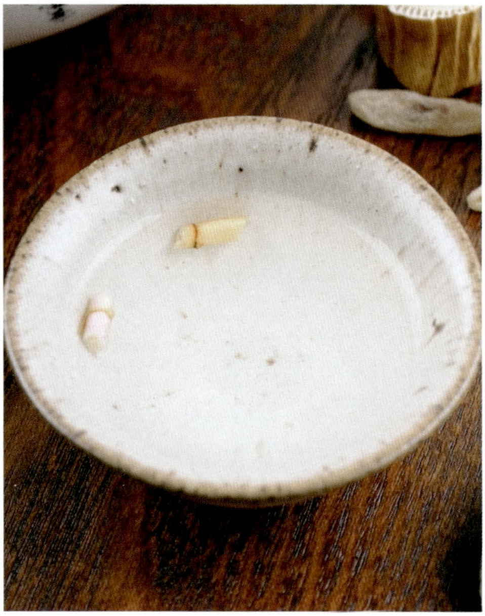

养生提示

本品性寒，因此女性月经期间及脾胃虚寒、大便溏泄者不宜饮用。

本草药典

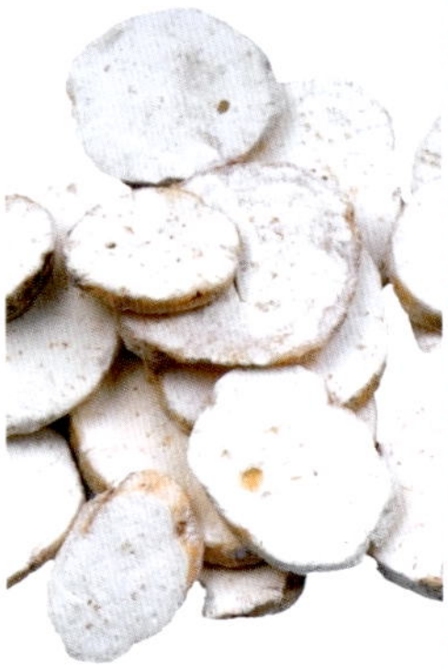

天花粉

别名：栝楼根、花粉、楼根。

性味：性微寒，味甘、微苦。

功效：清热泻火。

主治：热病口渴、痔疮、肺燥咳血。

养生膳食

天花鱼片汤

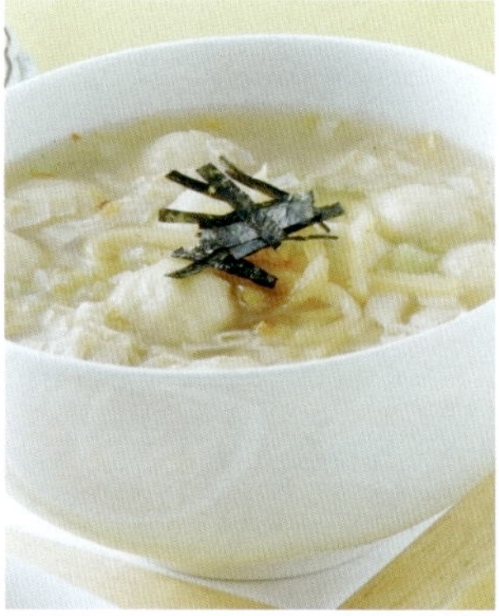

材料

天花粉 10 克，鱼片 100 克，玉米粒、毛豆仁各 20 克，食用油、海苔丝、盐各适量。

做法

1. 天花粉放入棉布袋，置锅中，加适量水，煮沸后再煮约 3 分钟即关火，滤取药汁。
2. 锅中放入食用油加热，放入洗净的玉米粒和毛豆仁，中火翻炒 2 分钟。
3. 倒入药汁和洗净的鱼片，以大火焖煮 2 分钟，加盐调味，出锅撒上海苔丝即可。

功效

本品能清热生津、清利胃肠，适合热结便秘、胃热者食用，糖尿病患者也可适当食用。

泻心茶

清热降火、止呕凉血

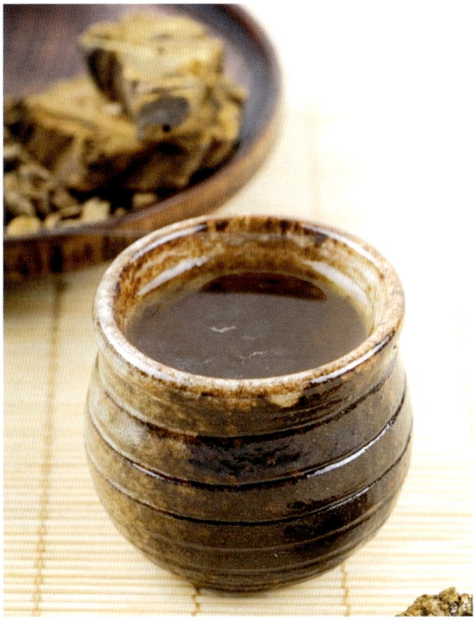

材料

大黄 6 克，黄芩 6 克，茯苓 3 克，蜂蜜适量，枸杞子 10 克，白茶 3 克。

做法

① 将大黄、黄芩、茯苓、白茶、枸杞子置于杯中，用沸水冲泡 5 分钟。

② 开盖，去除药渣，加入适量蜂蜜即可饮用。

③ 每日 1 剂，分 2 次温服。

功效

本品具有清热解毒、泻心火、止呕、止痢的功效。另外，此茶中的大黄具有润肠通便的功效；黄芩能泻上焦肺火、清下焦湿热。

养生提示

孕妇、女性月经期间及脾胃虚寒、体弱者不宜饮用。

本草药典

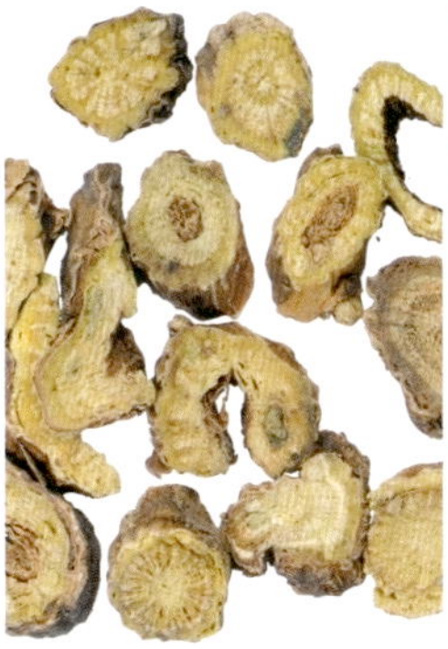

黄芩

别名：山茶根、黄芩茶、土金茶根。

性味：性寒，味苦。

功效：清热燥湿、泻火解毒、凉血安胎。

主治：胸闷口渴、肺热咳嗽、高热烦渴、胎动不安。

养生膳食

黄连黄芩茶

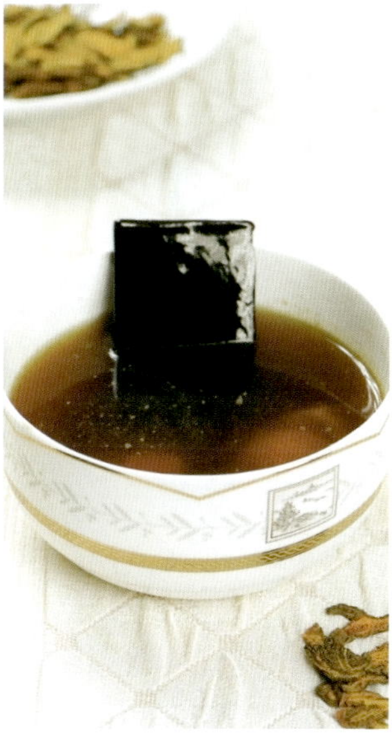

材料

阿胶 9 克，黄连 10 克，鸡蛋黄 2 个，黄芩 3 克，白芍 3 克，白糖适量。

做法

① 黄连、黄芩、阿胶、白芍均洗净；将黄连、黄芩、白芍放入煮锅内，加 8 杯水煎至 3 杯。

② 去渣后，加阿胶烊化，再加入鸡蛋黄、白糖，搅拌均匀后煮熟即可，分 3 次食用。

功效

本品能清热泻火、滋阴养血，适合热邪耗伤营血、发热不已、心烦失眠而不得卧、口干但不欲饮水、舌红绛而干燥、大便燥结的人群食用。

陈皮竹茹茶

清热和胃、行气降逆

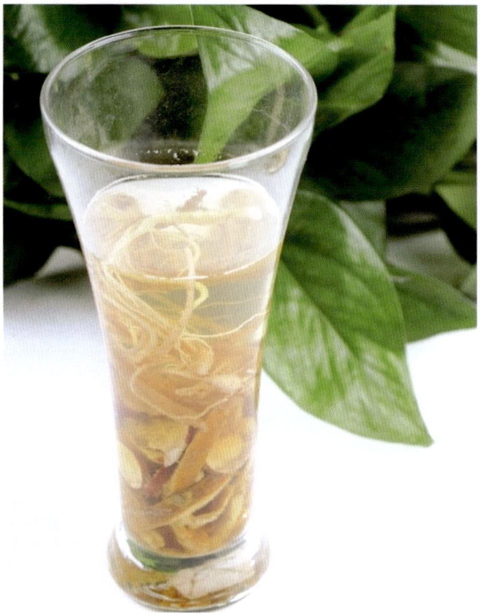

材料

陈皮12克，竹茹12克，甘草6克，人参5克，红枣5颗，生姜4片，黄茶5克。

做法

❶将陈皮、甘草、竹茹、人参研成粗末，备用。

❷用纱布包好研磨好的药末，与黄茶、红枣、生姜片同放杯中，用沸水冲泡15分钟即可。

❸每日1剂，分3~4次饮用。

功效

本品具有补胃虚、清胃热、降胃逆、补而不滞、清而不寒的功效，对因胃虚而引起的咳嗽、干呕等症状可起到缓解的作用。

养生提示

适宜胃虚有热产生的呃逆、干呕者饮用。但须注意的是，脾胃虚寒及实热所致的呃逆不止、干呕者不宜饮用。

本草药典

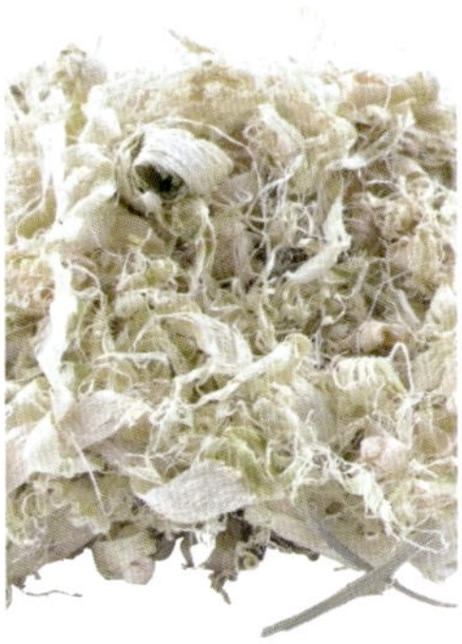

竹茹

别名：竹皮、青竹茹、淡竹皮茹。

性味：性微寒，味甘。

功效：除烦止呕、清热化痰。

主治：咳嗽不止、热病烦躁、中风、痰多。

养生膳食

桑寄生竹茹鸡蛋汤

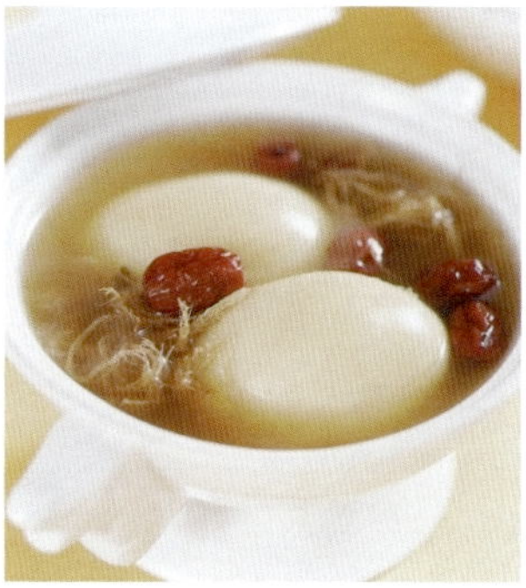

材料

桑寄生50克，红糖20克，竹茹10克，红枣8颗，鸡蛋2个，冰糖适量。

做法

❶桑寄生、竹茹洗净；红枣洗净备用。

❷将鸡蛋用水煮熟，去壳备用。

❸桑寄生、竹茹、红枣和水放入锅中，以小火煲1.5小时，加入鸡蛋、红糖和冰糖，煮沸即可。

功效

本品能祛风除湿、补肾安胎，适合贫血、皮肤粗糙暗黄、胃阴亏虚、胃热痛及肺热咳痰者，胎动不安的孕妇也可以适量食用。

生地石膏茶

清热泻火、凉血滋阴

材料

生地黄 5 克，当归 5 克，石膏 3 克，牡丹皮 2 克，红茶 6 克，蜂蜜适量。

做法

1. 将石膏打碎，用布包裹。
2. 将生地黄、当归、牡丹皮洗净，与石膏、红茶一起加水煎煮，去渣取汁，调入蜂蜜，即可饮用。
3. 每日 1 剂，代茶频饮。

功效

本品具有清热解毒、滋阴养颜的功效。且此茶中的生地黄具有滋阴益肾的功效；牡丹皮可以清热凉血；当归可以养血和血。

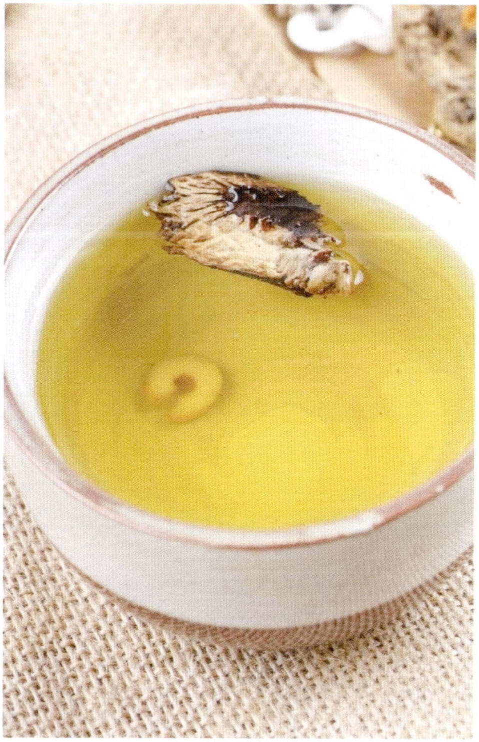

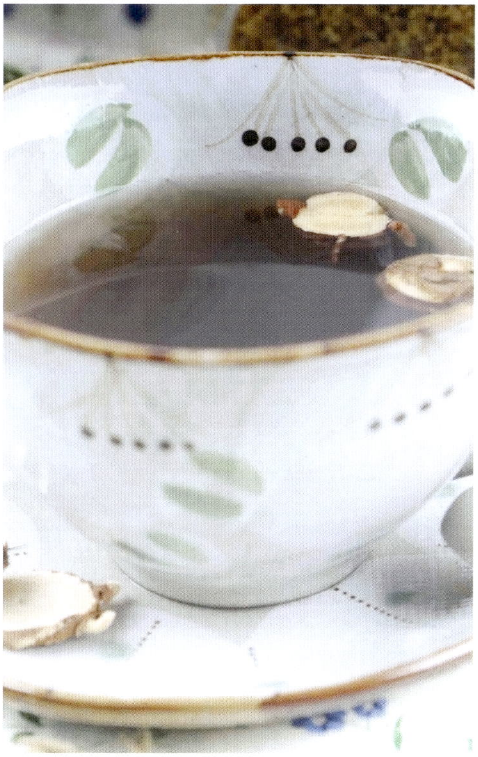

四妙勇安茶

清热解毒、活血止痛

材料

金银花 30 克，玄参 30 克，当归 20 克，甘草 10 克，蜂蜜适量。

做法

1. 将金银花、玄参、当归、甘草捣碎，放入杯中。
2. 加入适量沸水，闷泡 15 分钟后，加入蜂蜜，即可饮用。
3. 每日 1 剂。

功效

本品具有活血的功效，可缓解因高血压、高脂血症引起的不适。同时，也对口干、咽痛起到辅助治疗的作用。

地骨皮补虚茶

清热凉血、养阴补虚

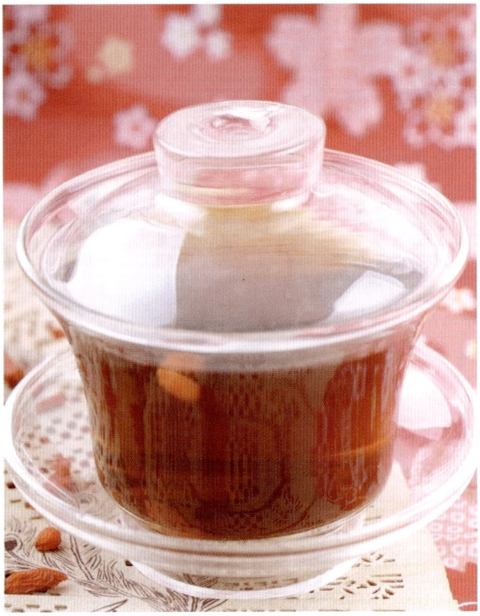

材料

地骨皮15克，麦冬6克，小麦6克，枸杞子5克，桂圆肉6克，红茶5克，蜂蜜适量。

做法

❶将地骨皮、麦冬、小麦、桂圆肉、红茶放入锅中，加水煎煮40分钟。

❷再次加入适量热水，煎煮30分钟，加入枸杞子及蜂蜜，即可饮用。

❸每日1剂，代茶频饮。

功效

本品可以缓解因肝肾阴虚、肺结核、便秘、失眠、低血压、贫血、眼疾、脱发、口腔炎等疾病而引起的不适。

养生提示

适宜体虚、头昏眼花、骨节烦热、劳累过度、精力不济、面容憔悴者饮用。但脾胃虚寒者不宜饮用。

本草药典

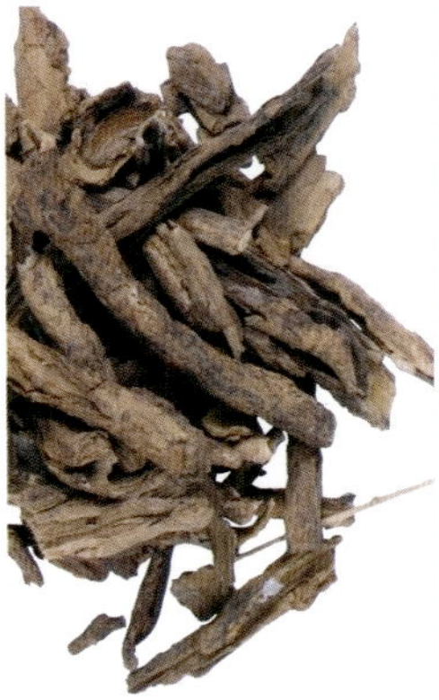

地骨皮

别名：枸杞皮、地骨。

性味：性寒，味甘。

功效：凉血除蒸。

主治：高血压、肺热咳喘、肺热吐血。

养生膳食

桑葚地骨皮茶

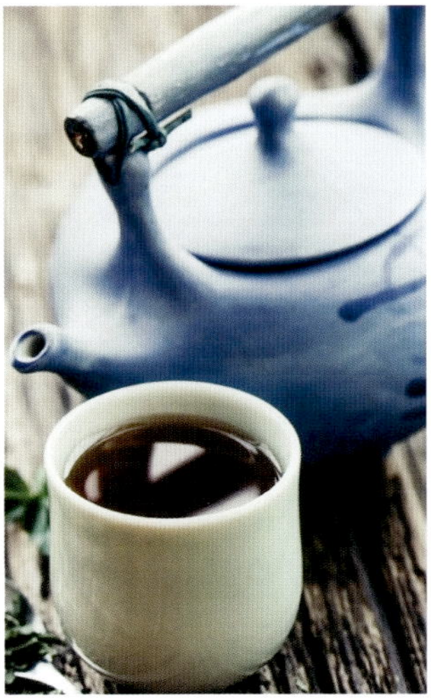

材料

鲜桑葚60克，地骨皮15克，冰糖15克。

做法

❶鲜桑葚、地骨皮分别洗净，沥干水备用。

❷将鲜桑葚与地骨皮放入煎锅中，以大火煮沸后，改小火煎半小时，关火闷10分钟。

❸稍晾后，调入冰糖。

功效

本品可凉血退热、清肺止咳，适合虚劳咳喘、潮热盗汗者饮用，糖尿病患者也可适量饮用。

石膏茶

清胃泻火、祛风止痛

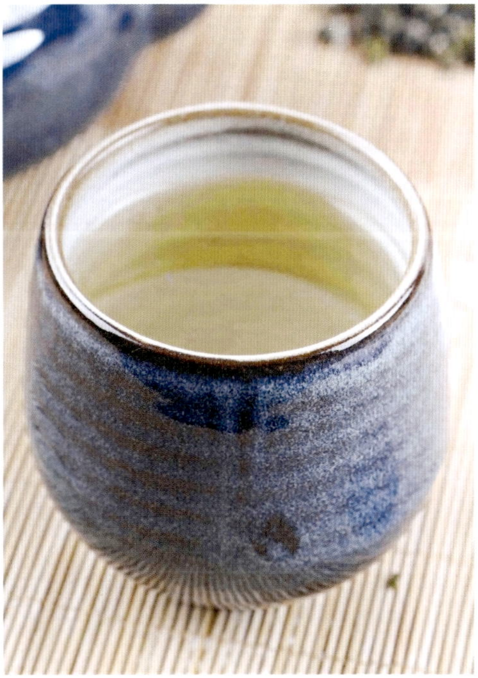

材料

煅石膏15克，川芎15克，炙甘草3克，葱白3克，绿茶适量。

做法

1. 将煅石膏、川芎、炙甘草研为粗末，备用。
2. 葱白洗净，切段。
3. 将药末与葱白、绿茶放入保温瓶中，用沸水冲泡15分钟。
4. 每日1剂，代茶频饮。

功效

本品具有清热解毒、祛风止痛的功效。煅石膏具有清肺的功效；川芎可以祛风止痛；葱白搭配川芎，可起到散风寒的功效；炙甘草可以缓和药性，又能泻火解毒。

养生提示

适宜两目红肿、掀痛、畏光、泪下者饮用。但脾胃虚寒患者不宜饮用。

本草药典

煅石膏

别名：石膏、熟石膏。

性味：性寒，味辛、甘。

功效：收湿生肌。

主治：湿疹瘙痒、水火烫伤、外伤出血。

养生膳食

紫笋石膏茶

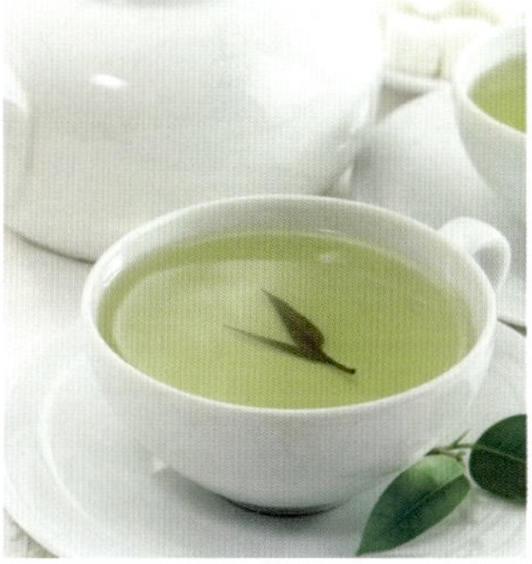

材料

生石膏60克，紫笋茶末3克。

做法

1. 将生石膏捣为末备用。
2. 锅中加适量水，放入生石膏末，以大火煮沸，改小火煎煮半小时，关火，取药汁。
3. 以药汁冲泡紫笋茶末，待温饮用。

功效

本品可以清热泻火，适用于热毒内盛而致的皮肤湿疹、疔疮、丹毒、面部斑疹、口臭口苦、大便干结等，也可以用于对流行性乙型脑炎、流行性感冒的预防，中暑、胃火牙痛者也可适量饮用。

金银花甘草茶

清热解毒、疏风散热

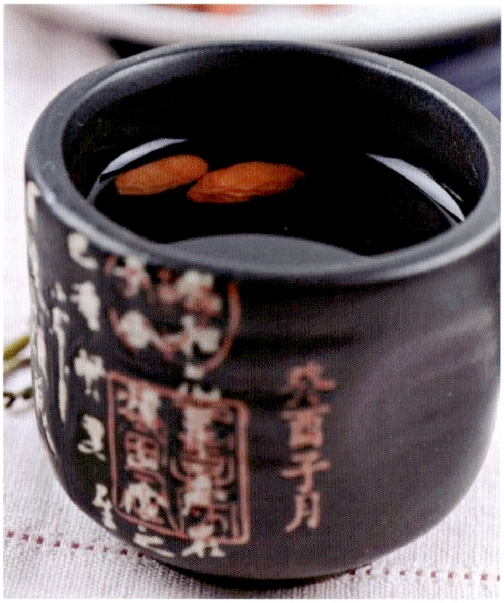

材料

金银花 20 克，甘草 15 克，枸杞子 10 克，白茶 3 克，蜂蜜适量。

做法

❶ 将金银花、甘草、白茶放入杯中，加沸水冲泡 15 分钟。

❷ 可按照个人喜好，放入适量蜂蜜及枸杞子。

❸ 每日 1 剂，代茶饮。

功效

本品具有益胃润肠、清热解毒、疏风散热的功效。金银花具有清热解毒的功效，与甘草搭配饮用，可起到预防中暑和感冒的作用。

养生提示

适宜咽痛咳嗽、发热恶寒、暑热烦渴者饮用，且夏季也可作为预防小儿热疮之用。但风寒外感及脾胃虚寒者不宜服用。

本草药典

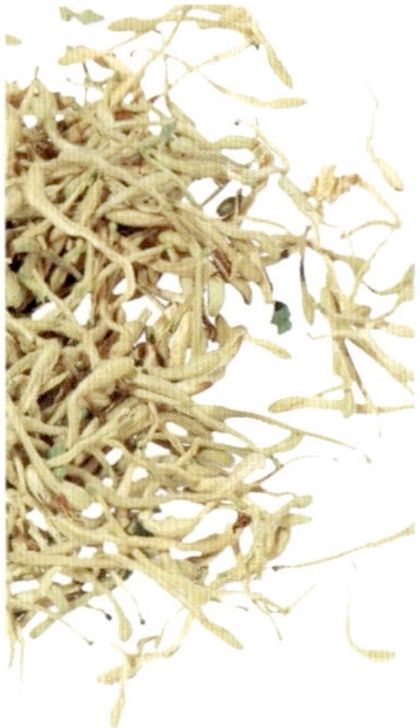

金银花

别名：忍冬、忍冬花、金花。

性味：性寒，味甘。

功效：清热解毒。

主治：中暑、牙周炎、泻痢。

养生膳食

金银花菊花茶

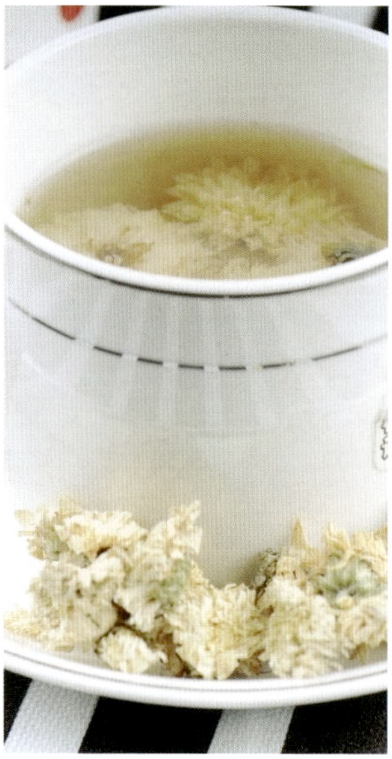

材料

金银花 5 克，菊花 6 克，冰糖适量。

做法

❶ 将菊花和金银花放入干净的锅中。

❷ 加入适量水后，用小火煎煮约 5 分钟。

❸ 根据个人口味加入冰糖，即可饮用。

用法

代茶服饮。

功效

本品可以祛除体内热气、清肝明目，夏季中暑者饮用效果极佳。

四神茶

益气补虚、清热解毒

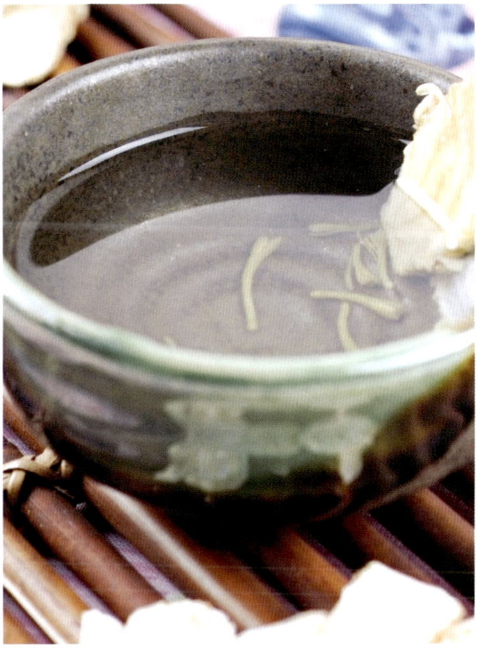

材料

当归 24 克，黄芪 15 克，金银花 15 克，甘草 6 克，黑茶 5 克，蜂蜜适量。

做法

1. 将当归、黄芪、金银花、甘草、黑茶加水煎沸，取药汁，备用。
2. 把药汁倒于杯中，再闷 15 分钟，加入蜂蜜即可。
3. 每日 1 剂，分 3 次温服。

功效

本品具有益气养身、清热解毒、滋阴补血的功效。黄芪具有调节血糖的作用；当归、金银花对多种化脓性细菌有较强的抑制作用；甘草能起到抗炎、抑菌的作用。

养生提示

适宜热毒内盛、好发痤疮及痱子者饮用。但脾胃虚弱、食少、便溏者不宜饮用。

本草药典

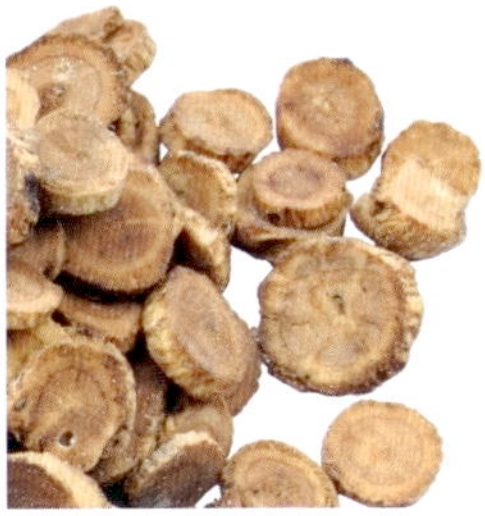

黄芪

别名：山棉芪、绵芪、绵黄芪。

性味：性微温，味甘。

功效：益气固表、托疮生肌、利水消肿、补肺健脾。

主治：便血崩漏、表虚自汗、血虚萎黄、慢性肾炎。

养生膳食

枣芪梅子汤

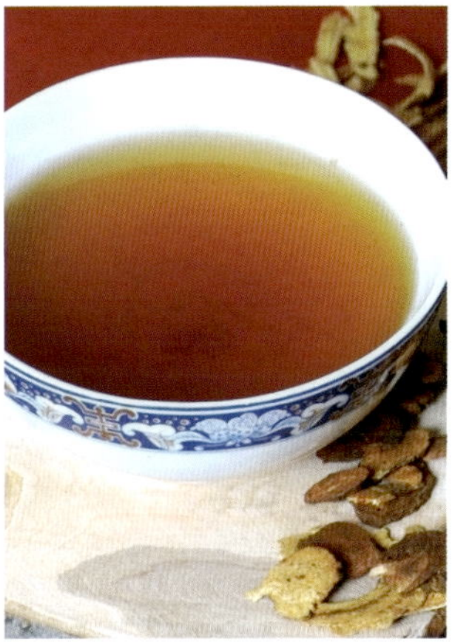

材料

紫苏梅 5 颗，黑枣 5 颗，丹参 75 克，黄芪 75 克，冰糖 2 大匙。

做法

1. 将除冰糖外的材料分别清洗干净，沥水；黑枣不易软烂，可用温水先将其泡发。
2. 将黑枣、丹参、黄芪与紫苏梅放入杯中，冲入沸水，盖上杯盖，闷约 10 分钟。
3. 待冰糖溶化成冰糖水，冲入杯中即可。

功效

本品可以活血化瘀，又可益气养阴，适合阴虚体弱之人适量饮用。

五神茶

清热祛湿、解毒消肿

材料

茯苓15克，牛膝15克，车前子15克，金银花30克，黑茶3克，蜂蜜适量。

做法

❶ 将茯苓、牛膝、车前子、金银花、黑茶加水煎煮。

❷ 闷泡15分钟后，去渣取汁，加入适量蜂蜜即可。

❸ 每日1剂，代茶饮。

功效

本品具有清热解毒、消肿化瘀、祛湿除烦的功效。茯苓、车前子能通利小便；金银花能清热解毒；牛膝能消下肢肿胀，且具有抗炎、镇痛的功效。

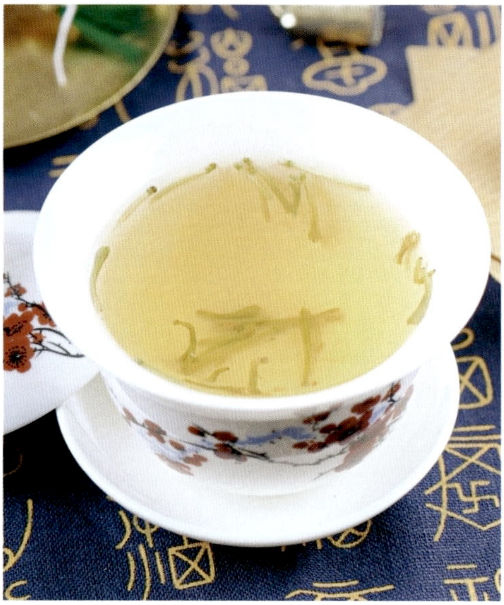

养生提示

适宜患有淋巴管炎、化脓性骨髓炎、血栓闭塞性脉管炎等症者饮用。但体质虚弱、病属寒湿者不宜服用。

本草趣谈·茯苓传说

古代关于茯苓的神话很多，《土宿真君本草》《天元玉册》中记述较多。古时候，有一位员外生一女，名叫小玲，家有一仆叫小伏。二人相爱，员外不允，于是，二人外逃。小玲因风湿病不能动，更不便起床。小伏见一小白兔，挽弓射中，兔中箭逃至松林而不见。小伏寻至松树旁，见有一大球状物，箭插其上。小伏掘之，其物色白，后煮熟让小玲食之，小玲病情好转。小伏便每天采之给小玲吃，小玲风湿病得以痊愈。后人将此物称为茯苓，以示对小伏和小玲的纪念。

养生膳食

消肿祛瘀茶

材料

山楂12克，茯苓24克，薏苡仁45克。

做法

将山楂和茯苓加水煮30分钟，取汤汁，再加入薏苡仁煮至熟。适量饮用，可预防脂肪肝，还能消肿祛瘀，尤其适合夏季食用。

强心茶

材料

香椿叶12克，生姜24克，制半夏18克，茯苓12克。

做法

香椿叶、生姜洗净后，四者加水煎服。对病毒性心肌炎有辅助疗效。

连翘茶

清热解毒、生津止渴

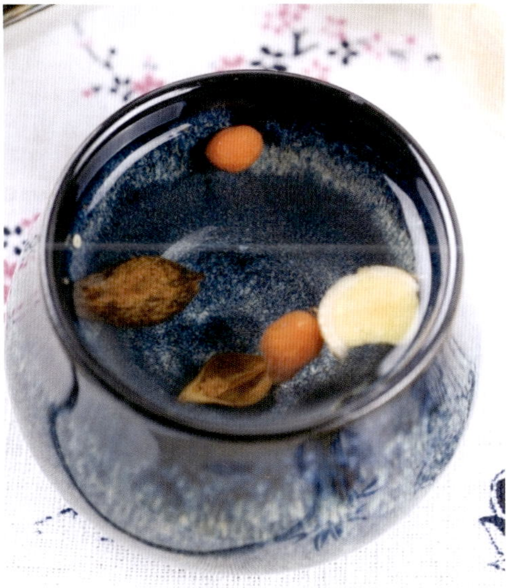

材料

连翘 20 克，枸杞子 10 克，甘草 10 克，绿茶 6 克，蜂蜜适量。

做法

1 将连翘、枸杞子、甘草、绿茶放入锅中，用水煎煮。

2 用茶漏滤取药汁，温热时放入适量蜂蜜，即可饮用。

3 每日 1 剂，代茶频饮。

功效

本品具有清心火、解疮毒、通气血、生津止渴、利尿、健胃增食、强身健体的功效。

养生提示

一般人均可饮用，尤其适宜患有风热感冒、暑湿初起、高热烦渴、神昏发斑、热淋尿闭者饮用。

本草药典

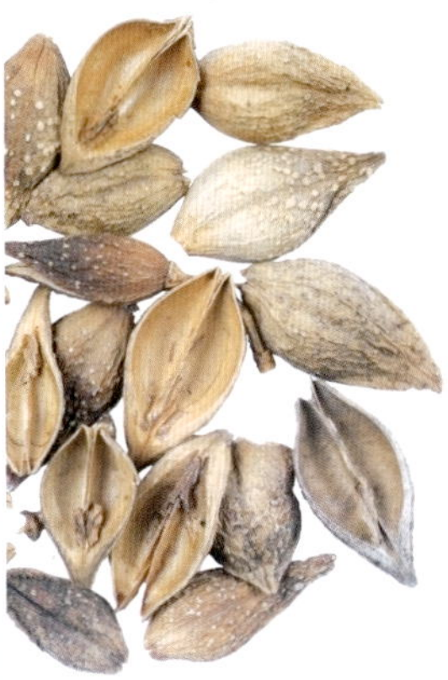

连翘

别名：黄花条、连壳。

性味：性微寒，味苦。

功效：消肿化瘀。

主治：咽喉肿痛、风热感冒、发热。

养生膳食

薄荷绿茶

材料

干薄荷叶 5 克，绿茶 3 克。

做法

1 将干薄荷叶切碎。

2 将绿茶和切碎的薄荷叶放入杯中。

3 冲入沸水后，静置 5 分钟即可饮用。

用法

代茶服饮。

功效

本品可解暑、清热、解毒，尤其适合夏季饮用。

本草趣谈 · 连翘妙用

治疗外感风热或温病初起，以及头痛发热、口渴咽痛，常与金银花相须为用，如银翘散；治温病热入营分，可配伍金银花、生地黄、玄参等，如清营汤；治热入血分，可配金银花、生地黄、黄芩等，如神犀丹；治温热病热陷心包，高热、神昏谵语者，常以连翘心与莲子心、竹叶卷心、麦冬等同用，如清宫汤。

五味消毒饮

清热解毒、清肺排脓

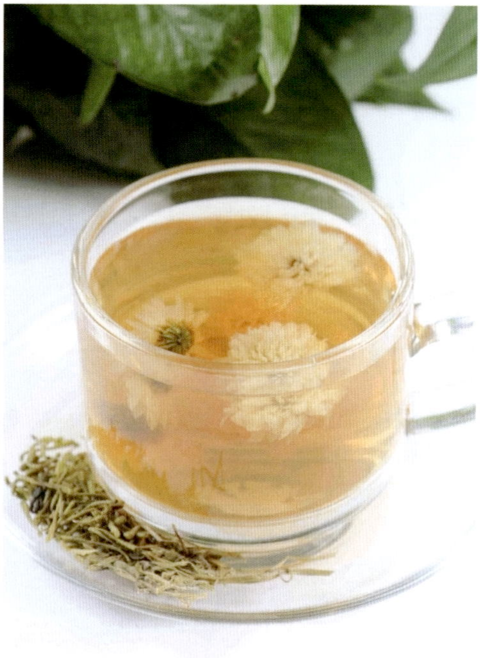

材料

金银花15克，野菊花6克，蒲公英6克，紫花地丁6克，紫背天葵子6克，白茶3克，蜂蜜适量，枸杞子适量。

做法

❶ 将金银花、枸杞子、蒲公英、紫花地丁、紫背天葵子、白茶加水煎煮，沸腾后熄火闷泡15分钟。

❷ 去渣取汁，加入蜂蜜及野菊花后，即可饮用。

❸ 每日1剂，分3次饮服。

功效

本品具有清肺排脓、平喘止咳的功效。金银花能清热解毒，紫花地丁及紫背天葵子可缓解因表皮肿毒而引起的疼痛；蒲公英、野菊花能消散痈肿。

养生提示

一般人均可饮用，尤其适宜患有慢性乳腺炎、蜂窝组织炎者饮用。

本草药典

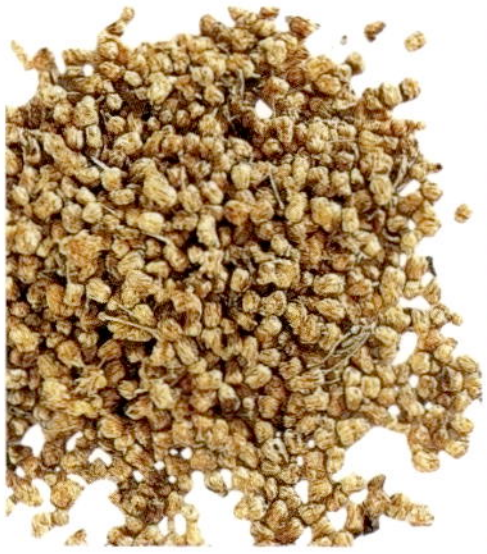

野菊花

别名：苦薏、山菊花。

性味：性微寒，味苦、辛。

功效：清热解毒、疏风平肝、明目。

主治：湿疹、皮炎、风热感冒、咽喉肿痛、高血压。

养生膳食

菊花土茯苓茶

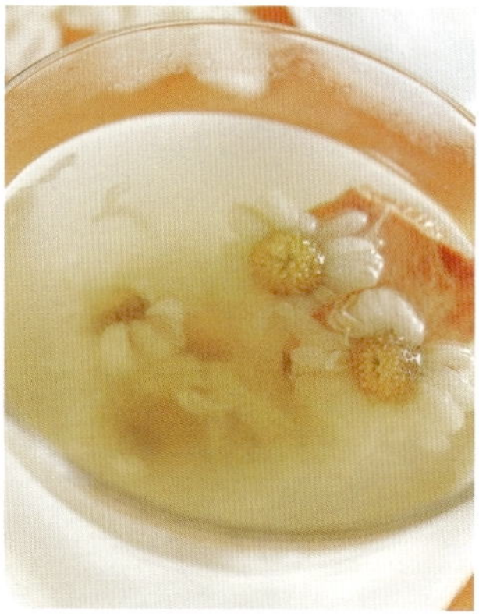

材料

野菊花、土茯苓各9克，金银花5克，冰糖10克。

做法

❶ 野菊花、金银花去杂质，洗净；土茯苓洗净，切成薄片备用。

❷ 砂锅内加水，放入土茯苓片，大火煮沸后改用小火煮10~15分钟。

❸ 加入冰糖、野菊花，再煮3分钟即可。

功效

本品能清热解毒、利尿祛湿，适合上火引起的目赤肿痛、咽干口燥、尿黄便秘者，以及痛风、尿路感染、慢性前列腺炎、阴道炎患者适量饮用。

清热止嗽茶

疏风清热、止咳化痰

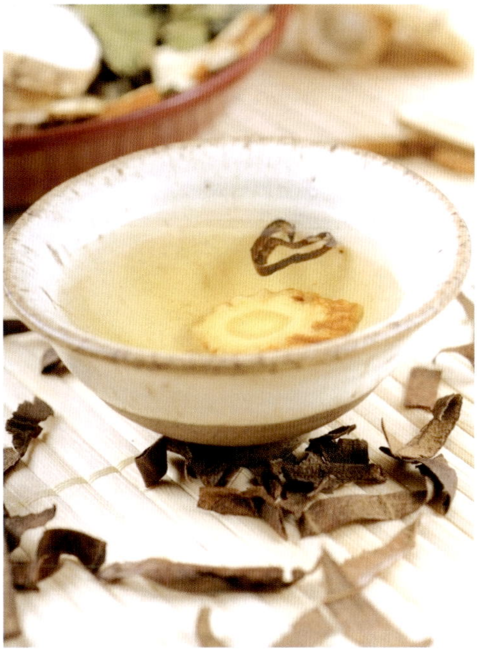

材料

芦根 10 克，甘菊花 9 克，霜桑叶 9 克，炙枇杷叶 9 克，生地黄 5 克，枳壳 5 克，陈皮 3 克，黄芩 3 克，青茶 3 克。

做法

1. 将甘菊花、霜桑叶、炙枇杷叶、芦根、陈皮、黄芩、生地黄、枳壳、青茶研成粗末。
2. 加水煎煮 10 分钟后，去渣取汁，即可饮用。
3. 每日 1 剂，代茶饮。

功效

本品具有止咳化痰、清热解毒的功效。菊花能疏风平肝、清热解毒；枇杷叶能清肺止咳、降气化痰；黄芩、芦根能清解肺热；陈皮、枳壳能理气化痰。

养生提示

适宜发热恶寒、头痛、咳嗽咳痰、口渴咽痛者饮用。但患有风寒感冒者不宜饮用。

本草药典

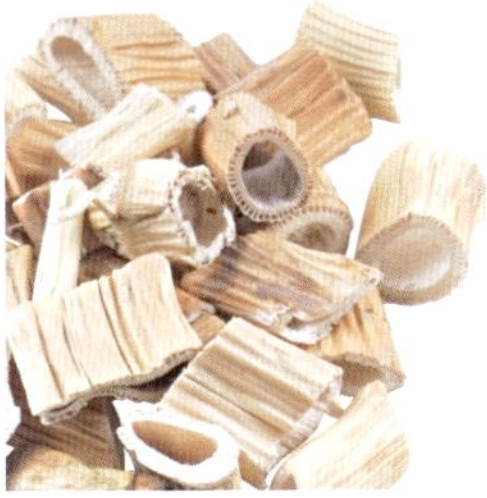

芦根

别名：芦茅根、苇根、芦头。

性味：性寒，味甘。

功效：清热泻火、生津止渴、除烦止呕、利尿。

主治：热病烦渴、胃热呕吐、肺热咳嗽、膀胱炎。

养生膳食

胡萝卜芦根茶

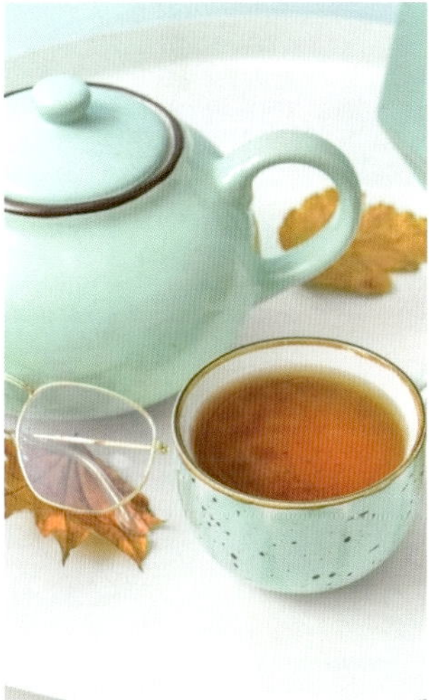

材料

胡萝卜 1 根，芦根 30 克，冰糖 30 克。

做法

1. 胡萝卜洗净，去皮，切块；芦根洗净。
2. 胡萝卜与芦根放入锅中，以小火煎出药汁，取汁备用。
3. 冰糖放入杯中，冲入药汁，搅拌至冰糖溶解即可。

功效

本品可清热解毒、滋阴润燥，适合慢性咽喉炎者适量饮用。

清热理气茶

清热明目、理气和中

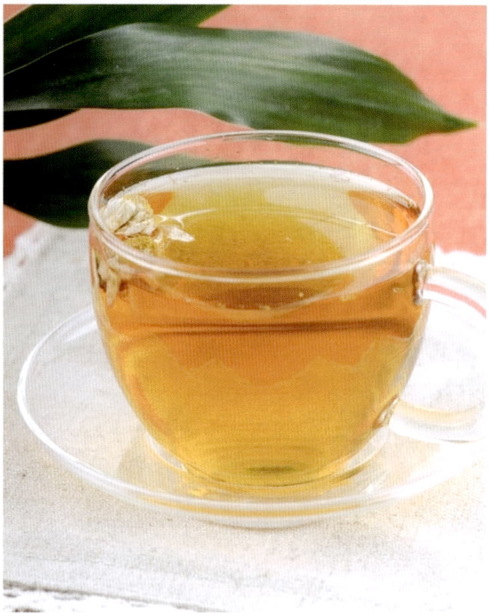

材料

芦根10克，甘菊花9克，霜桑叶9克，炒谷芽9克，橘红5克，炒枳壳5克，黄茶3克。

做法

1. 将甘菊花、霜桑叶、炒谷芽、芦根、橘红、炒枳壳、黄茶研为粗末。
2. 加水煎煮后，去渣取汁。
3. 每日1剂，代茶频饮。

功效

本品具有清热解毒、清肝明目、理气解郁的功效。甘菊花、霜桑叶能清肝明目；橘红具有散寒理气、消食宽中的作用。

养生提示

适合患有早期高血压、恶心、呕吐等症者饮用。但脾虚者不宜饮用。

本草药典

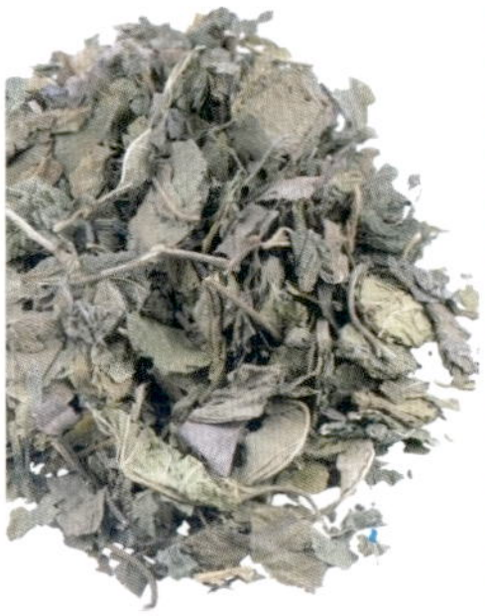

霜桑叶

别名：蚕叶、铁扇子、家桑。

性味：性寒，味苦、甘。

功效：疏散风热、清肺润燥、平肝明目。

主治：风热感冒、肺热燥咳、头晕头痛、目赤昏花。

养生膳食

霜桑叶菊花枸杞茶

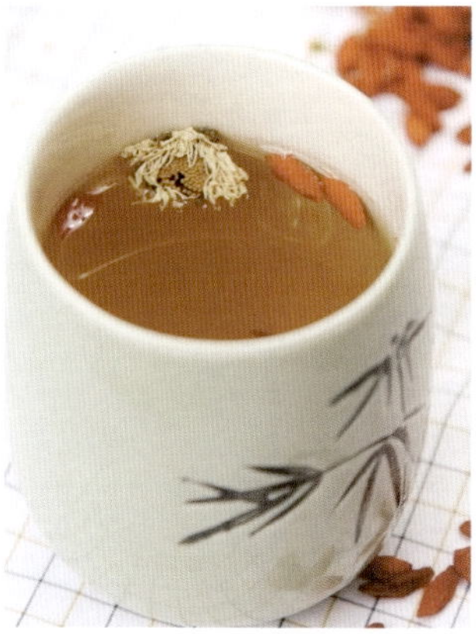

材料

霜桑叶、枸杞子各10克，菊花5克，蜂蜜适量。

做法

1. 将霜桑叶、菊花、枸杞子均洗净备用。
2. 锅中加清水，大火煮沸，放入霜桑叶、菊花、枸杞子，转小火煎煮2分钟后关火。
3. 晾至合适温度，调入蜂蜜，搅拌均匀即可。

功效

本品可清热解毒、清肝明目，适合肝火旺盛引起的目赤肿痛、畏光流泪、咽干口燥、头晕目眩者，结膜炎、白内障、青光眼等各种眼病患者，高血压、高脂血症及阴虚燥咳者饮用。

串雅三妙茶

清热解毒、散瘀消肿

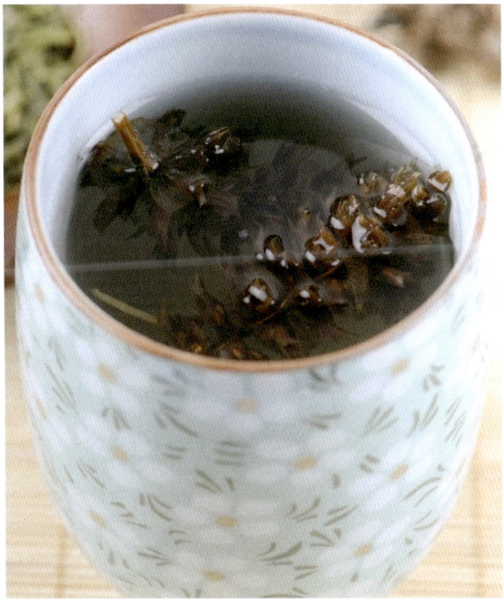

材料

夏枯草 15 克，金银花 15 克，蒲公英 15 克，青茶 6 克，蜂蜜适量。

做法

1. 将夏枯草、金银花、蒲公英洗净，晾干。
2. 将药材与青茶放入杯中，加沸水冲泡 20 分钟后，取汁，加入蜂蜜调味即可。
3. 每日 1 剂，可连续饮用 15~20 天。

功效

金银花对多种皮肤病有着不同程度的缓解作用；蒲公英具有清热解毒、消肿散结的功效；夏枯草能泻热散结。

养生提示

适宜肝火旺盛、淋巴结核等症者饮用。但脾胃虚寒、便溏者不宜饮用。

本草药典

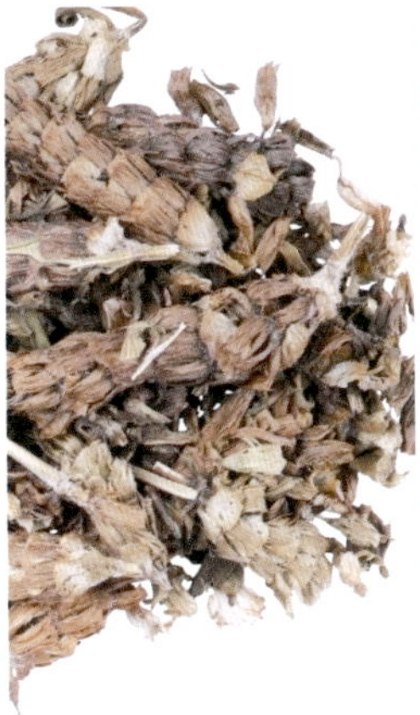

夏枯草

别名：麦穗夏枯草。

性味：性寒，味苦、辛。

功效：清肝火、明目。

主治：头痛、目赤肿痛、痰火郁结。

养生膳食

海带夏枯草茶

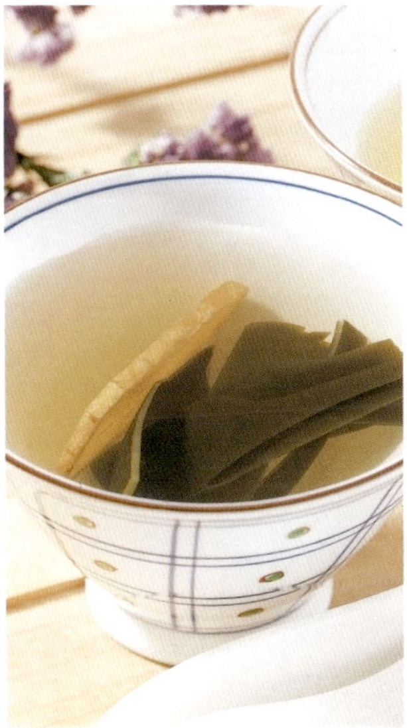

材料

海带 1 条，生姜 5 片，夏枯草 10 克，白芷 10 克。

做法

1. 海带泡发，洗净后切段；夏枯草、白芷洗净，煎取药汁备用。
2. 将海带段、生姜片和药汁一起放入锅中，置大火上烧沸。
3. 转小火煲 60 分钟，滤渣即可，宜温热饮用，勿喝冷汤。

功效

本品可清热解毒、消肿散结，适合缺碘性甲状腺肿大、糖尿病患者及肝火旺盛者适量饮用。

桑叶茶

祛风解表、清热明目

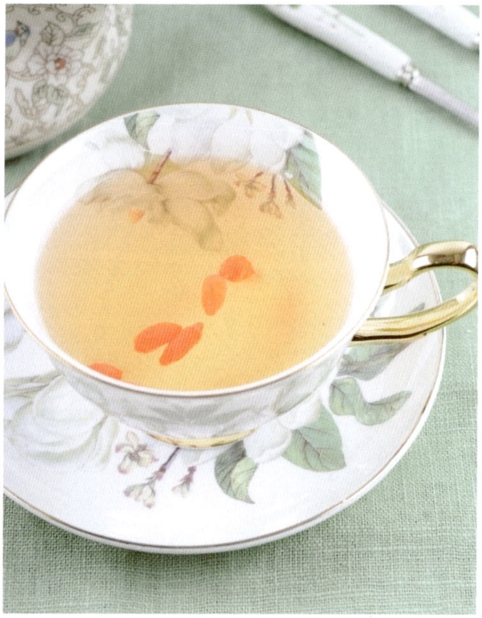

材料

桑叶5克，枸杞子5克，决明子3克，绿茶3克，蜂蜜适量，甘草适量。

做法

❶ 将桑叶洗净、切碎，加入蜂蜜、枸杞子、甘草、决明子、绿茶和少许水，拌匀。

❷ 置锅中，用小火炒至不粘手为度，取出放凉。

❸ 每次取10克，加适量水煎数分钟，取汁即可。

❹ 每日1~2剂，代茶频饮。

功效

本品具有疏散风热、清肺润燥、平肝明目的功效。桑叶对多种原因引起的高血糖可起到改善的作用。

养生提示

适合患有咳嗽少痰、咽痛等症者饮用。但风寒感冒引起的咳嗽、咳痰清稀者不宜服用。

本草药典

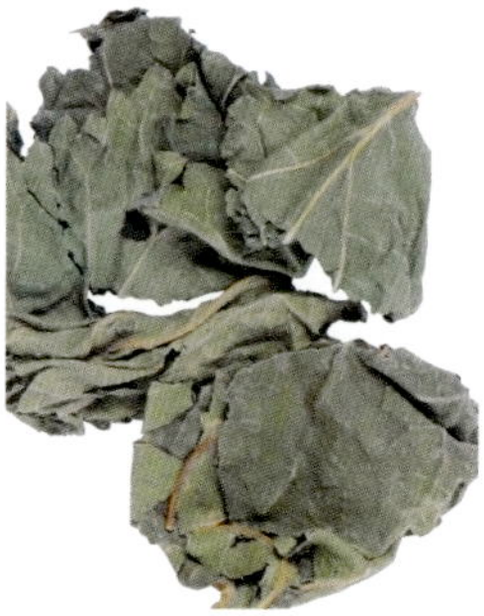

桑叶

别名：家桑、荆桑。

性味：性寒，味甘、苦。

功效：清肺、润燥。

主治：急性结膜炎、肺热燥渴。

养生膳食

桑叶连翘茶

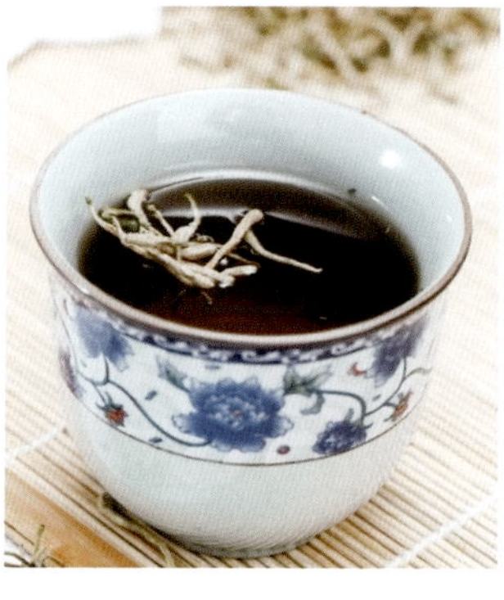

材料

桑叶、连翘各10克，金银花8克，蜂蜜适量。

做法

❶ 将桑叶、连翘、金银花均洗净。

❷ 锅中加水，大火煮沸，放入连翘煮3分钟，再下桑叶、金银花即可关火，加盖闷泡5分钟。

❸ 稍凉后加入蜂蜜搅拌均匀即可。

功效

本品可清热解毒、疏散风热，适合外感风热引起的轻度发热、咳嗽、目赤患者，也适合疔疮痈肿者、鼻干咽燥者及流行性感冒、结膜炎等流行性传染病患者适量饮用。

香苏茶

散寒解表、温胃和中

材料

制香附 10 克，紫苏叶 10 克，陈皮 5 克，炙甘草 3 克，黄茶 3 克，蜂蜜适量。

做法

1. 将制香附、紫苏叶、陈皮、炙甘草、黄茶研成粗末。
2. 将药末放入杯中，用沸水冲泡 10 分钟后，加入蜂蜜，即可饮用。
3. 频频饮用，1 日内饮尽。

功效

本品具有理气化瘀、温胃和中的功效。紫苏叶性温，具有散寒、解表的功效；陈皮能理气化痰、调中和胃；甘草能益气缓急。

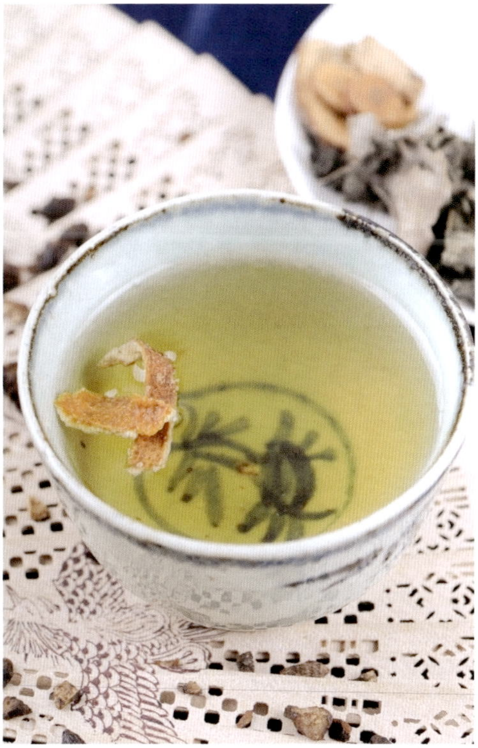

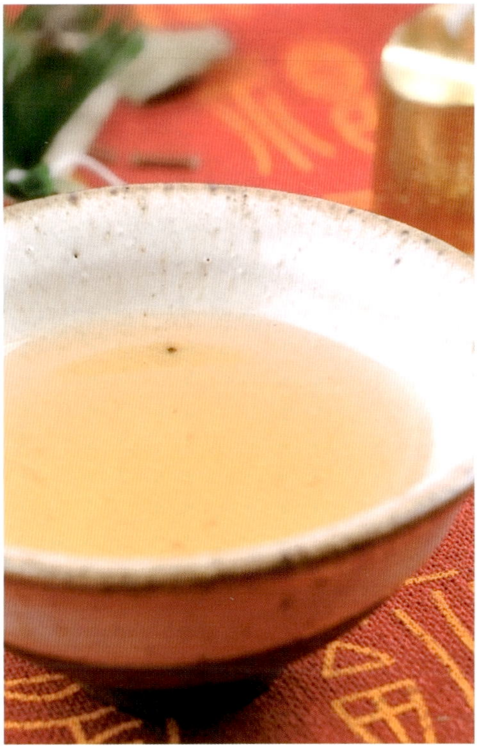

清暑金香茶

清热解毒、化浊解暑

材料

金银花 6 克，淡竹叶 5 克，藿香 3 克，杏仁 3 克，绿茶 3 克，蜂蜜适量。

做法

1. 将金银花、藿香、杏仁、淡竹叶、绿茶放入杯中。
2. 用沸水冲泡 10 分钟后，加入蜂蜜即可。
3. 每日 1 剂，不拘时频频温服。

功效

金银花具有清热解毒、消肿散结的功效；藿香具有化浊解暑、行水散湿的功效；杏仁具有宣肺止咳、降气平喘、润肠通便的功效。

蜜芷茶

祛风解表、缓急止痛

材料

白芷15克，荆芥15克，甘草10克，蜂蜜适量，绿茶2克。

做法

❶将白芷、荆芥各等量，研末后分包装好，每包约15克。

❷取1包与绿茶共置杯中，用沸水冲泡15分钟。

❸加入适量蜂蜜及甘草混合温服，每日饮用2～3剂。

功效

白芷具有解表、止痛的作用；荆芥多用于缓解因伤风头痛而引起的不适；蜂蜜、甘草具有润肠、和中、缓急的功效。

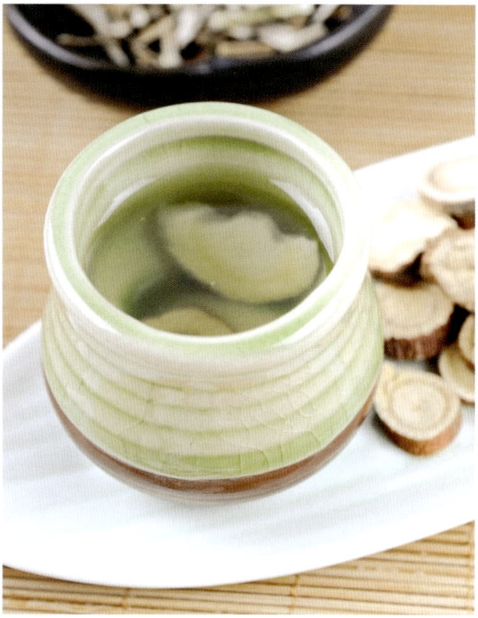

养生提示

适宜风寒感冒、头痛者，以及产前、产后感受风邪者饮用。但风热感冒或素有阴虚血热者不宜服用。

本草药典

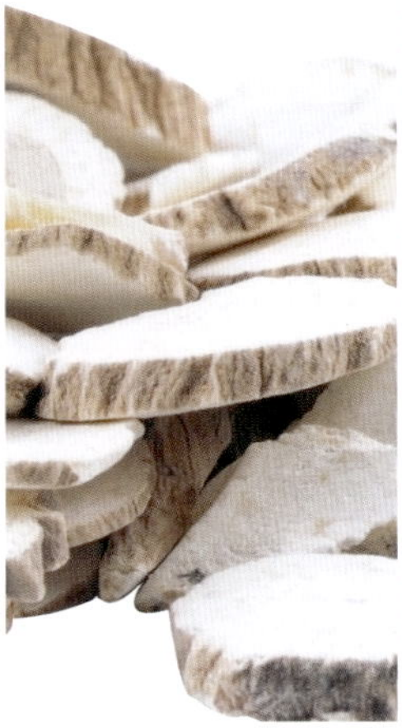

白芷

别名：芳香、苻蓠。

性味：性温，味辛。

功效：消肿排脓、解表、止痛。

主治：头痛、牙痛、肠风痔漏。

养生膳食

白芷当归鸡汤

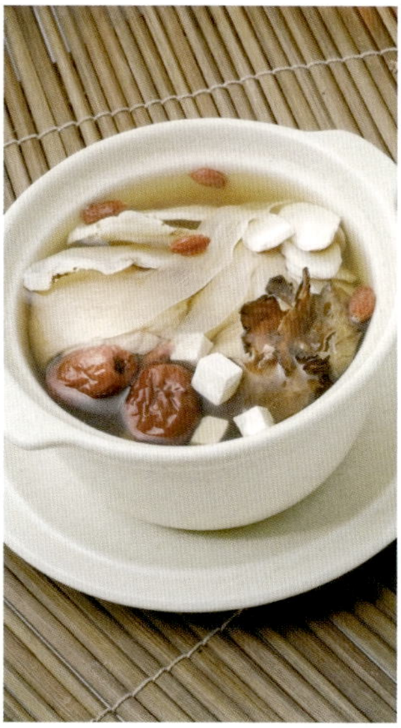

材料

白芷、当归、茯苓各10克，红枣3颗，玉竹、枸杞子各5克，土鸡半只，盐适量。

做法

❶将除盐外的所有材料洗净。土鸡切块，放锅中汆水，捞出洗净，沥水备用。

❷另起锅，将除盐外的所有材料一起放入锅中，加适量水，以大火煮沸，转小火煲2小时，加盐调味即可。

功效

本品可养血补虚、美容养颜，适合贫血、皮肤暗黄无光泽、气虚乏力、食欲不振及病后体虚者适量食用。

薄荷茶

辛凉解表、宣肺平喘

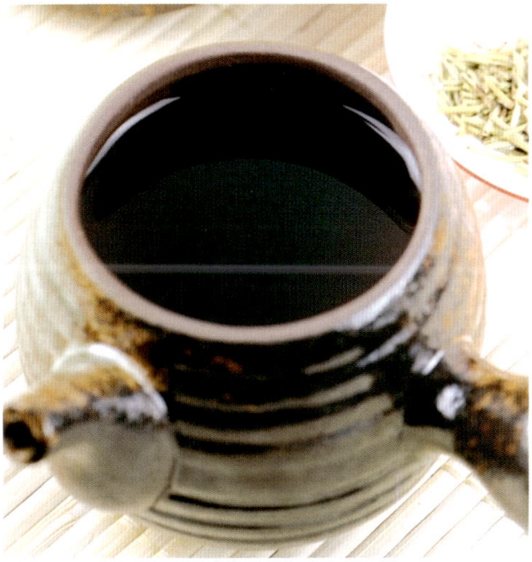

材料

薄荷 30 克，人参 5 克，麻黄 2 克，生姜 2 片，白茶 3 克，蜂蜜适量。

做法

1. 将薄荷、人参、麻黄、生姜、白茶研为粗末。
2. 将药末用水煎煮后，去渣取汁，加入适量蜂蜜即可。
3. 每日 1 剂，不拘时。

功效

薄荷具有发汗解热、辛凉解表的功效；麻黄能宣肺解表；人参能益气补虚。

养生提示

适宜患有风热感冒、头痛、咽喉肿痛、咳嗽不爽者饮用。但风寒感冒、汗多者不宜饮服。

本草药典

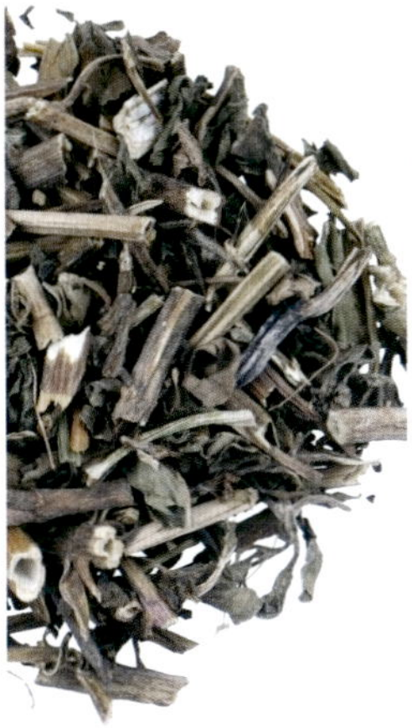

薄荷

别名：野薄荷、南薄荷。

性味：性凉，味辛。

功效：疏散风热。

主治：头痛、目赤、牙痛、咽喉肿痛。

养生膳食

薄荷椰子杏仁鸡汤

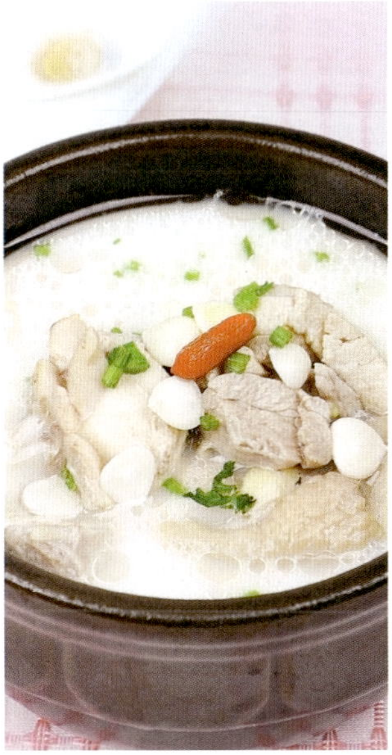

材料

薄荷叶 10 克，椰子 1 只，杏仁 20 克，鸡腿 45 克，盐 3 克，枸杞子、葱花各适量。

做法

1. 将薄荷叶洗净，切碎；椰子切开，将汁倒出；杏仁、枸杞子洗净；鸡腿肉洗净，切块，汆水后捞出备用。
2. 锅置于火上，倒入适量水，下鸡腿块、薄荷叶末、椰汁、杏仁煲熟，调入盐，撒上葱花和枸杞子即可。

功效

本品可滋阴清热、益气补虚，适宜肝郁气滞、胸闷胁痛者，以及食欲不振者适量食用。

荆防败毒茶

发汗解表、祛风除湿

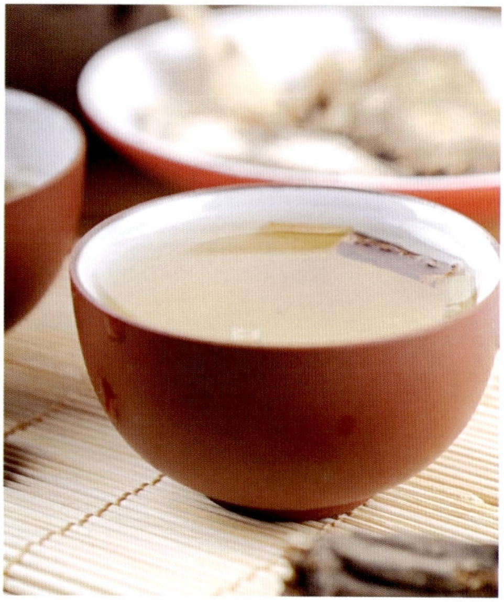

材料

荆芥9克，防风9克，羌活9克，独活9克，生姜3片，薄荷3克，乌龙茶3克。

做法

1. 将荆芥、防风、羌活、独活、薄荷、乌龙茶研为粗末。
2. 将药末和生姜片置于杯中，用沸水冲泡，加盖闷15～20分钟，即可饮用。
3. 频频饮用，于1日内饮尽。

功效

荆芥有发汗解表的功效，与防风相配，可缓解因风寒感冒等而引起的不适；羌活、独活辛温发散；生姜能调和诸药寒性。

养生提示

适宜恶寒发热、头痛颈强、肢体疼痛、无汗者饮用。但风热感冒、咽喉疼痛、发热烦渴、体质虚弱、胃虚寒者不宜服用。

本草药典

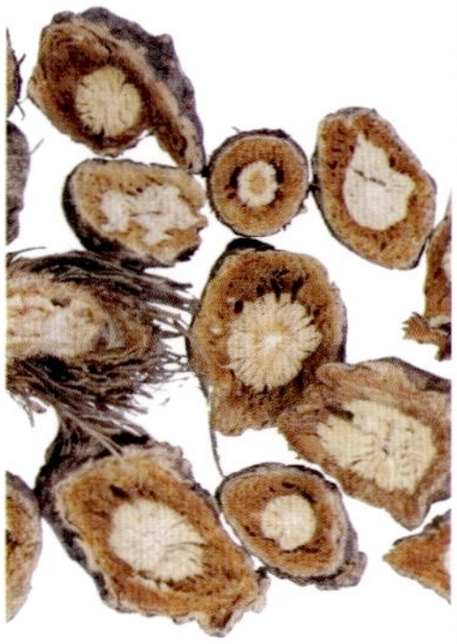

防风

别名：铜芸、百枝。

性味：性微温，味辛、甘。

功效：祛风解表、胜湿止痛、止痉定搐、发散风寒。

主治：风疹瘙痒、风湿痹痛、头痛身痛。

养生膳食

茄根防风茶

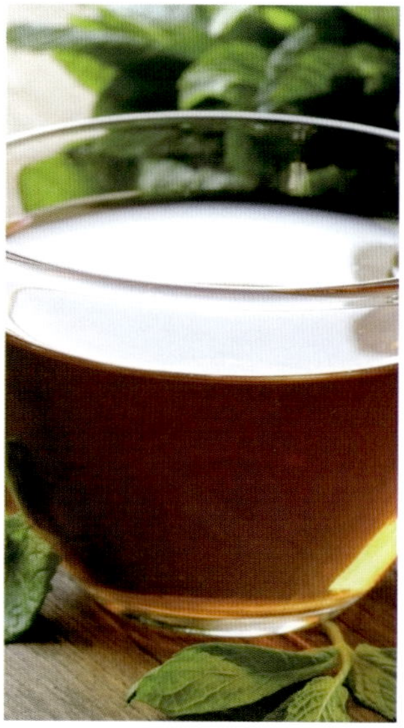

材料

茄根15克，防风9克，桃仁8克，蜂蜜适量。

做法

1. 茄根、防风和桃仁分别洗净，沥水备用。
2. 锅中烧水，水沸后放入除蜂蜜外的材料，以小火煎半小时，取汁倒入杯中。
3. 稍晾，待温度合适后调入蜂蜜，搅匀即可。

功效

本品可行气散风、活血消肿，对三叉神经痛有一定的缓解作用。

姜杏茶

发散风寒、化痰止咳

材料

杏仁 25 克，生姜 9 克，盐 5 克，甘草 5 克，红茶 5 克。

做法

❶ 将杏仁泡洗去皮尖，捣碎；将甘草研成末，然后炒一下。

❷ 生姜去皮，与盐一起捣碎；将以上四物与红茶一起拌匀，用沸水冲泡即可。

❸ 每日 1~2 剂，不拘时代茶频饮。

功效

杏仁性温，味苦，具有发散风寒的功效，也是平喘、止咳、化痰的常用药物；生姜能发散风寒、化痰下气；甘草能润肺、解毒。

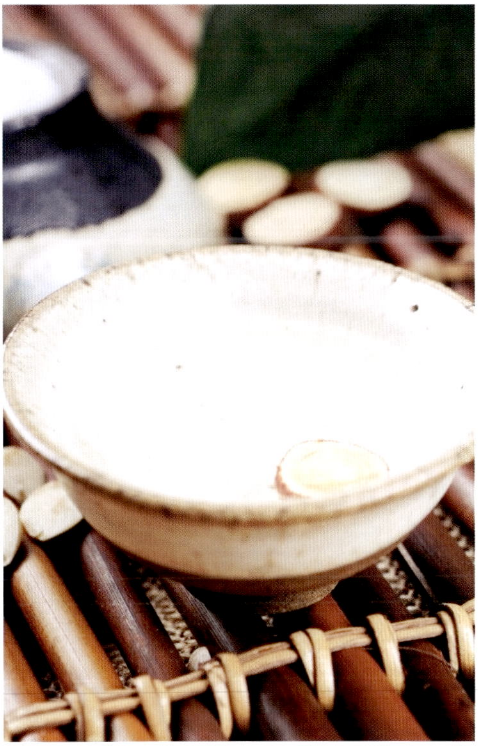

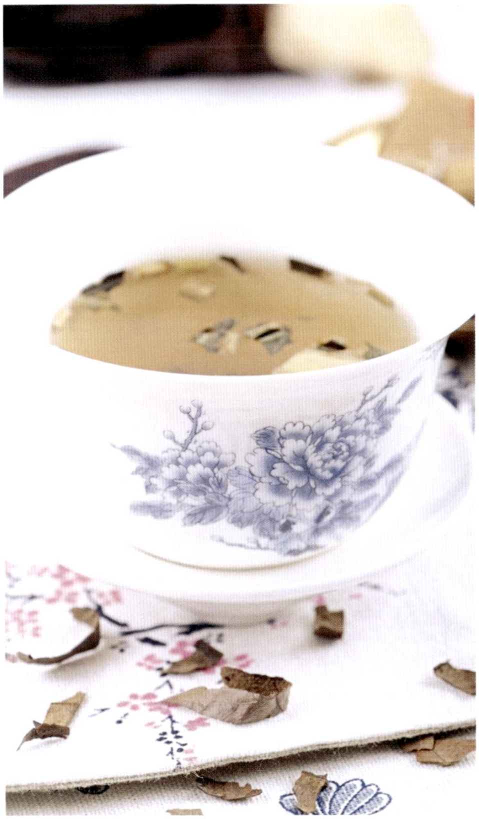

五叶芦根茶

芳香化浊、清肺和胃

材料

藿香叶 9 克，佩兰叶 9 克，枇杷叶 9 克，鲜荷叶 9 克，薄荷叶 6 克，芦根 2 克，蜂蜜适量，枸杞子适量，黄茶 3 克。

做法

❶ 将除枸杞子外的中药材与黄茶混合后捣碎，纳入保温瓶中。

❷ 用沸水闷泡 15 分钟后，加入适量蜂蜜及枸杞子，即可饮用。

❸ 每口 1 剂，不拘时。

功效

本品具有清肺和胃、芳香化浊的功效。藿香叶、佩兰叶、鲜荷叶具有宣泄中焦湿邪的功效；枇杷叶具有和胃降气、清肺热的功效；薄荷叶能宣表而托邪外出；芦根能养阴生津、润喉利咽。

银翘散茶

辛凉透表、清热解毒

材料

金银花 20 克，连翘 10 克，桔梗 18 克，甘草 6 克，薄荷 15 克，绿茶 2 克。

做法

❶ 将金银花、连翘、桔梗、甘草、薄荷、绿茶研为粗末。

❷ 将药材粗末放入杯中，用沸水冲泡 10 分钟即可。

❸ 频频饮用，于 1 日内饮尽。

功效

金银花、连翘具有清热解毒的功效；薄荷辛凉解表；桔梗、甘草可缓解因热毒郁肺而引起的不适。

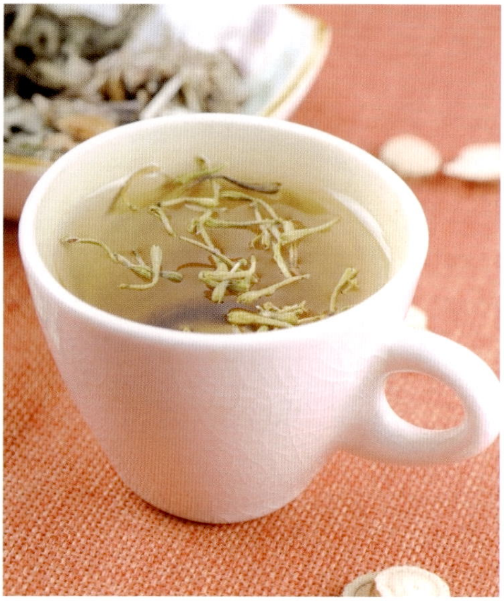

养生提示

适宜风热感冒、头痛口渴、咳嗽咽痛等症者饮用。但风寒表证者不宜服用。

本草药典

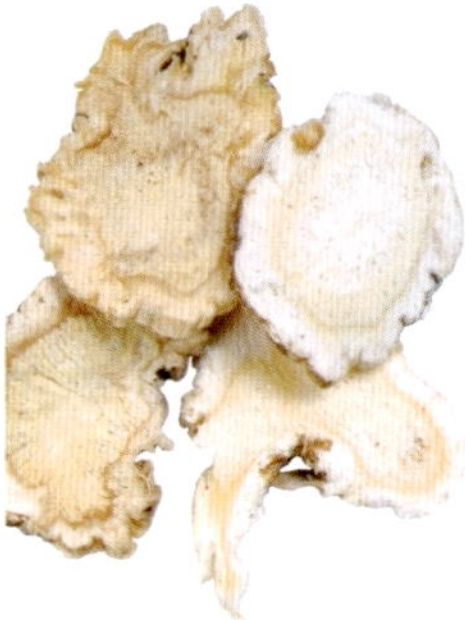

桔梗

别名：铃铛花。

性味：性微温，味苦、辛。

功效：宣肺祛痰、利咽、排脓。

主治：咳嗽痰多、咽喉肿痛、胸满胁痛、小便癃闭。

养生膳食

菊花桔梗雪梨汤

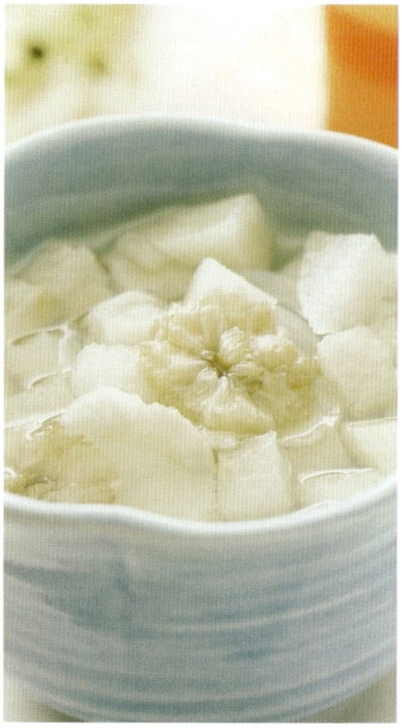

材料

菊花 5 朵，桔梗 5 克，雪梨 1 个，冰糖适量。

做法

❶ 菊花、桔梗洗净，加水煮沸，转小火继续煮 10 分钟。

❷ 加入冰糖搅匀后，盛出待凉。

❸ 雪梨洗净，削去皮，梨肉切丁，加入已晾凉的汤水中即可。

功效

本品可清热润肺、止咳化痰，适合因风热感冒而致咳嗽气喘、咳吐黄痰者，也适合咽喉肿痛、咽干口燥者适量食用。

桑菊饮

祛风清热、清肺止咳

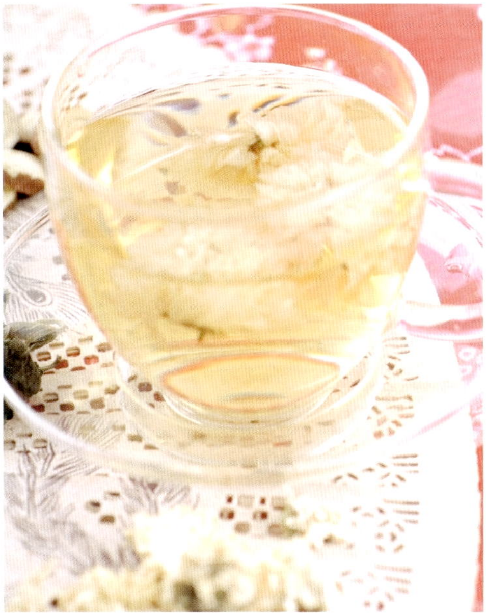

材料

桑叶10克，菊花8克，杏仁6克，连翘6克，甘草3克，薄荷3克，乌龙茶3克。

做法

1. 将菊花、杏仁、连翘、桑叶、甘草、薄荷、乌龙茶研为粗末。
2. 将药末放入杯中，用沸水冲泡15分钟。
3. 每日1剂，代茶频饮。

功效

桑叶具有祛风清热、清肝明目的功效；菊花能疏风清热、解毒、明目；连翘、薄荷清轻凉散；杏仁能止咳化痰；甘草能养阴、润喉、利咽。

养生提示

适宜外感风热、头痛咽痛、鼻塞咳嗽、全身酸痛、口干微渴等症者饮用。但患有风寒感冒者不宜饮用。

本草药典

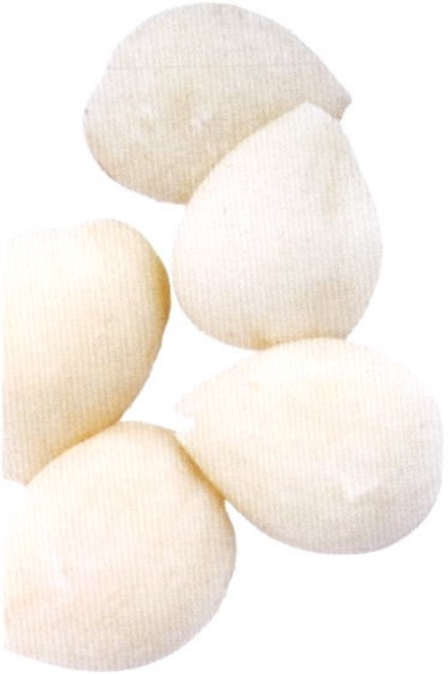

杏仁

别名：杏核仁、杏子。

性味：性温，味苦。

功效：宣肺、止咳、化痰。

主治：咳嗽、喘促胸满、肠燥便秘。

养生膳食

杏仁核桃牛奶饮

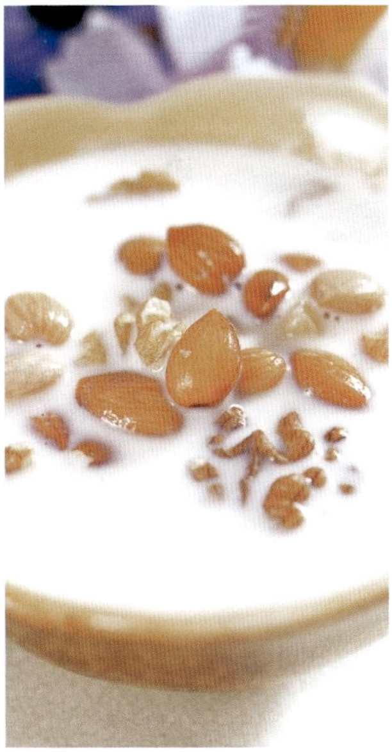

材料

杏仁9克，核桃仁20克，牛奶200毫升，蜂蜜适量。

做法

1. 将杏仁、核桃仁放入清水中洗净，与牛奶一起放入炖锅中。
2. 炖锅置于火上，加适量水，以大火煮沸，转小火炖20分钟关火。
3. 稍晾后放入蜂蜜，搅拌均匀即可。

功效

本品可润肠通便、益智补脑，适合肺虚咳嗽、记忆力衰退、皮肤暗黄粗糙、失眠多梦者适量食用。

兰草茶

化湿和中、清热解暑

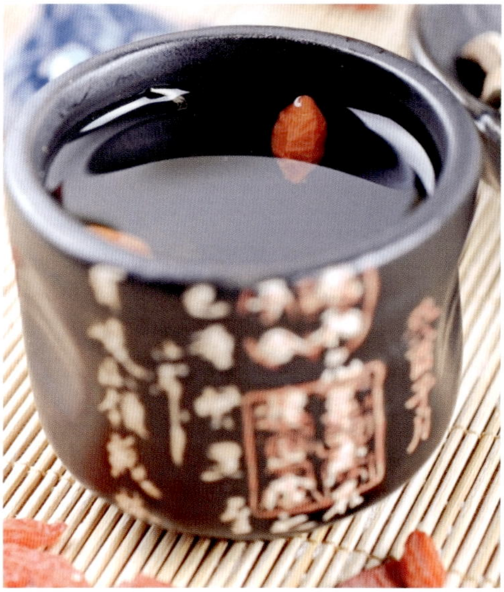

材料

佩兰 15 克，甘草 5 克，枸杞子 3 克，蜂蜜适量，绿茶 5 克。

做法

❶ 将佩兰和甘草洗净，切碎。

❷ 加水与绿茶一起煎煮，去渣取汁后，加入蜂蜜及枸杞子即可。

❸ 每日 1 剂，不拘时。

功效

本茶不仅气味芳香，能醒脾化湿、促进脾胃的消化功能，而且有芳香解暑的功效。另外，还可用于消除过食油腻而导致的消化不良、食欲不振等症。

养生提示

适宜舌苔白腻者、口淡口甜者饮用。夏季解暑最好使用鲜佩兰，且剂量可适当增减。

本草药典

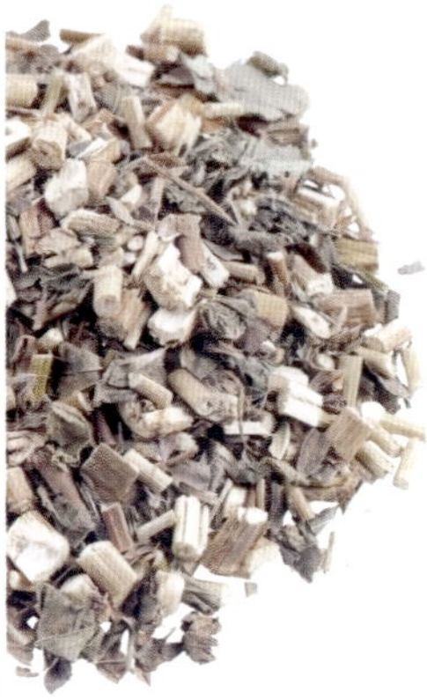

佩兰

别名：佩兰叶、鲜佩兰。

性味：性平，味辛。

功效：芳香化湿。

主治：湿浊中阻、脘痞呕恶、口中甜腻。

养生膳食

佩兰茶

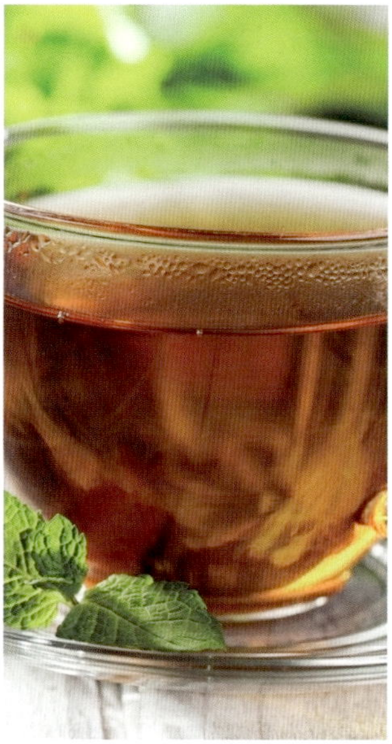

材料

鲜藿香、鲜佩兰各 30 克，鲜薄荷叶 6 克。

做法

❶ 将所有材料分别洗净，沥干水备用。

❷ 锅中加适量水，放入材料，以大火煮沸，转小火熬煮 5 分钟，关火后闷 2 分钟。

❸ 滤出药渣，取汁倒入杯中即可。

功效

本品可芳香化浊，有预防流行性感冒的功效，可以此代茶，频频饮之。

紫苏叶茶

发汗解表、止咳祛痰

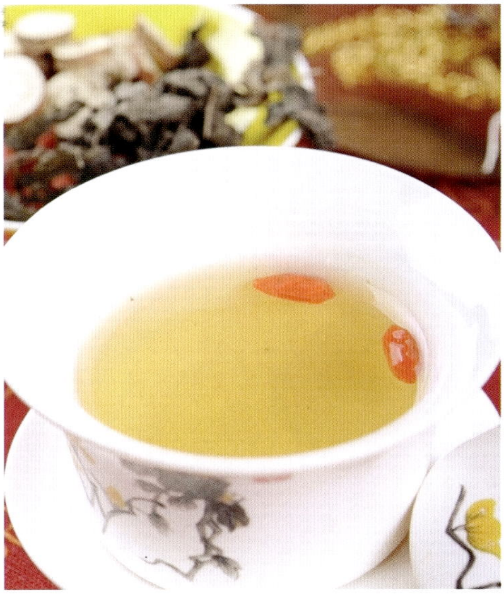

材料

紫苏叶 20 克，甘草 5 克，枸杞子 3 克，白茶 5 克，蜂蜜适量。

做法

1. 将紫苏叶捣碎，与甘草、白茶一起置杯中。
2. 用沸水冲泡 15 分钟后，加入适量蜂蜜及枸杞子。
3. 每日 1 剂，频频温饮。

功效

紫苏叶有解热和抑制葡萄球菌生长的作用，也可以促进胃液分泌及胃肠蠕动，缓解支气管痉挛、支气管炎症。

养生提示

适宜风寒感冒初起者饮用，症见发热、恶寒、无汗、头痛等。但高热有汗或汗多者不宜服用。

本草药典

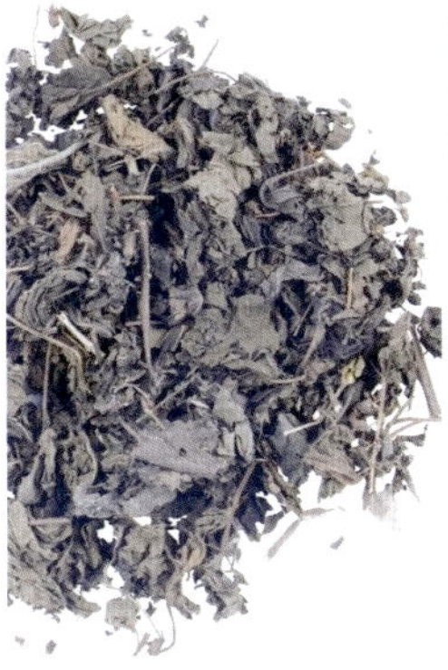

紫苏叶

别名：苏叶。

性味：性温，味辛。

功效：散寒解表。

主治：外感风寒、恶寒发热、头痛无汗。

养生膳食

紫苏叶姜茶

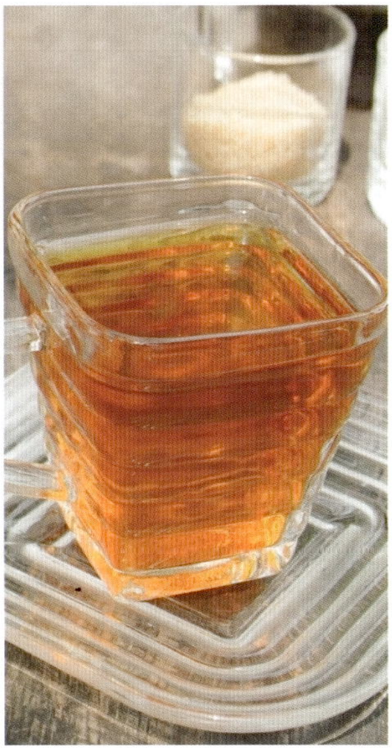

材料

紫苏叶、生姜、陈皮各 6 克，红糖适量。

做法

1. 紫苏叶、生姜、陈皮分别洗净，沥干水备用。
2. 将除红糖外的材料放入锅中，以大火煮沸，调小火煎煮 40 分钟，滤渣取汁。
3. 趁热调入红糖，搅拌至溶化即可。

功效

本品可疏散风寒、理气和胃，适用于风寒感冒，或伴头痛发热、恶心呕吐、胃脘不适、腹胀的胃肠型感冒。

鸡苏散茶

消暑除湿、疏风解表

材料

滑石18克，薄荷9克，甘草3克，蜂蜜适量，乌龙茶3克。

做法

❶ 将滑石、薄荷、甘草、乌龙茶置于杯中，冲入沸水。

❷ 加盖闷泡15分钟后，加入适量蜂蜜即可。

❸ 每日1剂，不拘时。

功效

滑石含有丰富的硅酸镁等营养成分，对多种致病菌具有抑制作用，与甘草搭配，具有较好的清热、渗湿、利尿的作用。薄荷具有祛风、散寒、解热的良好功效。

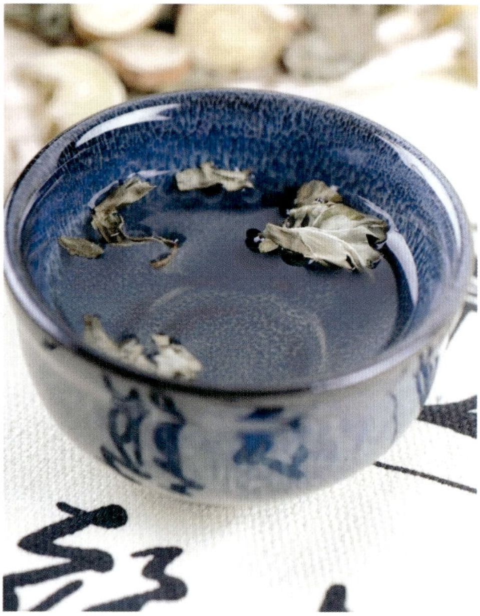

养生提示

适合暑病夹湿、微恶风寒、头痛目胀、小便不利者饮用。但阴虚发热、口渴者不宜服用。

本草药典

滑石

别名：番石、液石。

性味：性寒，味甘、淡。

功效：利尿通淋。

主治：尿热涩痛、暑湿烦渴、湿热水泻。

养生膳食

滑石茶

材料

滑石15克，红糖、盐各适量。

做法

❶ 滑石放入锅中，加适量清水，以小火煎沸后，续煎30分钟后关火。

❷ 滤去沉渣，加入红糖、盐，以略带甜味和咸味为宜。待温后即可饮用，可代茶饮之。

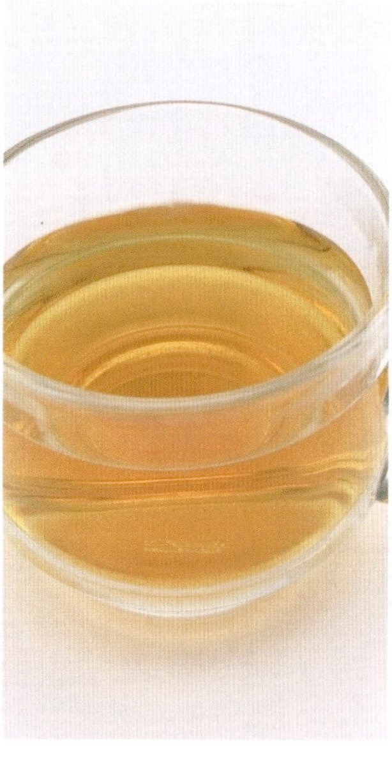

功效

本品可利水渗湿，用来调理湿热下注引起的小便不利。

青蒿茶

清暑益气、退热解毒

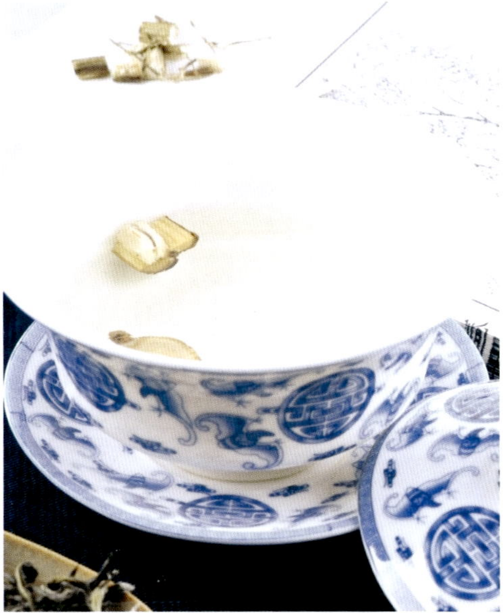

材料

青蒿15克，甘草5克，绿茶2克，蜂蜜适量。

做法

1. 将青蒿、甘草、绿茶放入杯中。
2. 用沸水冲泡15分钟后，加入适量蜂蜜即可。
3. 每日1剂，不拘时。

功效

青蒿具有抗疟的功效；甘草具有补中益气、清热解毒的功效，与青蒿相配，既能中和其苦味，又能使其药性发挥而不伤脾胃之气。

养生提示

脾胃虚寒、大便溏泄者及经期女性不宜饮用。

本草药典

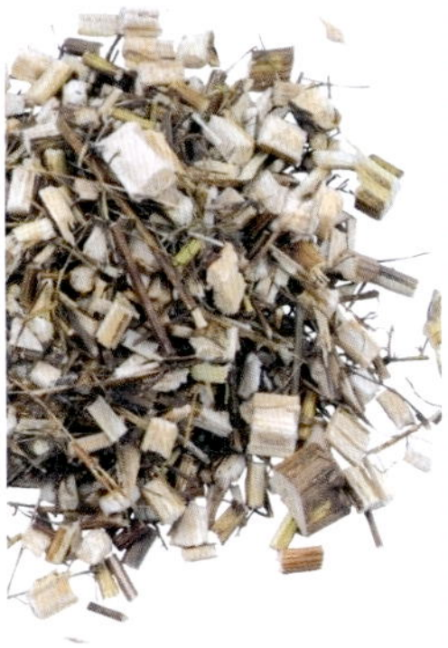

青蒿

别名：草蒿。

性味：性寒，味苦、辛。

功效：清热解暑。

主治：暑邪发热、阴虚发热、疟疾寒热。

养生膳食

青蒿荷叶茶

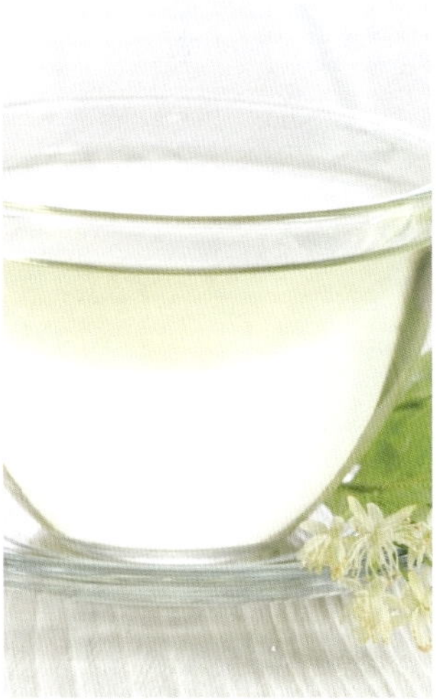

材料

青蒿、荷叶各10克，金银花6克。

做法

1. 三味药材均洗净，沥干水，放在锅中，加入适量清水，以大火烧沸。
2. 转小火煎煮30分钟，倒出待温后即可饮用。

功效

本品可清热解毒、凉血消肿、清暑利尿，适合夏季肺热、小便不利者适量饮用，可代茶饮。

姜糖苏叶茶

发汗解表、温中和胃

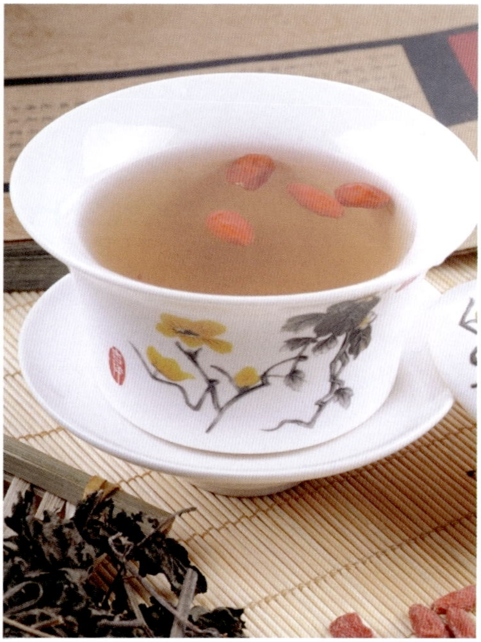

材料

紫苏叶6克，生姜5克，枸杞子3克，红茶3克，蜂蜜适量。

做法

1 将生姜洗净，切丝；将紫苏叶洗去尘垢。

2 将紫苏叶、生姜丝、红茶放入杯中，用沸水冲泡10分钟后，加入适量蜂蜜及枸杞子，即可饮用。

3 每日1剂，不拘时。

功效

本品具有发汗解表、温胃和中的功效。紫苏叶为辅助治疗外感风寒的药物；生姜与其同用，既可增强温散之力，又可提高和中之效。

养生提示

适宜风寒感冒、头痛咳嗽、腹胀胃痛者饮用。但风热感冒者不宜饮用。

本草药典

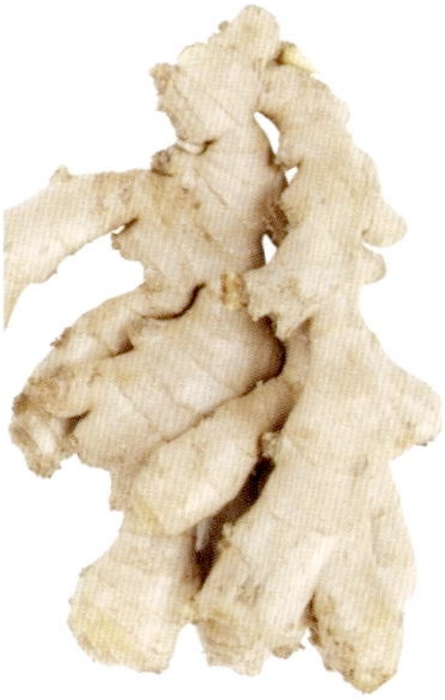

生姜

别名：姜。

性味：性温，味辛。

功效：温胃止呕、化痰止咳、发汗解表。

主治：外感风寒、腹痛、呕吐。

养生膳食

生姜细辛茶

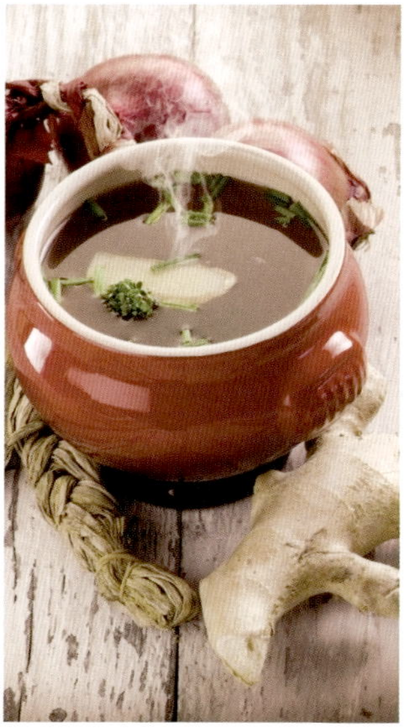

材料

生姜30克，细辛3克，葱花、欧芹末各适量。

做法

1 细辛洗净备用；生姜洗净，切片。

2 锅置火上，倒入适量清水，先放入细辛，煎煮15分钟，捞去药渣，再加入生姜片继续煮20分钟，撒上葱花、欧芹末即可。

功效

本品可发汗解表、祛风散寒，适合风寒感冒引起的恶寒发热、头痛无汗、鼻塞流涕等患者饮用。

新加藿香茶

祛暑解表、清热化湿

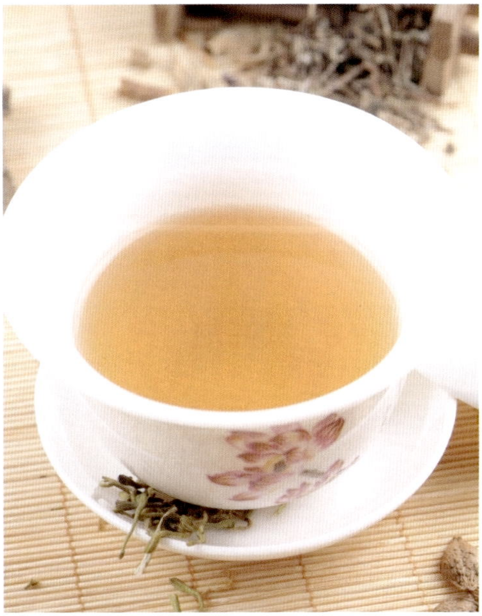

材料

金银花9克，连翘6克，藿香6克，厚朴6克，扁豆5克，蜂蜜适量，绿茶2克。

做法

1. 将藿香、厚朴、金银花、连翘、扁豆捣碎。
2. 将药末与绿茶放入杯中，用热水冲泡15分钟后，加入适量蜂蜜，即可饮用。
3. 每日1剂，不拘时。

功效

本品具有祛暑解表、清热解毒、和中化湿的功效。藿香具有解暑化湿的功效；厚朴能燥湿宽中；金银花、连翘可起到清热解暑的作用。

养生提示

适宜暑季感冒、周身酸痛、发热恶寒、心烦口渴者饮用。但中暑而无感冒症状者不宜饮用。

本草药典

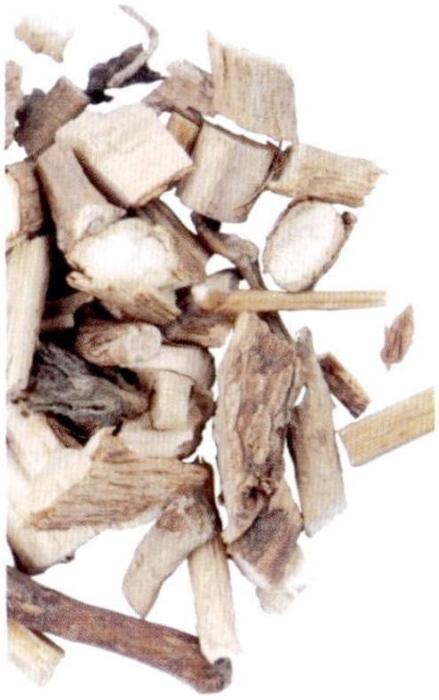

藿香

别名：兜娄婆香。

性味：性微温，味辛。

功效：解暑发表。

主治：湿阻脾胃、脘腹胀满、湿温初起。

养生膳食

荷叶藿香茶

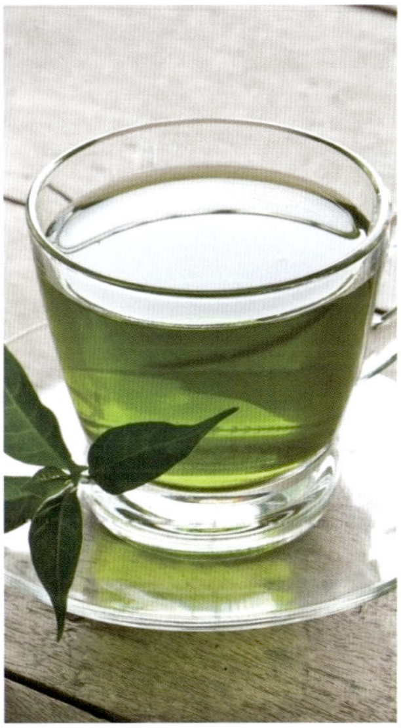

材料

荷叶24克，藿香叶15克，白扁豆叶15克，蜂蜜15毫升。

做法

1. 将前三种材料洗净，沥水后放入锅中。
2. 锅中加适量清水，以大火煮沸后，调小火煎煮30分钟，关火闷5分钟。
3. 滤渣取汁，稍晾后调入蜂蜜，搅拌均匀即可。

功效

本品可解表除湿、祛暑除烦，适合大便秘结、暑热感冒者适量饮用。

续断散茶

活血止痛、强筋壮骨

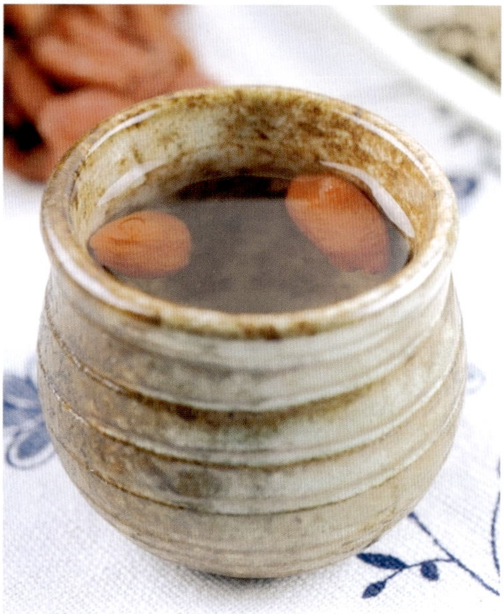

材料

续断30克，牛膝30克，枸杞子5克，乌龙茶3克，蜂蜜适量。

做法

1. 将续断、牛膝、枸杞子、乌龙茶放入锅中，用水煎煮。
2. 用茶漏滤取药汁，放入适量蜂蜜，即可饮用。
3. 每日1剂，不拘时。

功效

续断可缓解小便频数、腰背酸痛、足膝无力；牛膝具有活血镇痛、补肝肾、抗炎消肿的作用。

养生提示

适合肝肾亏虚、腰膝酸痛、足软无力者饮用。但脾虚泄泻、月经过多者及孕妇不宜服用。

本草药典

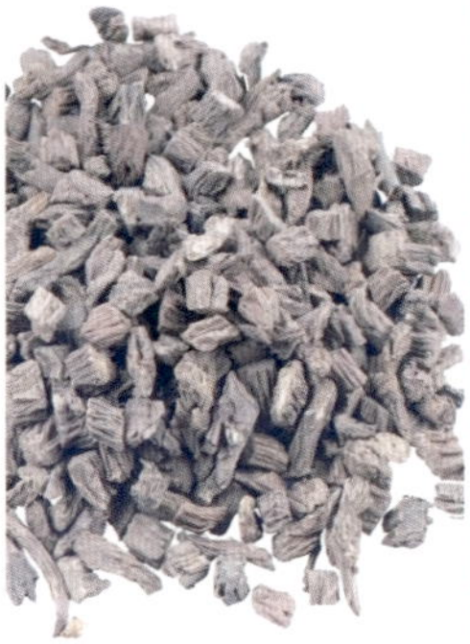

续断

别名：川断、龙豆。

性味：性微温，味苦、甘、辛。

功效：补肝益肾。

主治：腰背酸痛、肢节痿痹、跌扑损伤。

养生膳食

续断苍术茶

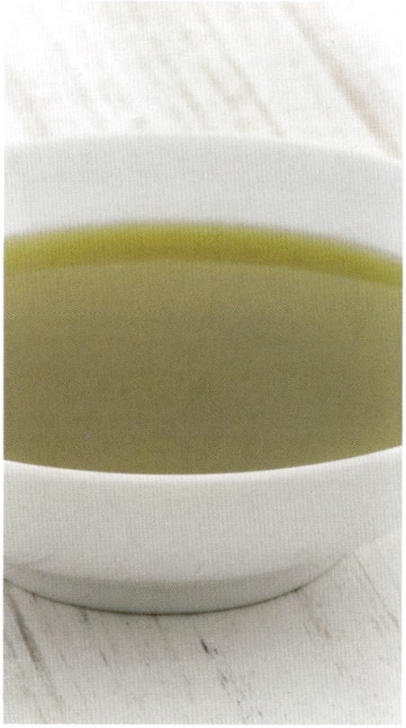

材料

薏苡仁180克，桑寄生、当归身、川续断、苍术各40克。

做法

1. 以上各味药材分别洗净，晾干后共研粗末。
2. 每次取60克，以沸水冲泡，代茶饮。
3. 每日1剂。

功效

本品可清热利湿、燥湿、祛风散寒，适量饮用，可用以调治风寒湿痹。

地骨茶

凉血止痛、清肺泻热

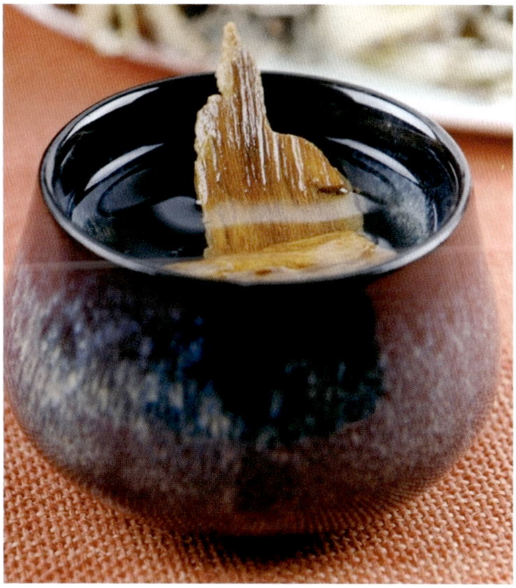

材料

地骨皮 60 克，生石膏 20 克，荆芥穗 10 克，蜂蜜适量，花茶 5 克。

做法

1. 将地骨皮、生石膏、荆芥穗、花茶分别洗净，沥干水备用。
2. 用热水冲泡药材，待温度适宜后加入适量蜂蜜即可。
3. 每日 1 ~ 2 剂。

功效

地骨皮有明显的解虚热、调节血压等作用；石膏能清热泻火，缓解因头痛引起的不适。

养生提示

适合患有三叉神经痛、血管紧张性头痛、梅尼埃病等症者饮用。但脾胃虚寒、血虚之人及孕妇不宜服用。

本草趣谈·地骨皮传说

地骨皮的来历还有一段传说。

有一天，慈禧太后觉得胸闷，眼睛模糊，朝廷御医诊治无效。有位钱将军说自己母亲也曾患过类似的病，全靠一位土郎中的药治好的。

慈禧太后立即令钱将军回乡取药。钱将军不负众望，从家乡取回一大包枸杞根皮。太医院以此煎药，最后治好了太后的病。太后追问这是何种妙药，钱将军想，枸杞的“枸”和“狗”同音，为免太后生疑，便择个吉利名称——地骨皮。太后赞叹：“好，我吃了地骨之皮，可与天地同寿！”从此，枸杞根便叫“地骨皮”了。

养生膳食

地骨皮防风茶

材料

地骨皮、防风各 50 克，炙甘草 0.5 克，生姜片 3 片，竹叶 7 片。

做法

1. 地骨皮洗净，去心，晾干；防风洗净，备用；炙甘草洗净，晾干。
2. 地骨皮、防风和炙甘草分别研为细末，每次取 5 克，放入锅中，加 200 毫升清水、生姜片和竹叶，煎后服。

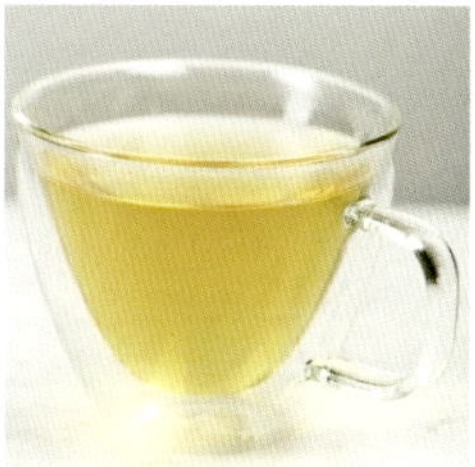

功效

本品可清热凉血，能调治骨蒸肌热，还能除烦躁。

淫羊藿川芎茶

行气止痛、祛风除湿

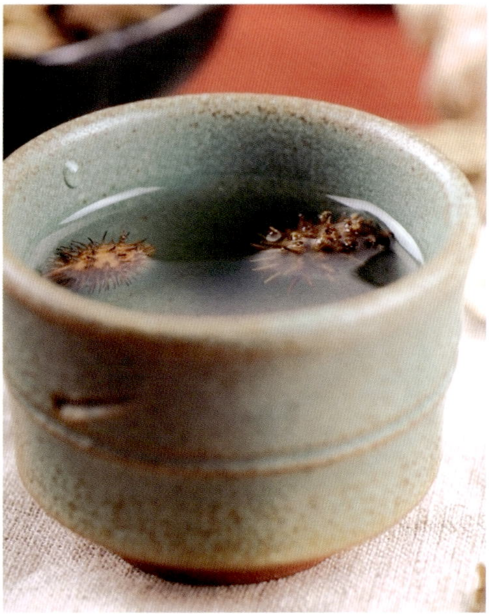

材料

淫羊藿60克，川芎60克，生姜6克，黑茶1克，枸杞子适量。

做法

❶ 将淫羊藿、川芎、黑茶研成药末，备用；将生姜切成姜末。

❷ 将药末放入杯中，用沸水冲泡30分钟后，加入适量枸杞子和生姜末。

❸ 每日1剂，分数次饮完。

功效

淫羊藿具有祛风除湿、补肾壮阳等多种功效；川穹可以祛风止痛、行气活血。

养生提示

适合肾阳亏虚、气血运行受阻、腰部酸痛、肢体麻木者饮用。但体质虚弱者及孕妇不宜服用。

本草药典

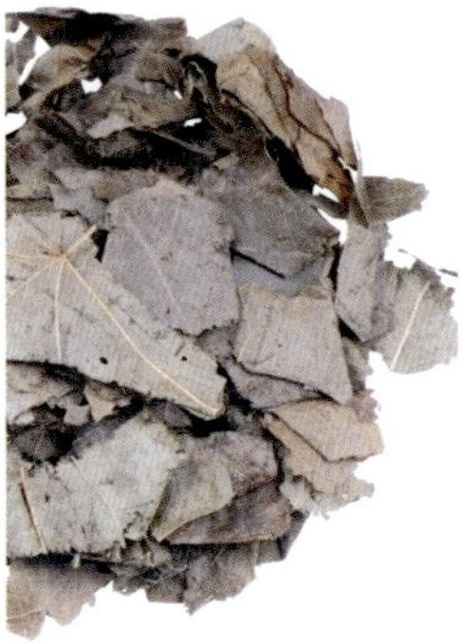

淫羊藿

别名：刚前、仙灵脾。

性味：性温，味辛、甘。

功效：强身健体。

主治：阳痿遗精、筋骨痿软、风湿痹痛。

养生膳食

淫羊藿茶

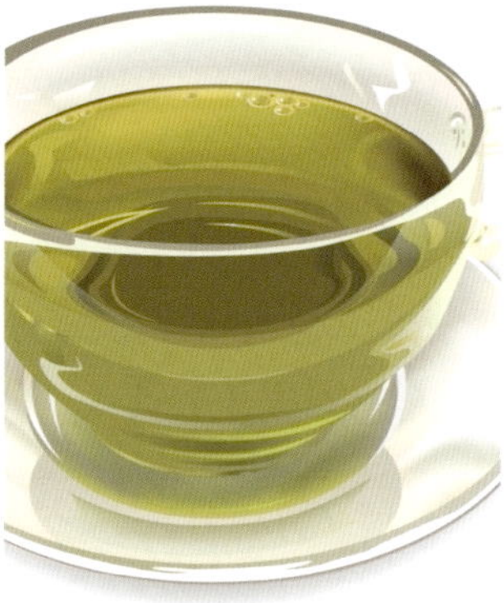

材料

淫羊藿20克。

做法

❶ 淫羊藿洗净，晾干备用。

❷ 淫羊藿放入锅中，加适量水，煎服。

功效

《本草纲目》称“淫羊藿，性温不寒，能益精气，真阳不足者宜之”，因此，淫羊藿茶可以补肾阳、强筋骨、祛风湿；此外，临床实践表明，常服淫羊藿茶，对冠心病患者有一定的保健作用。

防风羌活茶

祛风除湿、胜湿止痛

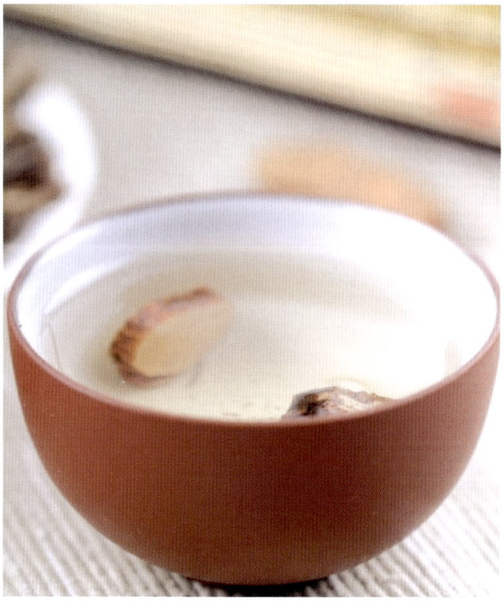

材料

防风9克，羌活9克，酒黄芩3克，炙甘草9克，乌龙茶5克，蜂蜜适量。

做法

❶ 将防风、羌活、酒黄芩、乌龙茶研成粗末，炙甘草洗净晾干。

❷ 将药末置于杯中，投入炙甘草，用开水冲泡20分钟后，加入适量蜂蜜即可。

❸ 每日1剂，不拘时。

功效

防风具有解热、抗炎、镇痛等作用；白芷能祛风、燥湿、止痛，且能缓解阳明经一切头面诸疾，如头目昏痛、眉棱骨痛等症。

养生提示

适合因风寒引起的头痛、偏头痛、内伤头痛等患者饮用，但阴虚血热者不宜服用。

本草药典

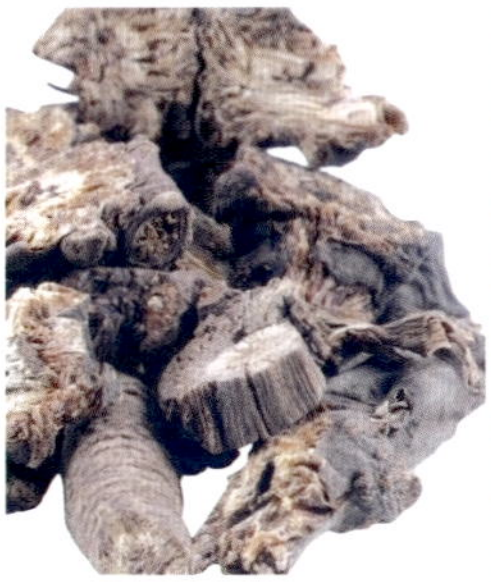

羌活

别名：羌青、羌滑、黑药。

性味：性温，味辛、苦。

功效：解表、祛风湿、止痛。

主治：外感风寒、头痛无汗、浮肿、表皮肿毒。

养生膳食

紫苏羌活茶

材料

紫苏叶、羌活、茶叶各9克。

做法

❶ 紫苏叶、羌活和茶叶分别洗净，沥干水，放入杯中。

❷ 杯中冲入适量沸水，加盖闷泡片刻即可饮用。

❸ 可代茶频饮。每日1剂。

功效

本品可散寒解表、祛风胜湿，适合风寒感冒者适量饮用。

薏苡仁寄生茶

祛风止痛、舒筋活络

材料

薏苡仁50克，桑寄生20克，当归10克，续断10克，红茶3克，蜂蜜适量。

做法

1 将薏苡仁、桑寄生、当归、续断、红茶研成粗末。

2 将药末置于杯中，用沸水冲泡30分钟后，加入蜂蜜即可。

3 每日1剂，不拘时。

功效

本品具有祛风止痛、舒筋活络、强身健体的功效。薏苡仁能健脾渗湿、镇痛解热；桑寄生能补肝肾、强筋骨、除风湿、通经络。

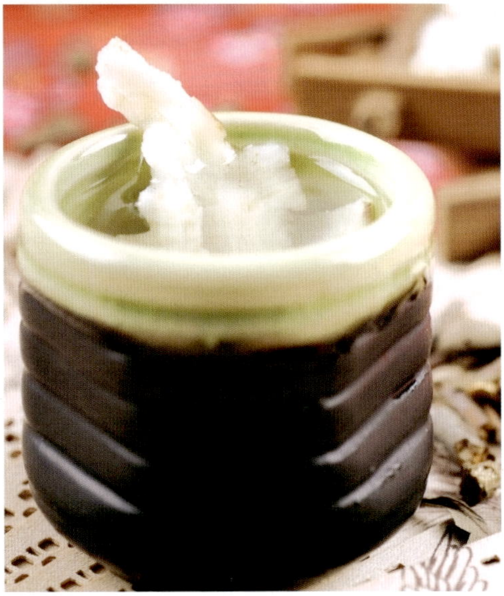

养生提示

适宜关节疼痛、腰背疼痛者饮用，且可作为类风湿性关节炎、风湿性脊柱炎等病症之辅助治疗饮品。但孕妇不宜饮用。

本草药典

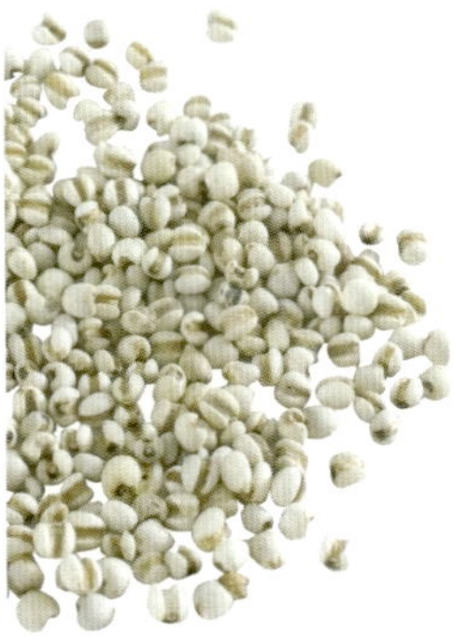

薏苡仁

别名：薏仁、薏米。

性味：性凉，味甘、淡。

功效：健脾渗湿。

主治：浮肿、脚气、小便不利。

养生膳食

瘦肉薏苡仁汤

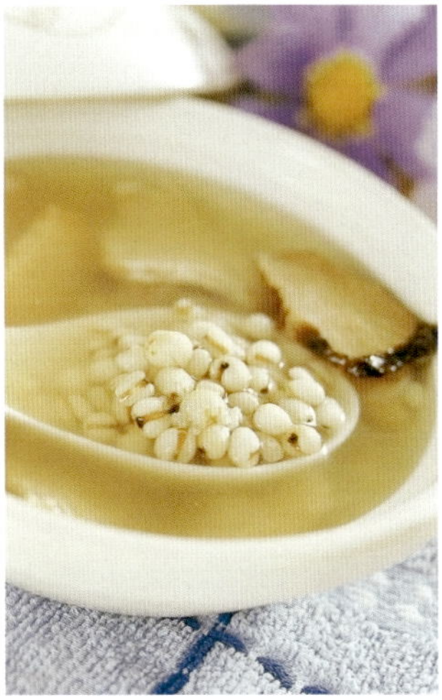

材料

猪瘦肉60克，薏苡仁50克，泽泻10克，盐3克，鸡精2克。

做法

1 猪瘦肉洗净，切片；泽泻、薏苡仁分别洗净备用。

2 把猪瘦肉片、薏苡仁、泽泻放入锅内，加适量水，大火煮沸后转小火煲1~2小时，最后调入盐和鸡精即可。

适宜人群

本品适宜尿路感染、浮肿、高血压、高脂血症、脂肪肝、肝炎患者适量食用。

荆芥石膏茶

祛风止痛、清热泻火

材料

荆芥穗 30 克，生石膏 20 克，绿茶 6 克，生姜 6 克，蜂蜜适量。

做法

1 将荆芥穗、生石膏共研细末；将生姜切丝。

2 用水冲泡绿茶，加入药末、生姜丝，冲泡 15 分钟后，加入蜂蜜即可。

3 每日 1 剂，不拘时。

功效

本品具有清利头目、祛风止痛的功效。生石膏能起到解肌清热、除烦、止渴的作用；荆芥穗能促进皮肤血液循环，增强汗腺分泌，透疹消疮。

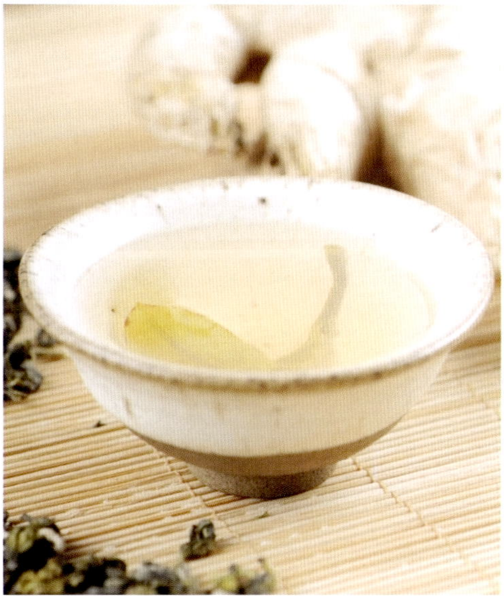

养生提示

适宜风热上攻，突发头痛，伴发热恶风、面红目赤、口渴者饮用。但脾胃虚寒及血虚、阴虚发热者忌服。

本草药典

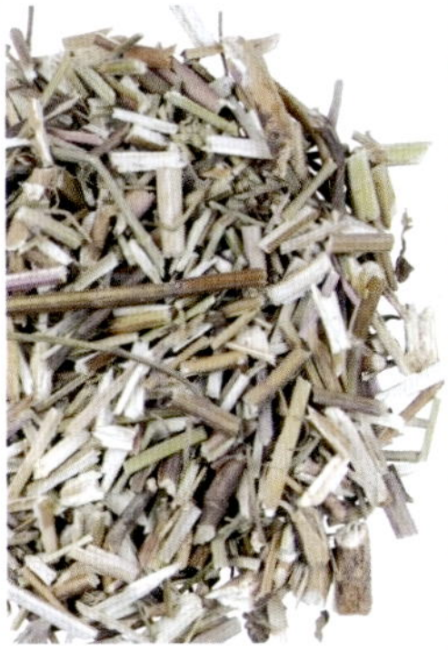

荆芥穗

别名：香荆荠、假苏。

性味：性微温，味辛。

功效：解表散风。

主治：感冒、头痛、麻疹、风疹。

养生膳食

莲芥散

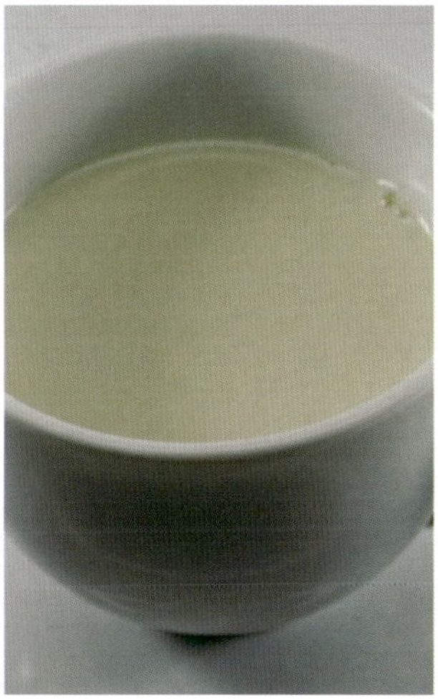

材料

干香菇 24 克，莲房、荆芥穗各等份。

做法

1 三者洗净，晾干后炒炭存性，备用。

2 每次取用 9 克，以米汤送服。

功效

本品可调经止漏、敛血止血，适合女性月经过多者适量服用。

侧柏茶

凉血止血、活血镇痛

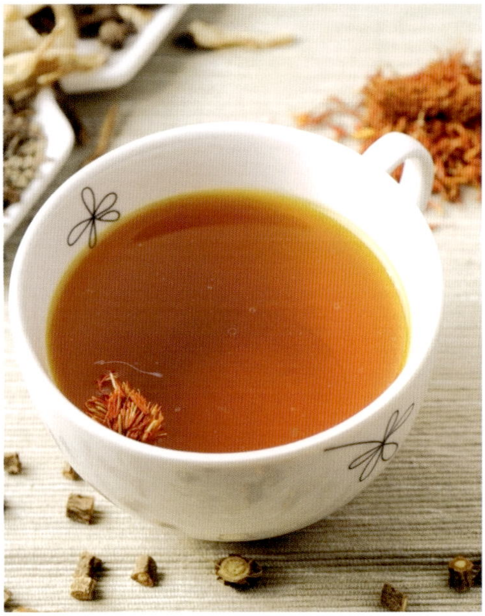

材料

侧柏叶 15 克，当归 6 克，红花 6 克，蜂蜜适量，枸杞子 6 克，乌龙茶 3 克。

做法

❶ 将侧柏叶、当归、红花、乌龙茶研成粗末，备用。

❷ 将药末置于杯中，用沸水冲泡，闷泡30分钟后，加入适量蜂蜜和枸杞子即可。

❸ 每日 1 剂。

功效

侧柏叶可起到凉血止血、祛风湿、散肿毒的作用；红花具有镇痛、抗炎的作用；羌活可以通畅血脉；当归可以活血、利筋骨。

养生提示

适宜患有风湿性关节炎、外伤性关节炎等症者饮用。但阴亏、气虚、尿频者及孕妇均不宜服用。

本草药典

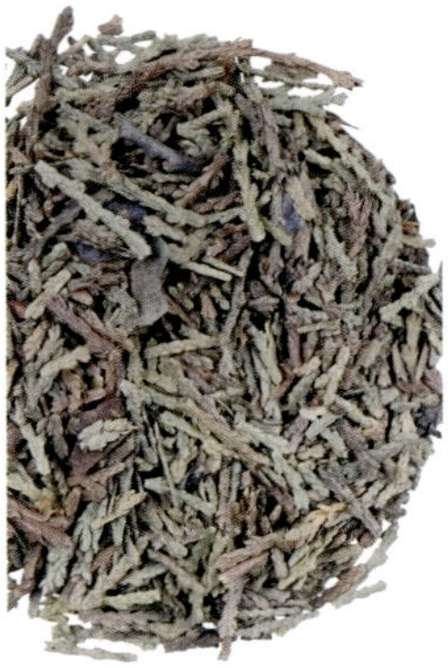

侧柏叶

别名：柏叶、扁柏叶。

性味：性寒，味苦、涩。

功效：凉血止血。

主治：吐血、咯血、便血、崩漏下血。

养生膳食

凉血茶

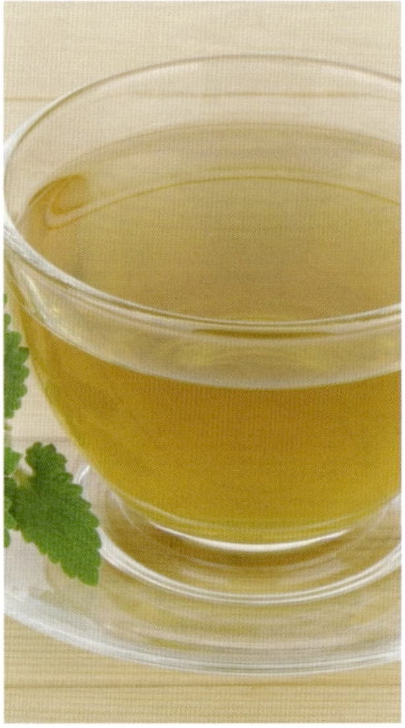

材料

石榴花、侧柏叶各 9 克。

做法

❶ 二者洗净，沥干水备用。

❷ 锅中放适量水，放入石榴花和侧柏叶，以小火煎服。

❸ 分 2 次服。

功效

本品可凉血止血，适合鼻血不止或便血的人士适量饮用。

黄芩白芷茶

祛风止痛、清热燥湿

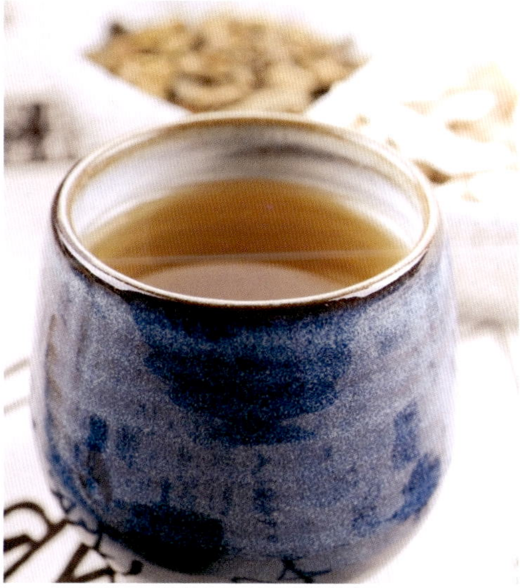

材料

黄芩 30 克，白芷 20 克，绿茶 6 克，蜂蜜适量。

做法

1. 将黄芩、白芷研成细药末，备用。
2. 将药末置于杯中，加入绿茶，用沸水冲泡 10 分钟后，加入蜂蜜即可。
3. 分次饮用，1 日内饮完。

功效

黄芩具有抗菌消炎、清热泻火的功效，主要用于缓解各种头痛；搭配擅治眉棱骨痛的白芷，可令本药茶镇痛的作用更加显著。

养生提示

适宜患有三叉神经痛、湿热下注者饮用，且可用于中医辨证属湿热内蕴的高血压所致的头痛、头晕。但脾胃虚寒者不宜服用。

本草药典

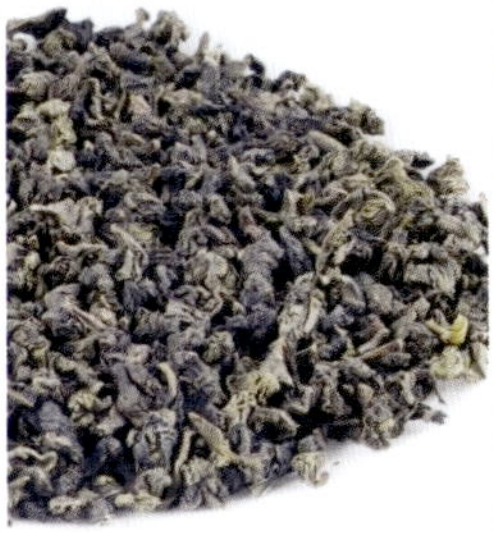

绿茶

别名：苦茗。

性味：性寒，味苦。

功效：生津止渴、清热消暑、解毒消食。

主治：心血管疾病、消化不良、便秘、口臭。

养生膳食

山楂绿茶

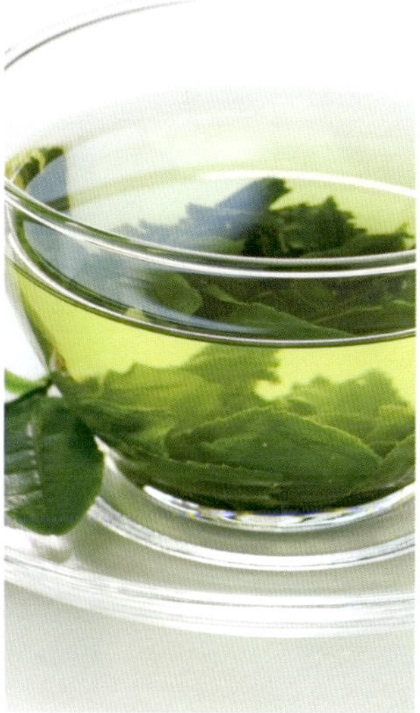

材料

蒸青绿茶 3 克，山楂叶 10 克。

做法

1. 山楂叶烘干研成末，装入棉布袋封口。
2. 将棉布袋和蒸青绿茶放入杯中，以沸水冲泡，待水温适宜后，取出棉布袋即可饮用。

功效

本品可以清热解毒、消脂化食，适合高血压和高脂血症患者适量饮用，也适合普通人士夏季饮用。

茶调散茶

疏风散寒、醒脑止痛

材料

川芎30克，白芷15克，乌龙茶9克，薄荷9克，蜂蜜适量。

做法

1 将川芎、白芷、薄荷共研成粗末，备用。

2 将药末及乌龙茶置于杯中，用沸水冲泡10分钟后，加入适量蜂蜜即可饮用。

3 每日1剂。

功效

本品具有醒脑止痛、疏风散寒的功效。川芎能行气开郁、活血止痛；白芷可缓解头痛；薄荷能清利头目。

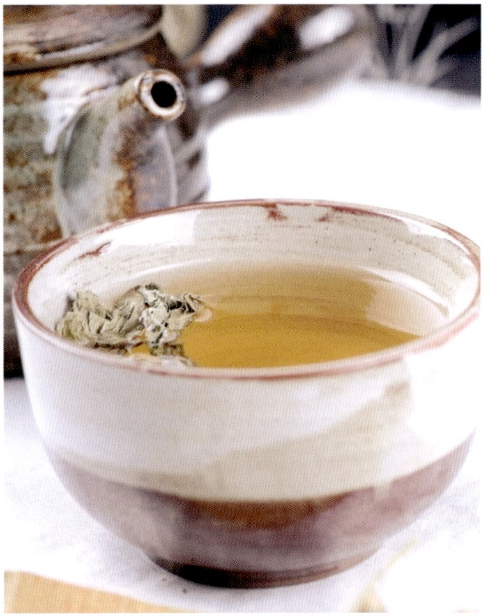

养生提示

适宜偏头痛、头昏目胀、感冒风邪、鼻塞声重者饮用。但胃溃疡者需餐后饮用。

本草药典

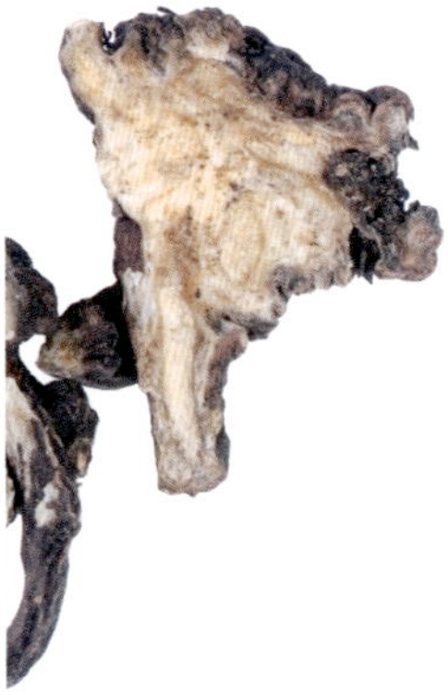

川芎

别名：山鞠穷、芎䓖。

性味：性温，味辛。

功效：祛风、活血。

主治：月经不调、胸胁疼痛、头痛。

养生膳食

川芎茶

材料

川芎5克，茶叶10克。

做法

1 川芎洗净，沥干水备用。

2 将川芎与茶叶放入锅中，加1碗水，以小火将药汁煎至25毫升左右即可。

3 饭前热服。

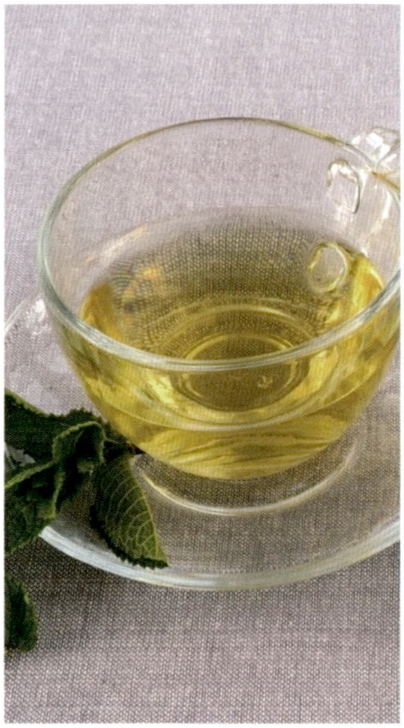

功效

本品可祛风散寒、化瘀止痛，适合风寒头痛者适量饮用。

胡麻茶

祛风除湿、养血舒筋

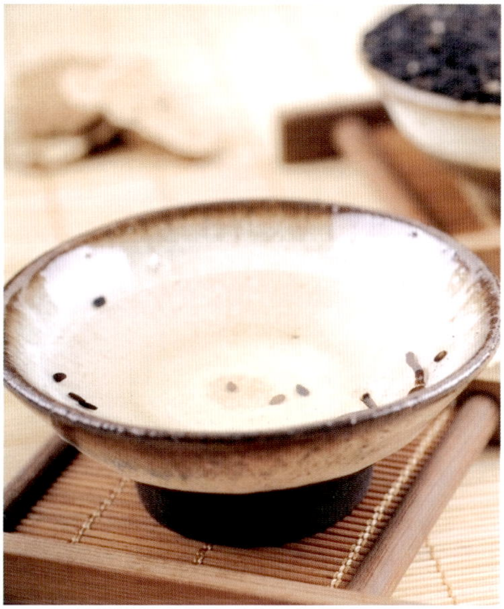

材料

黑芝麻 20 克，白术 20 克，威灵仙 10 克，黑茶 3 克，蜂蜜适量。

做法

1. 将黑芝麻、白术、威灵仙研成粗末，备用。
2. 将药末与黑茶置于杯中，用沸水冲泡 15 分钟后，加入适量蜂蜜，即可饮用。
3. 每日 1 剂，不拘时。

功效

芝麻能补肝肾、润五脏；白术可起到健运脾胃、散湿除痹的作用；威灵仙能祛风湿、通经络。

养生提示

适宜脾肾亏虚、腰痛及四肢软弱无力、酸痛、麻木者饮用。但脾虚便溏者不宜服用。

本草药典

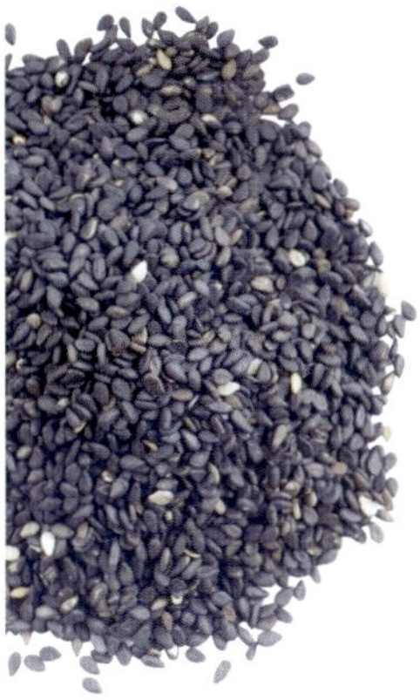

黑芝麻

别名：胡麻、巨胜。

性味：性平，味甘。

功效：养血、明目。

主治：头晕耳鸣、便秘、肾亏虚、血虚。

养生膳食

黑芝麻乌发茶

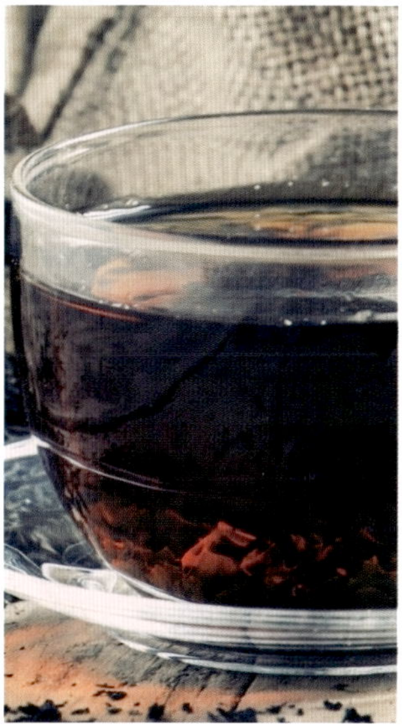

材料

黑芝麻 500 克，核桃仁 200 克，白糖 10 克，庐山云雾茶适量。

做法

1. 把黑芝麻、核桃仁洗净，晾干后拍碎。
2. 黑芝麻和核桃仁碎放入杯中，加入白糖和庐山云雾茶，用沸水冲泡，待温即可饮用。

功效

本品可乌发驻颜，常饮可令头发乌黑亮泽，还能延缓衰老。

调胃茶

理气消滞、健脾和胃

材料

陈皮 3 克，厚朴 3 克，藿香 3 克，甘草 2 克，黄茶 3 克，生姜适量。

做法

❶ 将陈皮、厚朴、藿香、甘草研成药末。

❷ 将生姜切丝，与黄茶、药末同放入杯中，用沸水冲泡 15 分钟后，即可饮用。

❸ 每日 1 剂，代茶饮。

功效

本品具有理气消滞、健脾和胃的功效。陈皮具有健脾开胃的功效；藿香能祛除湿邪。

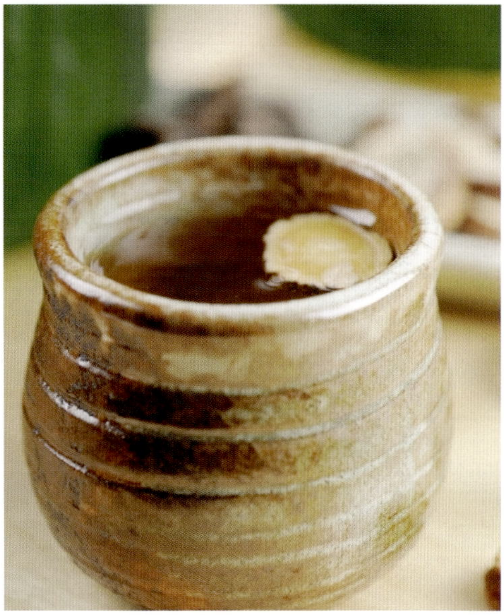

养生提示

适宜脾胃失健、胃肠不和、食欲不振者饮用。但阴血亏虚、五心烦热、口干者不宜饮用。

本草药典

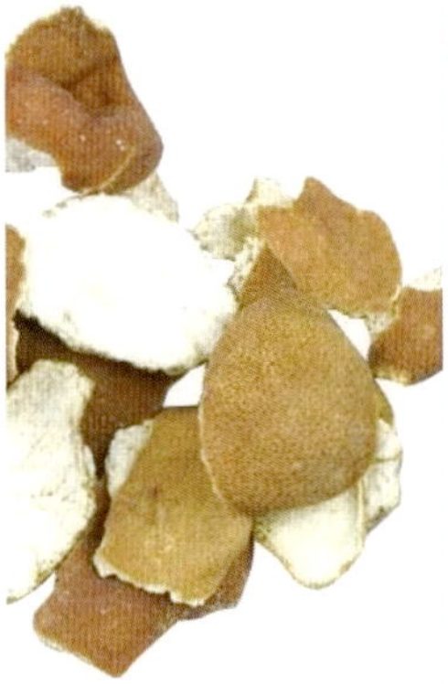

陈皮

别名：橘皮、贵老。

性味：性温，味辛、苦。

功效：理气健脾。

主治：脾胃气滞、胃胀腹痛。

养生膳食

陈皮山楂菊花茶

材料

陈皮、山楂各 10 克，菊花 5 克，冰糖 15 克。

做法

❶ 山楂、陈皮、菊花分别洗净；山楂、陈皮盛入锅中，加水以大火煮开，滤取药汁。

❷ 菊花、冰糖放入杯中，冲入沸腾的药汁，搅拌至冰糖溶化，闷泡片刻即可饮用。

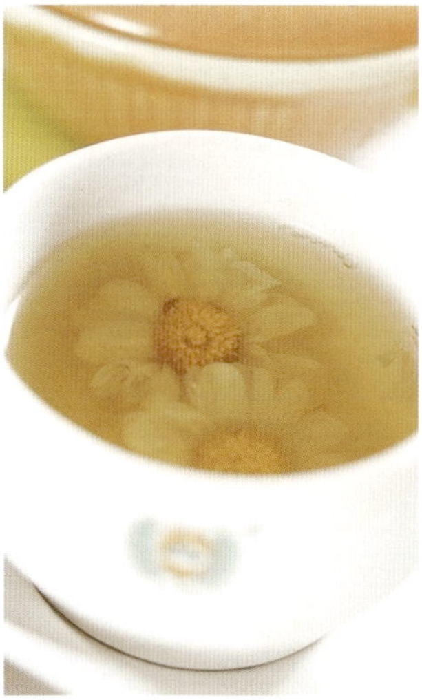

功效

本品可消食化积、行气解郁，适宜高脂血症、胸膈痞满、血瘀闭经、肥胖、维生素 C 缺乏症、脂肪肝患者及消化不良者适量饮用。

消食茶

消食化积、理气和胃

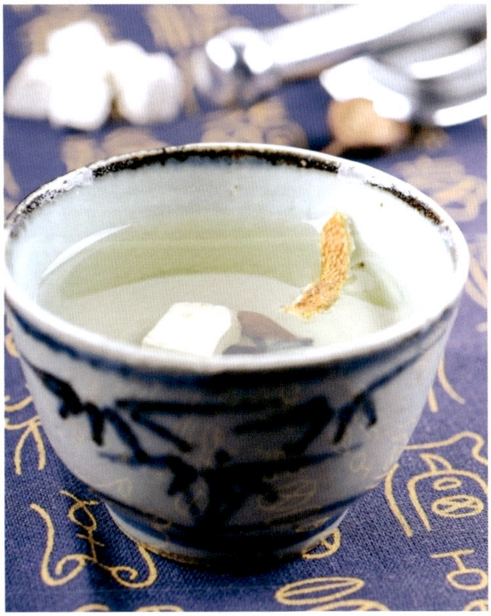

材料

山楂20克，陈皮10克，茯苓10克，莱菔子6克，岩茶3克，蜂蜜适量。

做法

❶ 将山楂用小火炒至淡黄色，备用。

❷ 陈皮切丝，茯苓、莱菔子研为细末；将药末、陈皮丝、山楂、岩茶一同放入杯中，用沸水冲泡10分钟后，加入适量蜂蜜，即可饮用。

❸ 每日1剂，连服5~7天。

功效

山楂有消积、化滞、行瘀的功效；陈皮、莱菔子具有理气和胃、醒脾消食的功效；茯苓能健脾化湿，可增强药茶的助消化功效。

养生提示

适宜大便不畅、食欲不振、舌苔厚腻者饮用。但大病后体质虚弱、舌淡苔少者不宜饮用。

本草药典

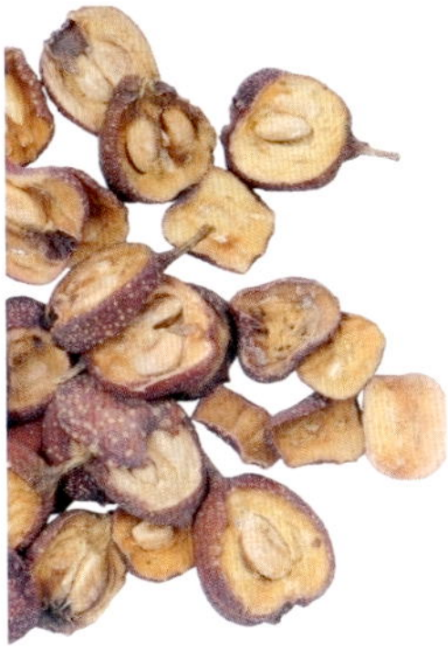

山楂

别名：山里果、山里红。

性味：性微温，味酸、甘。

功效：开胃消食。

主治：腹胀痞满、肉食滞积、高脂血症。

养生膳食

山楂柿叶茶

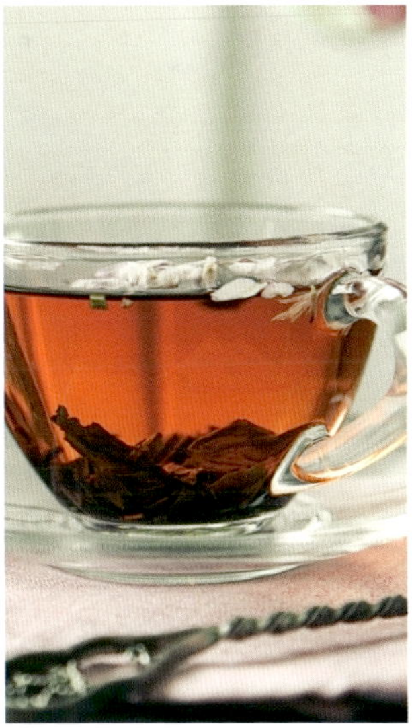

材料

山楂12克，鲜柿叶10克，新工艺白茶3克。

做法

❶ 山楂、鲜柿叶分别洗净，沥干水。

❷ 锅中加适量水，放入鲜柿叶与山楂，以大火煮开后，转小火熬5分钟，滤渣取汁。

❸ 茶叶置于杯中，以沸腾的药汁冲入，晾至温热即可饮用。

功效

本品有助消化，还能养肝护肝，也适合常面对电脑的人士适量饮用。

黄梅茶

健脾理气、和胃消食

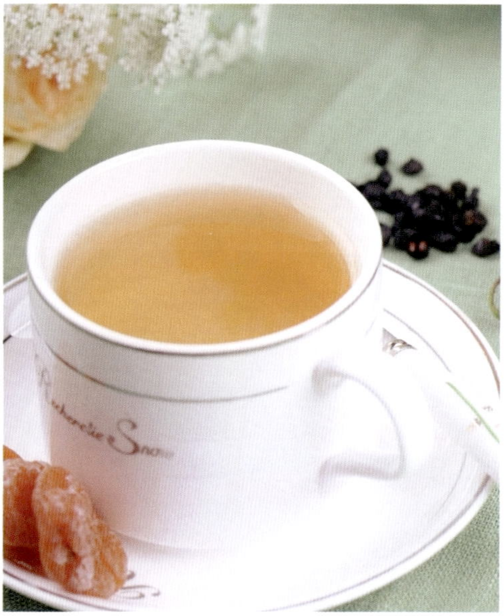

材料

黄梅 10 克，紫苏子 6 克，生姜末 5 克，红茶 3 克，蜂蜜适量。

做法

1. 将黄梅蒸熟，去掉核，加入生姜末搅拌均匀。
2. 将调制好的黄梅肉与紫苏子、红茶一起放入杯中，用热水冲泡 10 分钟后，加入适量蜂蜜，即可饮用。
3. 每日 1~2 剂，代茶饮。

功效

黄梅是乌梅成熟的果实，性温，味酸而甘，具有抗菌、杀菌、消食和胃的功效；紫苏子能降气消痰、温中散寒。

养生提示

适宜脾胃受寒、食欲不振、食积不消、嗳气频发者饮用，也可作为夏季消暑解热的饮品服用。但经常泛吐、胃酸分泌过多者不宜饮服。

本草药典

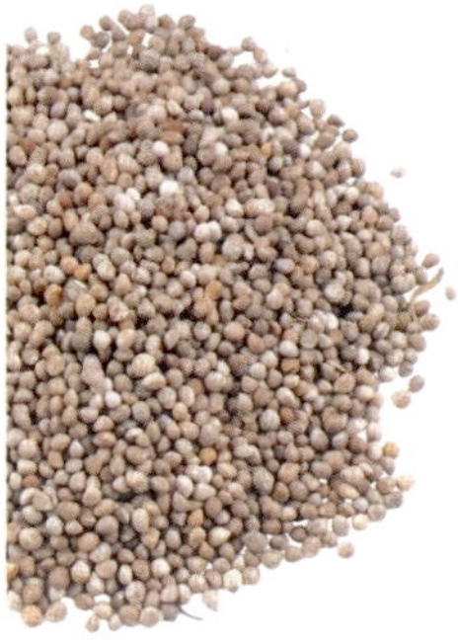

紫苏子

别名：苏子、黑苏子。

性味：性温，味辛。

功效：降气消痰、平喘润肠、润肺止咳。

主治：咳嗽气喘、风寒感冒、胎动不安、食蟹中毒。

养生膳食

紫苏子茶

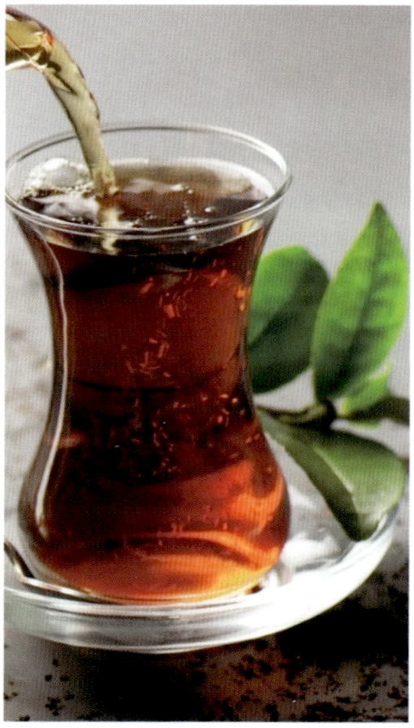

材料

紫苏子 10 克。

做法

1. 用清水将紫苏子冲净。
2. 将紫苏子放入砂锅中，加适量清水，煮沸后转小火煎煮 20 分钟。
3. 滤取药汁，倒入杯中即可饮用。

功效

本品能辅助调节血清总胆固醇和血脂，对高脂血症有一定的调理效果。

姜汁牛乳茶

润肤养颜、温中散寒

材料

韭菜 50 克，生姜 10 克，黄茶 3 克，牛奶适量，蜂蜜适量。

做法

1 将生姜洗净，捣碎，压榨取汁；将韭菜洗净，切碎，加水压榨取汁。

2 将生姜汁、韭菜汁冲入水中，加入黄茶煮沸后，加入适量蜂蜜和牛奶，即可饮用。

3 每日 2 剂，早、晚空腹温服。

功效

牛奶性平，味甘，具有补虚损、益肺胃、生津润肠的作用。且牛奶加入生姜汁、韭菜汁后，更可起到温中散寒、润肤、通便的功效。

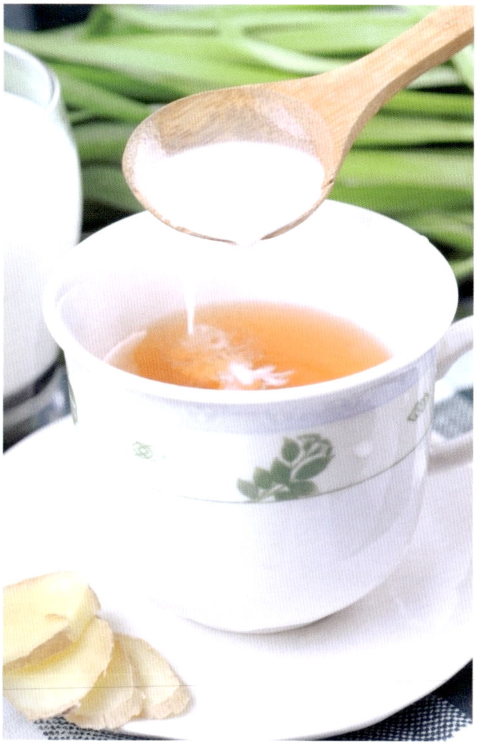

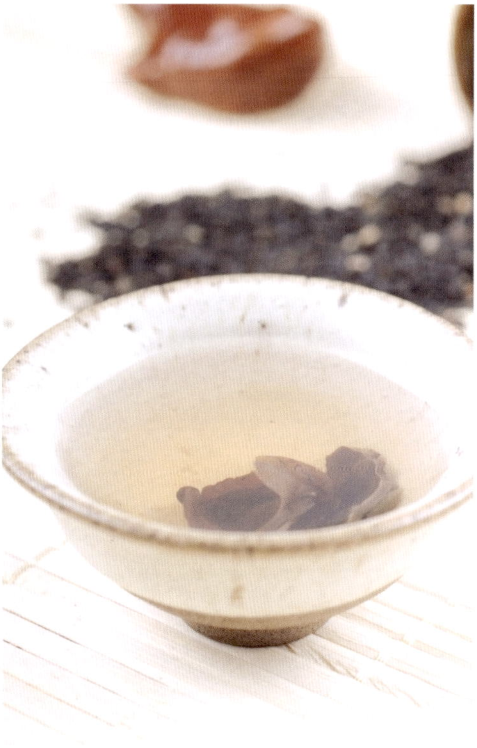

木耳芝麻茶

润燥通便、活血止血

材料

黑木耳 60 克，黑芝麻 15 克，生姜片 6 克，乌龙茶 3 克，蜂蜜适量。

做法

1 将黑木耳、黑芝麻各分成两份，一份炒熟，一份生用。

2 将处理好的材料与乌龙茶一起用沸水冲泡15分钟后，加入生姜片及适量蜂蜜。

3 每日 1~2 剂，不拘时。

功效

黑木耳具有辅助治疗痔疮的作用，黑芝麻具有滋补的功效。二者合用，既有活血止血之力，又有润燥通便的功效。

四陈茶

化痰和胃、理气消滞

材料

橘红10克，香橼10克，枳壳10克，花茶10克，蜂蜜适量。

做法

❶ 将橘红、香橼研成药末，备用。

❷ 将药末、枳壳与花茶置于杯中，用沸水冲泡30分钟后，加入适量蜂蜜，即可饮用。

❸ 每日2剂，不拘时。

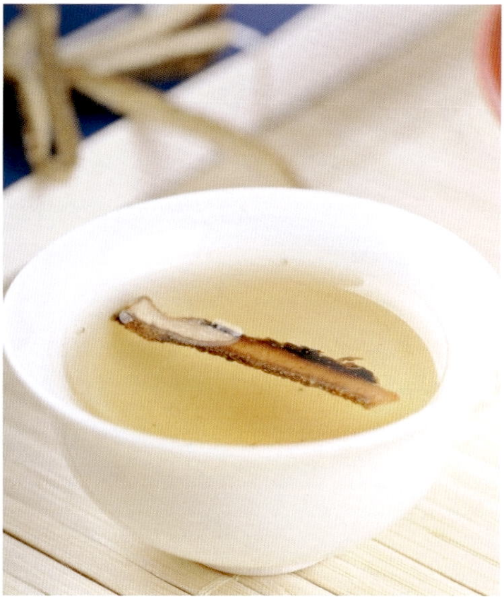

功效

橘红具有散寒理气、燥湿化痰的作用；枳壳能破气、行痰、消积；花茶可醒脾益胃，帮助消化。

养生提示

适宜慢性胃肠炎、胸闷心烦、消化不良者饮用。但脾胃虚弱、气虚者及孕妇不宜饮用。

本草药典

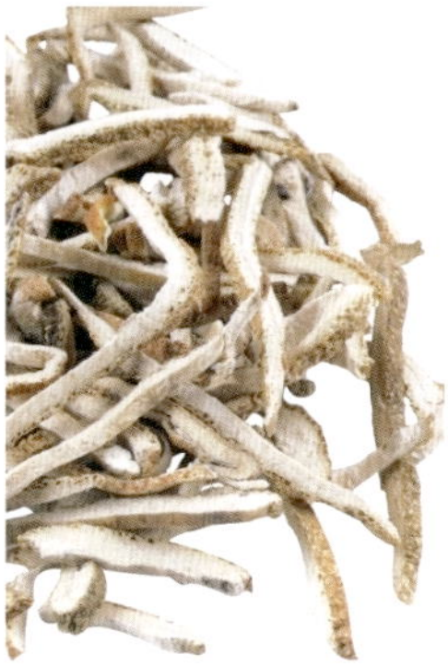

橘红

别名：化州橘红、橘皮。

性味：性温，味辛、苦。

功效：利气消痰。

主治：风寒咳嗽、喉痒痰多、食积伤酒。

养生膳食

橘红茶

材料

橘红、红茶末各3克。

做法

❶ 橘红洗净，晒干。

❷ 二者放入杯中，以沸水冲泡。

❸ 每日1剂，代茶饮。

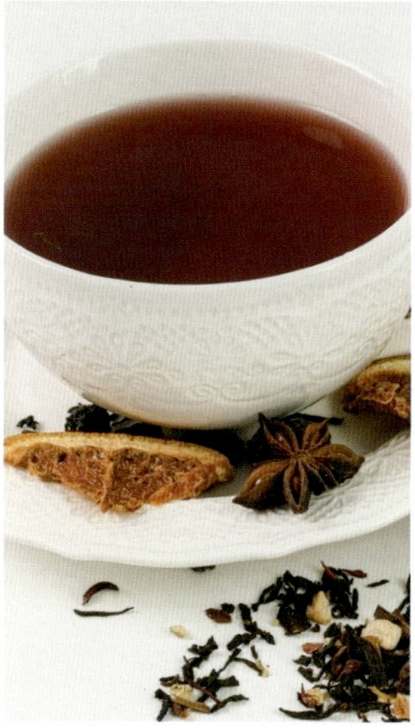

功效

本品可开胃消食，适合胃脘胀痛、咳嗽痰多、嗳气呕吐、食积不化者适量饮用。

豆蔻藿香茶

开胃和中、行气消滞

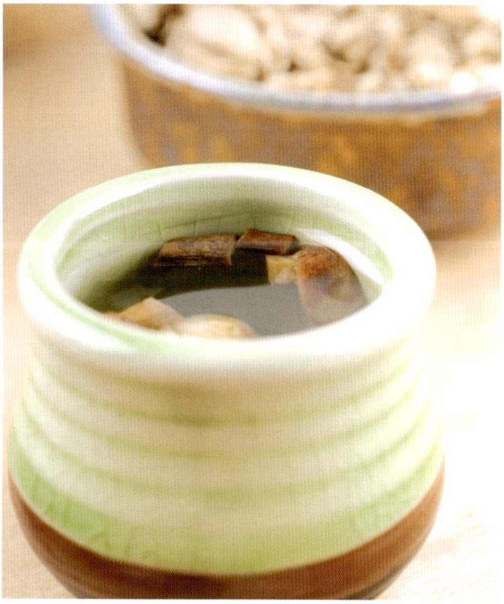

材料

藿香10克，陈皮10克，白豆蔻6克，生姜2片，黄茶5克，蜂蜜适量。

做法

1 将白豆蔻、藿香、陈皮研成粗末。

2 将生姜切丝，与药末、黄茶一同放入杯中，用沸水冲泡15分钟后，加入适量蜂蜜，即可饮用。

3 每日1剂，不拘时。

功效

白豆蔻具有芳香健胃的功效；藿香能化湿和中；陈皮能健脾开胃、理气化痰；生姜具有除痰湿的功效，还能缓解胃气不降而引起的呃逆不止及呕吐。

养生提示

适宜气滞、消化不良、胸闷腹胀、呃逆反胃、大便不畅等症患者饮用。但胃火旺、口干唇燥、舌红少苔者忌用。

本草药典

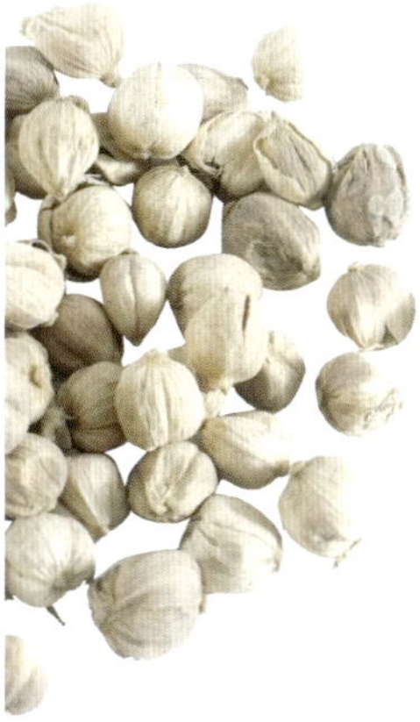

白豆蔻

别名：多骨、壳蔻。

性味：性温，味辛。

功效：化湿行气。

主治：气滞、食滞、胸闷、腹胀。

养生膳食

马撒拉茶

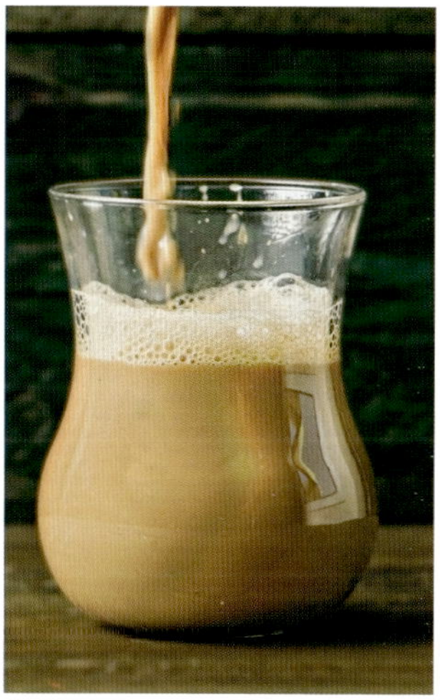

材料

白豆蔻2个，丁香2粒，锡兰红茶1勺，桂皮1片，生姜1片，牛奶200毫升。

做法

1 将白豆蔻、丁香、锡兰红茶、桂皮和生姜片放入锅中，添少量水，以小火煮至锅内发出声音。

2 加入牛奶，并慢慢搅拌。

3 将要沸腾的时候关火，滤取茶汁，倒入杯中，稍晾即可饮用。

功效

本品可以改善消化不良所致的腹胀，同时能驱寒暖身、振奋精神。

山楂茶

消食化积、活血散瘀

材料

山楂20克，甘草5克，枸杞子5克，花茶5克，蜂蜜适量。

做法

❶ 将山楂洗净，切细，晒干；将甘草研成粗末。

❷ 将药末、花茶和山楂一同放入杯中，用沸水冲泡10分钟后，滤渣取汁，加入枸杞子及蜂蜜，即可饮用。

❸ 每日3~4剂，频饮。

功效

山楂具有消食化积、活血散瘀的功效。常食山楂对产后瘀血腹痛、恶露不尽及瘀滞出血等症都可起到一定的食疗作用。

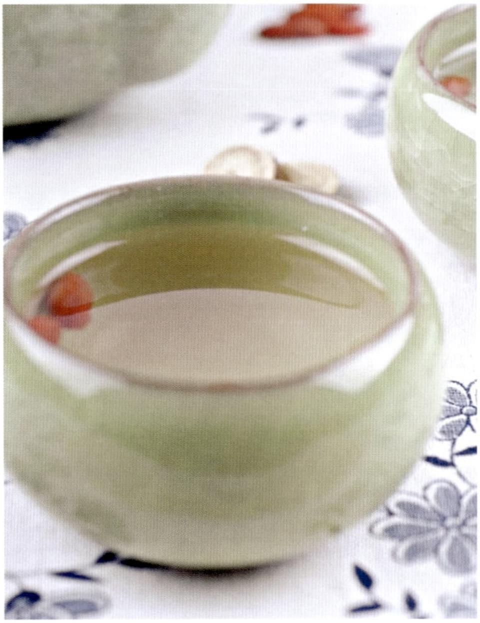

养生提示

适宜患有高血压、高脂血症、脂肪肝、萎缩性胃炎、胆囊切除术后综合征者饮用。但胃酸分泌过多者不宜饮用。

本草药典

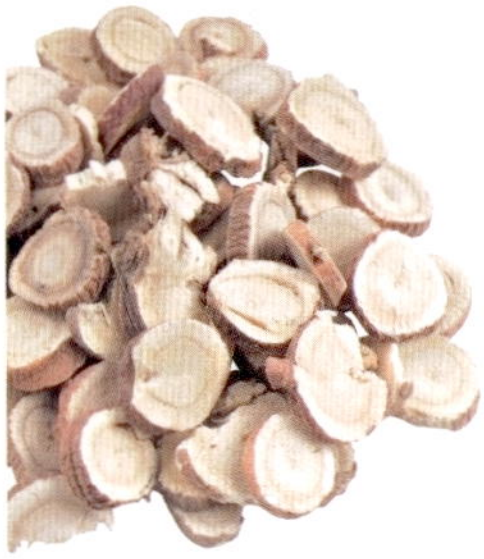

甘草

别名：粉甘草、甘草梢、甜根子。

性味：性平，味甘。

功效：补脾益气、清热解毒、祛痰止咳、缓急止痛。

主治：脾胃虚弱、倦怠乏力、心悸气短、咳嗽痰多。

养生膳食

甘草连翘茶

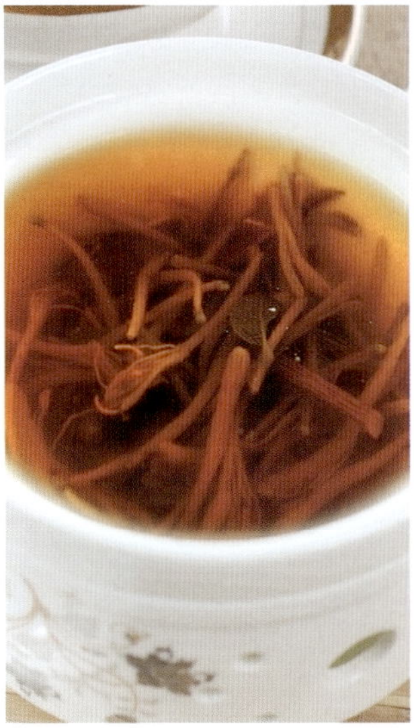

材料

甘草、连翘、金银花各5克，白糖适量。

做法

❶ 锅内加水，放入洗净的金银花、连翘和甘草。

❷ 以大火煮沸，转小火续煮20分钟。

❸ 加入白糖，搅拌至白糖溶化，即可取汁饮用。

功效

本品可清热解毒、散结消肿，适宜小便涩痛、排尿不畅、口干舌燥、大便燥结、咽喉肿痛者适量饮用。

润肠茶

益精润燥、滑肠通便

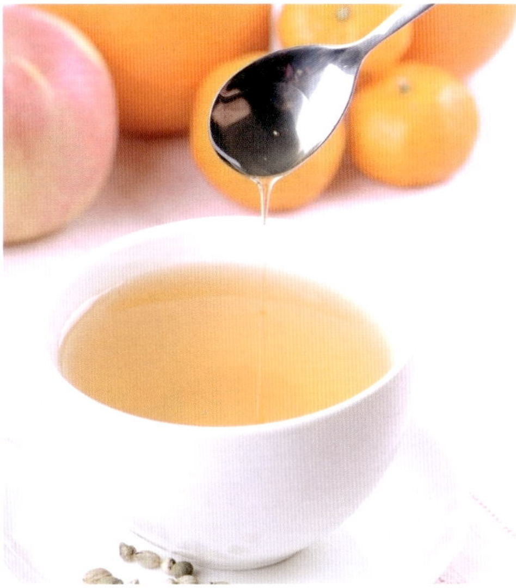

材料

肉苁蓉 10 克，火麻仁 2 克，沉香 6 克，乌龙茶 5 克，蜂蜜适量。

做法

❶ 将肉苁蓉、火麻仁、沉香研成粗末。

❷ 将药末与乌龙茶置于杯中，用沸水冲泡 10 分钟后，加入适量蜂蜜，即可饮用。

❸ 每日 1 剂，不拘时。

功效

本品具有润肠通便、润燥除烦的功效。肉苁蓉能养血润燥；沉香能降气温中、暖肾纳气；肉苁蓉、火麻仁可辅助治疗老年人便秘等症。

养生提示

适宜老年人、体质虚弱及经常大便不通者饮用。但脾胃虚弱、食少便溏、口干烦渴、五心烦热者不宜服用。

本草药典

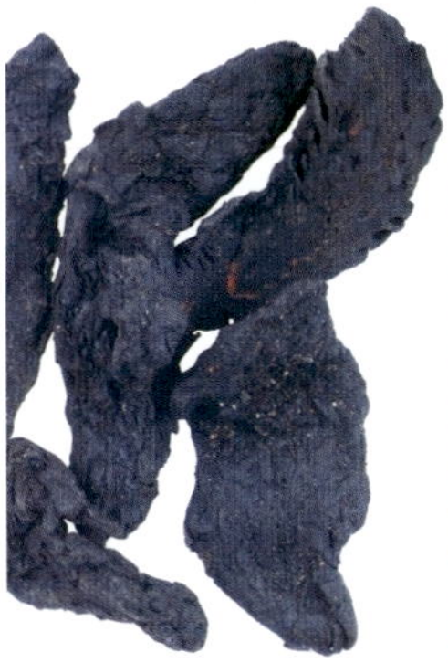

肉苁蓉

别名：大芸、寸芸、苁蓉。

性味：性温，味甘、咸。

功效：润肠通便。

主治：腰膝酸软、筋骨无力、肠燥便秘。

养生膳食

肉苁蓉骶骨汤

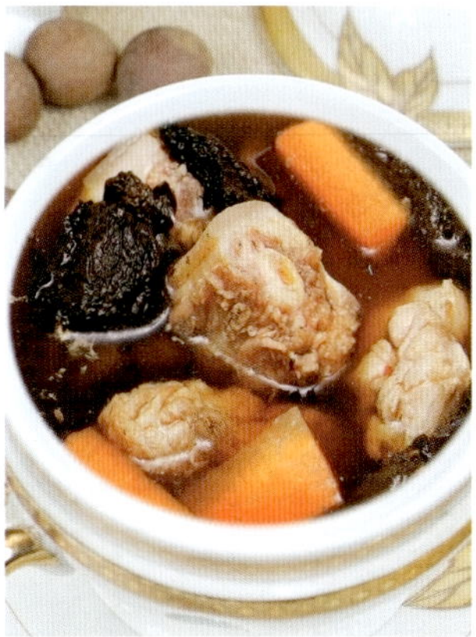

材料

肉苁蓉、黄精各 10 克，白果粉 15 克，猪尾骶骨 1 副，胡萝卜 1 根，盐 5 克。

做法

❶ 猪尾骶骨洗净，放入沸水中汆去血水，切块备用；胡萝卜冲洗干净，削皮，切块备用；肉苁蓉、黄精洗净备用。

❷ 将肉苁蓉、黄精、猪尾骶骨块、胡萝卜块一起放入锅中，加水至盖过所有材料。

❸ 大火煮沸，转小火煲 30 分钟，加入白果粉再煮 5 分钟，加盐调味即可。

功效

本品可补肾健脾、益气强精，适宜肾虚所致腰膝酸痛、耳鸣目花者适量食用。

增液茶

增液润燥、润肠通便

材料

玄参 30 克，天冬 12 克，麦冬 12 克，生地黄 24 克，乌龙茶 3 克，蜂蜜适量，枸杞子适量。

做法

❶ 将麦冬、天冬、生地黄研成粗末。

❷ 将药末与乌龙茶、玄参放入杯中，用沸水冲泡 10 分钟后，加入适量蜂蜜及枸杞子，即可饮用。

❸ 每日 1 剂，不拘时。

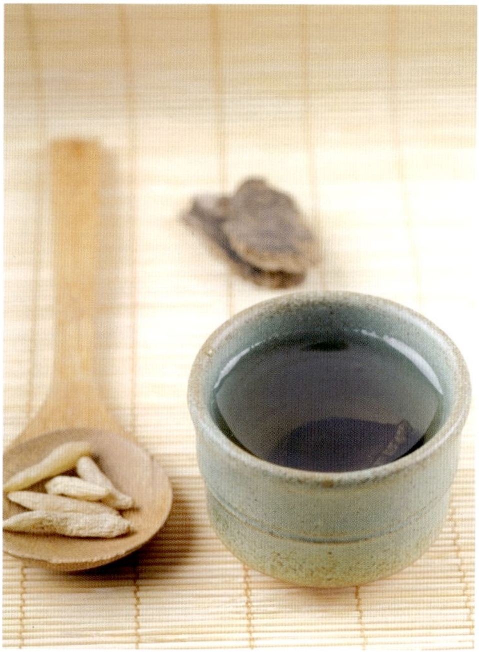

功效

本品具有润肠通便、除烦润燥的功效。玄参能养阴生津；麦冬增液润燥；生地黄能养阴润燥。适量饮用增液茶，还可起到养阴增液、润肠通便的功效。

养生提示

适宜肠燥便秘、舌干红、手足发热者饮用。但体质虚寒、畏寒怕冷、手足不温、脾虚腹泻者不宜饮服。

本草药典

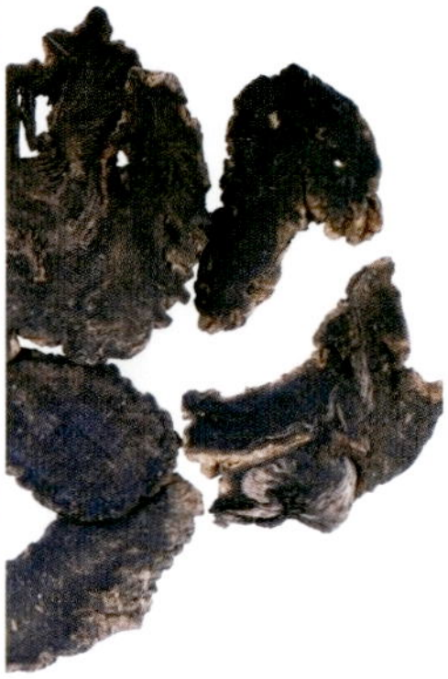

玄参

别名：元参、黑参。

性味：性微寒，味甘、苦、咸。

功效：清热凉血。

主治：心烦、口渴、便秘。

养生膳食

罗汉果银花玄参饮

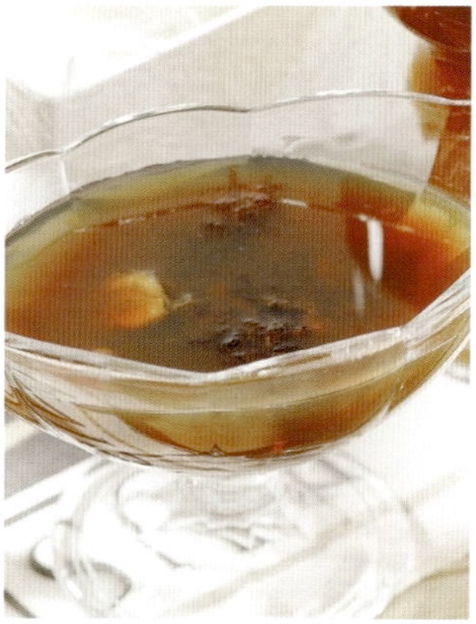

材料

罗汉果半个，金银花 6 克，玄参8克，薄荷3克，蜂蜜适量。

做法

❶ 罗汉果、金银花、玄参、薄荷均洗净备用。

❷ 锅中加适量水，以大火煮沸，放入罗汉果、玄参煎煮 2 分钟，再加入薄荷、金银花煮沸。

❸ 倒入碗中，晾至温度适宜时加入蜂蜜，搅匀后即可饮用。

功效

本品可滋阴生津、清热利咽，适宜肺阴虚所致干咳咯血者、慢性咽炎患者，以及长痤疮、痱子等人士适量饮用。

芝麻茶

生津润燥、补虚益胃

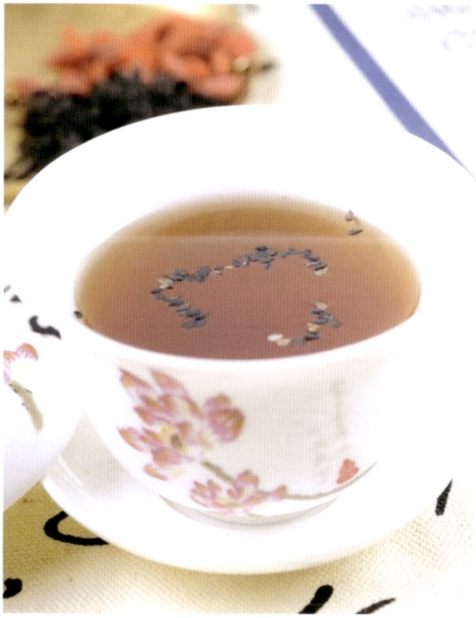

材料

黑芝麻 30 克，红茶 20 克，枸杞子 5 克。

做法

1. 将黑芝麻炒香，备用。
2. 在杯中放入红茶，用开水冲泡 5 分钟后，倒入黑芝麻搅拌均匀，放入枸杞子即可饮用。
3. 每日 1 剂，代茶饮。

功效

黑芝麻具有润肠通便、补血生津的作用；红茶具有清头目、除烦渴、消食、利尿的作用。

养生提示

适宜老年人、产后或病后引起的便秘及痔疮致大便不畅者饮用。但患有慢性胃炎、消化道溃疡者不宜饮用。

本草药典

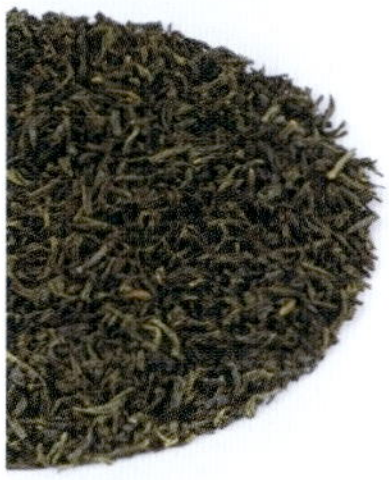

红茶

别名：乌茶。

性味：性温，味甘。

功效：利尿、消炎杀菌、提神消疲。

主治：胃肠不适、食欲不振、尿急浮肿。

养生膳食

姜丝红茶

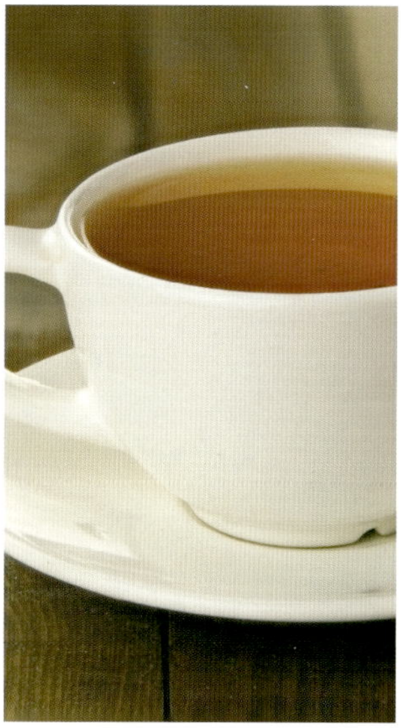

材料

红茶 4 克，生姜、甘草各 3 克。

做法

1. 生姜洗净切丝，放入炒锅中炒干。
2. 将炒好的生姜丝、红茶和甘草一起放入杯中。
3. 倒入沸水，浸泡 10 分钟，趁热饮用。

功效

本品可暖胃，适量饮用，能起到改善胃寒的作用。

千金苇茎茶

清肺化痰、消食宽膈

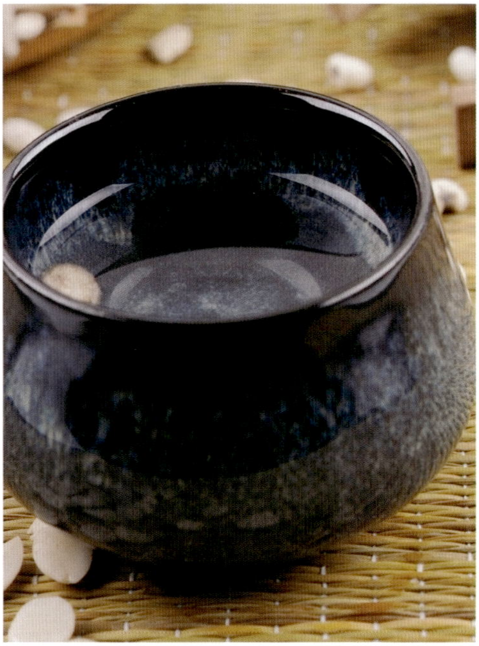

材料

薏苡仁20克，冬瓜仁20克，桃仁15克，芦茎60克，绿茶6克，蜂蜜适量。

做法

❶ 将薏苡仁、冬瓜仁、桃仁、绿茶捣成粗末，用纱布包后，放入杯中。

❷ 芦茎洗净，去节，切碎，用清水煎30分钟，取清汁；用药汁冲泡杯中的药末，加盖闷15分钟后，加入适量蜂蜜，即可饮用。

❸ 每日1剂，不拘时。

功效

本品具有清热解毒、止咳化痰、消食和胃的功效。芦茎能缓解肺痈烦热；冬瓜仁能祛脓排痰；薏苡仁能清热利湿；桃仁能活血祛瘀。

养生提示

适宜患有肺痈、肺脓肿、支气管扩张合并感染者饮用。但肺寒咳嗽、痰白质稀者不宜服用。

本草药典

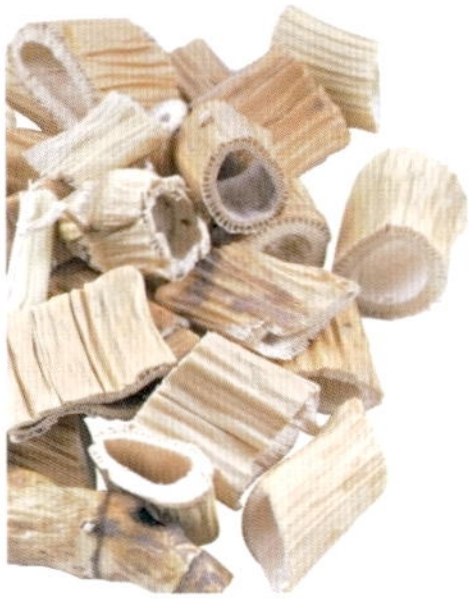

芦茎

别名：苇茎、嫩芦梗。

性味：性寒，味甘。

功效：清肺解毒、平喘止咳、消肿排脓。

主治：肺痈吐脓、肺热咳嗽、浮肿。

养生膳食

胡萝卜芦茎饮

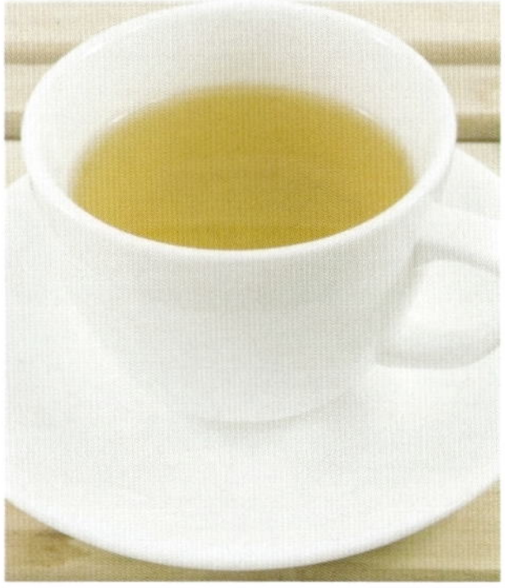

材料

胡萝卜1根，芦茎30克，冰糖20克。

做法

❶ 胡萝卜去皮，洗净，切块；芦茎洗净备用。

❷ 锅中放适量水，烧沸后放入胡萝卜块与芦茎，水再次烧沸后转小火煎煮20分钟，调入冰糖，继续煎煮10分钟后关火。

❸ 滤取药汁，晾后即可饮用。

功效

本品可清肺解毒、排脓止咳，适量饮用，还可调理慢性咽炎。

六安煎茶

健脾化痰、降气止咳

材料

茯苓6克，杏仁6克，陈皮4克，白芥子3克，甘草3克，红茶3克，生姜3片。

做法

❶ 将茯苓、杏仁、甘草、白芥子、陈皮研成粗末。

❷ 生姜切丝，与药末、红茶同放入杯中，用沸水冲泡10分钟，去渣取汁即可。

❸ 每日1剂，不拘时。

功效

本品具有健脾化痰、降气止咳的良好功效，对于寒痰咳嗽、痰气滞逆、痰质清稀、脘闷不畅、食欲不振等症均具有辅助治疗的作用。

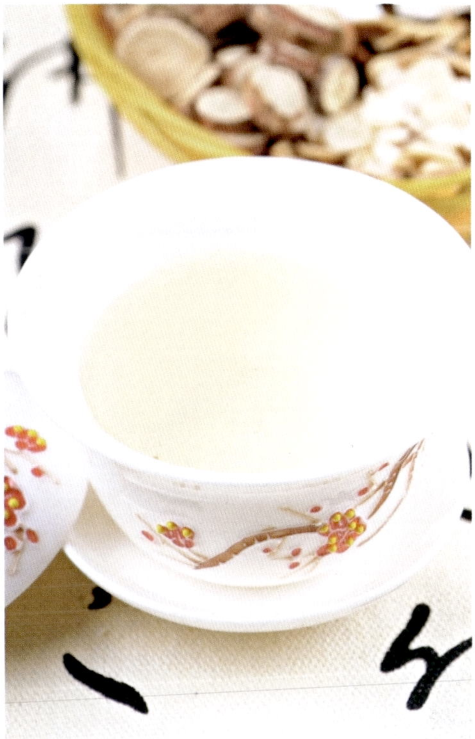

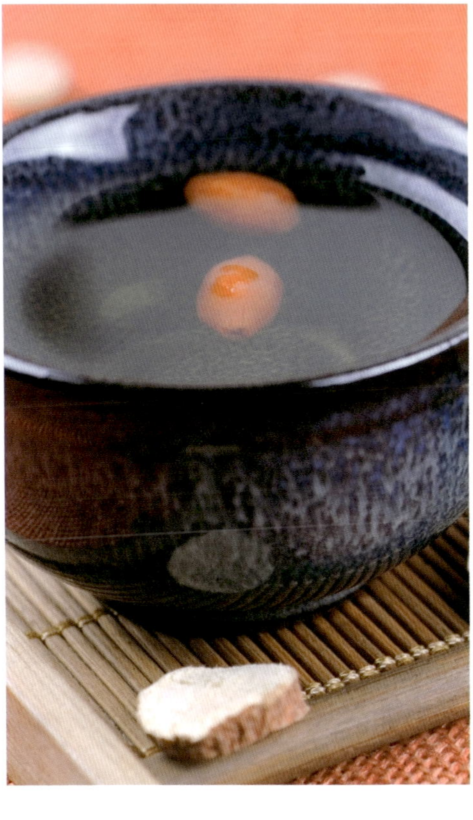

杏仁蜜茶

宣降肺气、止咳平喘

材料

苦杏仁15克，甘草5克，枸杞子2颗，蜂蜜适量，绿茶6克。

做法

❶ 将苦杏仁捣碎，放入杯中，再加入枸杞子、甘草、绿茶。

❷ 用沸水冲泡15分钟后，加入蜂蜜，即可饮用。

❸ 每日1剂，不限次数。

功效

本品清香浓郁、甘甜爽口，具有宣降肺气、止咳平喘、清肺化痰的良好功效，对于慢性支气管炎、咳逆上气、痰少、咽燥舌干等症均具有良好的辅助治疗作用。

百部生姜茶

散寒宣肺、降逆止咳

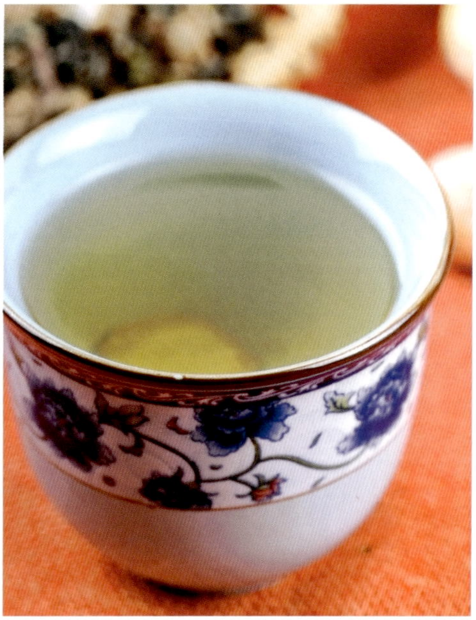

材料

百部3克，生姜3片，绿茶2克，蜂蜜适量。

做法

1. 将百部研成粗末。
2. 将药末置于杯中，加入绿茶和生姜片，用热水冲泡10分钟后，加入适量蜂蜜，即可饮用。
3. 每日3剂，不拘时。

功效

百部具有良好的止咳作用；生姜能发散风寒、温肺和胃、止咳化痰。二者合用，可对咳逆不止起到辅助治疗的功效。

养生提示

适宜风寒咳嗽、头痛发热者饮用，且可作为百日咳初期的辅助治疗饮品。但痰湿盛者、肺热者不宜饮用。

本草药典

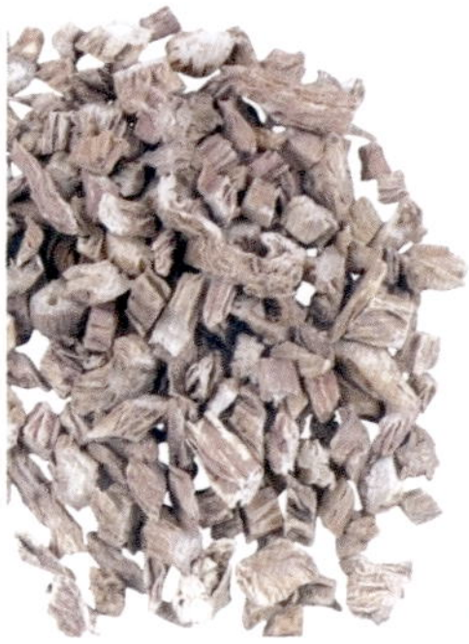

百部

别名：百部草、婆妇草。

性味：性微温，味甘、苦。

功效：润肺止咳。

主治：新久咳嗽、肺痨咳嗽、百日咳。

养生膳食

百部茶

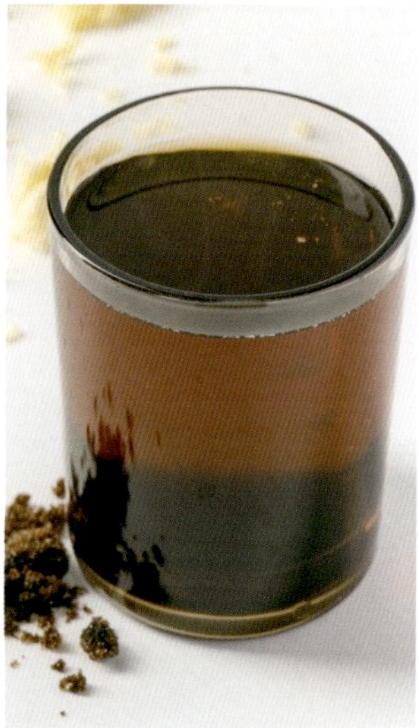

材料

百部、红糖各20克。

做法

1. 百部洗净，沥干水，研为末，放入杯中。
2. 以沸水冲入杯中，盖上盖子。
3. 浸泡20分钟。
4. 调入红糖，搅拌至红糖溶化即可饮用。

功效

本品可润肺止咳，适合新久咳嗽、肺结核咳嗽者适量饮用。

三分茶

润肺止咳、降气宽肠

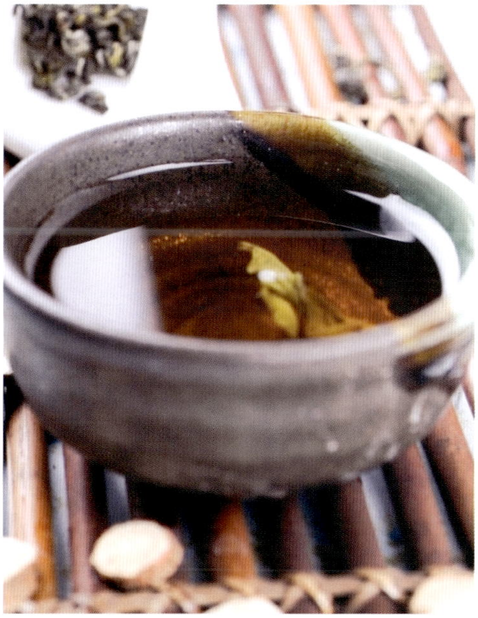

材料

荞麦面 150 克，甘草 10 克，蜂蜜 5 克，绿茶 2 克。

做法

❶ 将绿茶、甘草碾成细末，将药茶末与荞麦面调拌均匀。

❷ 每次取 20 克，用沸水冲泡后，加入蜂蜜，即可饮用。

❸ 每日 1~2 剂，不拘时。

功效

本品具有润肺止咳、降气宽肠的功效。荞麦性凉，味甘，具有调节血脂的功效，搭配绿茶、蜂蜜，可起到润肺止咳的功效。

养生提示

适宜肺结核、肺炎、慢性支气管炎、慢性咽喉炎、咽喉肿痛者饮用。但脾虚腹泻者不宜饮用。

本草药典

荞麦面

别名：冷荞麦面。

性味：性凉，味甘。

功效：降气宽肠。

主治：高血压、高脂血症、腹胀食积。

养生膳食

荞麦茶

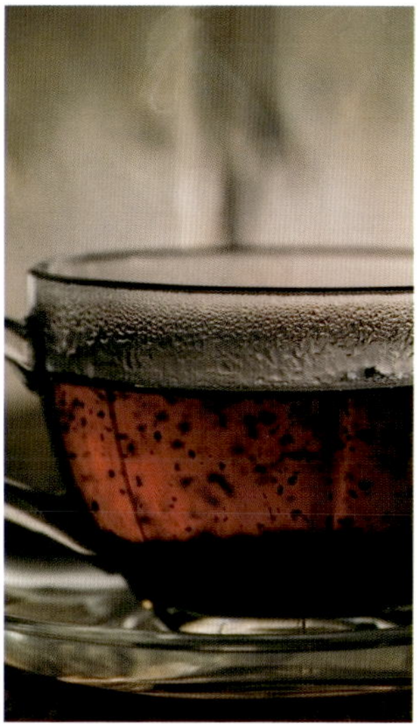

材料

荞麦面 100 克，湖北黑茶 5 克，蜂蜜 10 克。

做法

❶ 将湖北黑茶捣成细末，与荞麦面混合均匀。

❷ 混合粉末置于杯中，冲入沸水，搅拌均匀。

❸ 待水温适宜时调入蜂蜜，搅拌至蜂蜜溶化即可饮用。

功效

本品有调节血脂、润肠通便之效，适合高脂血症、高血压及便秘患者适量饮用。

参味苏梗茶

益气理气、止咳平喘

材料

人参 4 克，五味子 4 克，苏梗 3 克，黄茶 3 克，蜂蜜适量。

做法

❶ 人参切成薄片，苏梗切碎，与五味子、黄茶共置杯中。

❷ 用沸水冲泡 15 分钟后，加入适量蜂蜜，即可饮用。

❸ 每日 1 剂，不拘时。

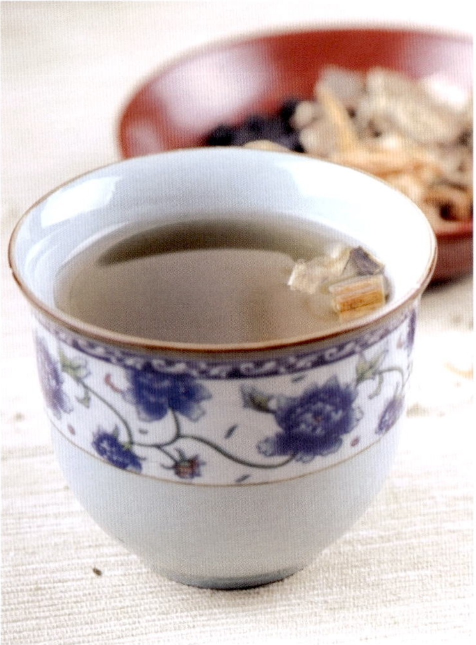

功效

本品具有平喘止咳、益气生津的功效。苏梗具有理气、解郁、止痛的功效，还可疏利胸中气滞，使肺脾之气运行流畅；同时，苏梗能防止五味子、人参敛补太过。

养生提示

适宜老年慢性咳喘、气急、胸闷脘痞、舌苔薄白不腻者饮用。但肥胖体质、湿痰素盛者不宜饮用。

本草药典

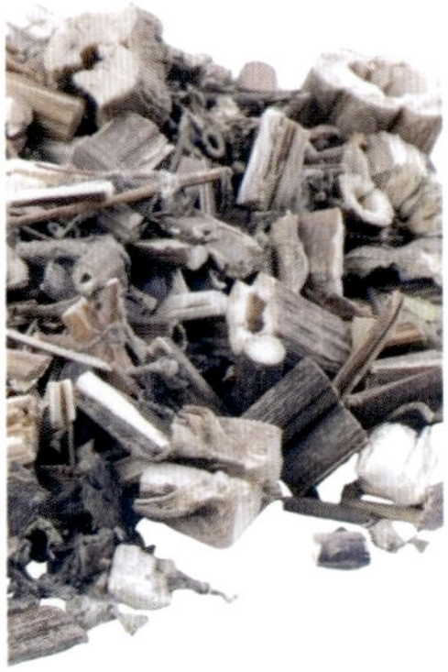

苏梗

别名：紫苏梗。

性味：性温，味辛。

功效：理气宽中。

主治：胸膈痞闷、胃脘疼痛。

养生膳食

苏梗茶

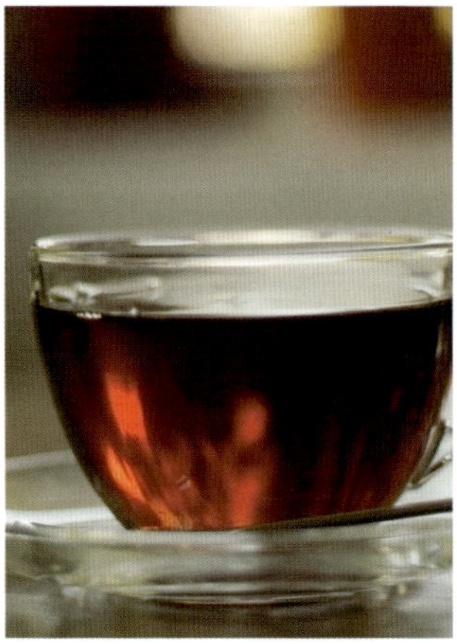

材料

鲜橘叶 20 克，苏梗 10 克，红糖 15 克。

做法

❶ 鲜橘叶与苏梗分别洗净，沥干水，放入锅中。

❷ 锅中加适量水，以大火烧沸后，调小火煎煮 10 分钟，滤取药汁。

❸ 红糖放入杯中，冲入滚烫的药汁，搅拌至红糖溶化即可。

功效

本品可调经，用于经期或先或后，有大血块，月经行而不畅者适量饮用。

百药煎茶

散寒宣肺、降逆止咳

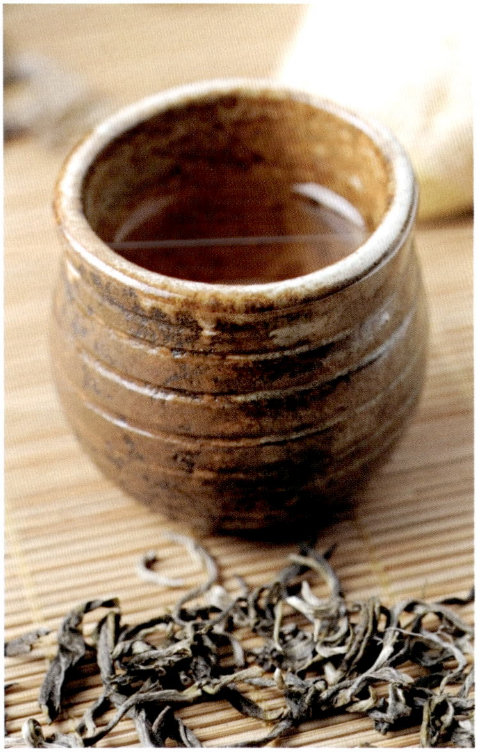

材料

五倍子 20 克，茶叶 5 克，生姜 6 克，蜂蜜适量。

做法

1. 将五倍子研成细药末；将生姜切丝。
2. 将药末、生姜丝与茶叶一同放入杯中，用沸水冲泡 10 分钟后，加入适量蜂蜜，即可饮用。
3. 每日 1 剂，不拘时。

功效

《本草纲目》云："百药煎功与五倍子有异。但经酿造，其体轻虚，其性浮收，且味带余甘，治上焦心肺咳嗽，痰饮热渴诸病，含噙尤为相宜。"

冬瓜蜜茶

利水消痰、润燥止咳

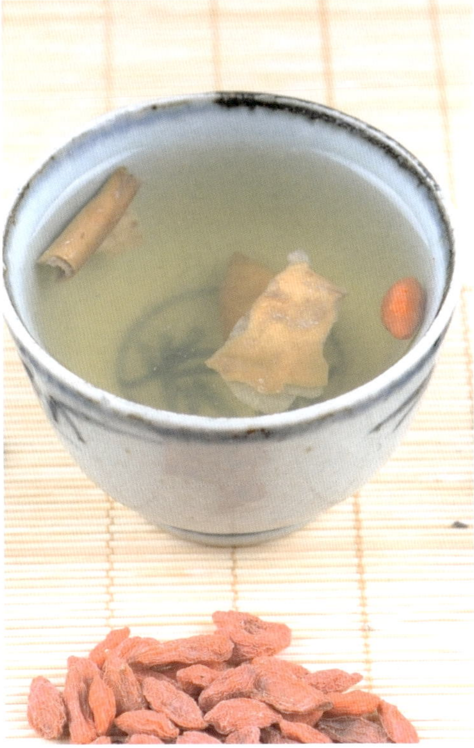

材料

冬瓜皮 15 克，甘草 5 克，枸杞子 2 克，白茶 3 克，蜂蜜适量。

做法

1. 取经霜的冬瓜皮洗净，切细，与甘草、白茶置于杯中。
2. 用沸水冲泡 15 分钟后，加入蜂蜜和枸杞子，即可饮用。
3. 每日 1 剂，不拘时。

功效

冬瓜皮具有利水消肿、消痰的作用，常用于辅助治疗浮肿、咳嗽和表皮肿毒等症。

玄麦甘桔茶

润肺化痰、利咽止咳

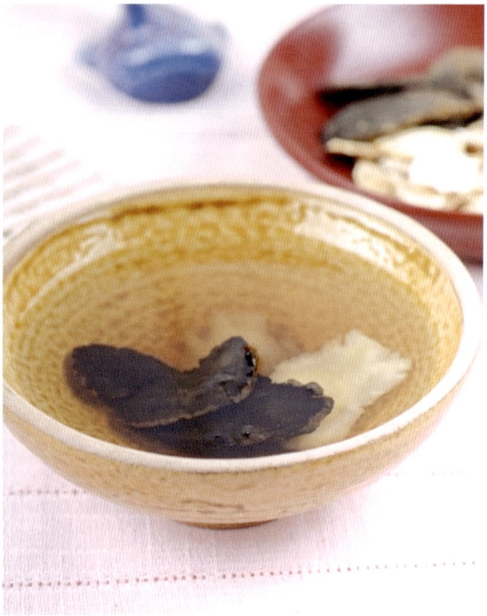

材料

玄参5克，麦冬5克，桔梗3克，甘草2克，黑茶2克，蜂蜜适量。

做法

1. 将麦冬、甘草研成粗末。
2. 将药末与玄参、桔梗、黑茶放入杯中，用沸水冲泡10分钟后，加入适量蜂蜜，即可饮用。
3. 每日2剂。

功效

玄参能滋阴降火、解斑毒、利咽喉、通便；麦冬能清肺热、补肺阴；桔梗能宣肺止咳、化痰利咽；甘草能清热解毒。

养生提示

适宜痰少而黏、盗汗、口渴咽干者饮用。但痰多色白、感冒咳嗽者不宜饮用。

本草药典

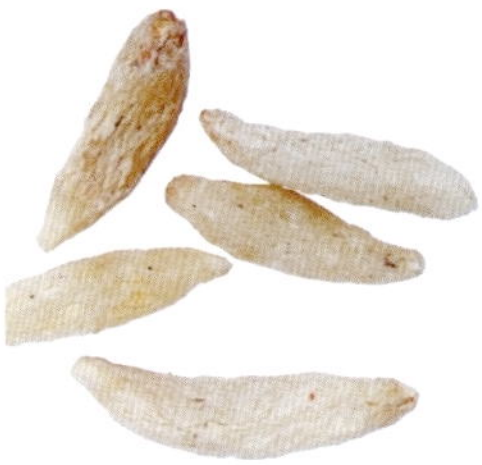

麦冬

别名：麦门冬。

性味：性微寒，味甘、微苦。

功效：滋阴润肺、益胃生津、清心除烦、止渴止咳。

主治：肺燥干咳、阴虚劳嗽、心烦失眠、津伤口渴。

养生膳食

莲子百合麦冬汤

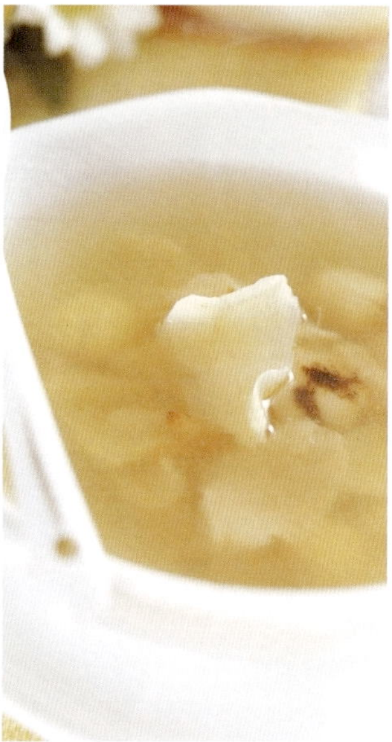

材料

莲子200克，百合20克，麦冬15克，玉竹8克，冰糖80克。

做法

1. 莲子、麦冬、玉竹均洗净，沥干，盛入锅中，加水以大火煮沸，转小火煲20分钟。
2. 百合洗净，用清水泡软，加入汤中，煮4~5分钟后熄火。
3. 加入冰糖调味即可。

功效

本品可滋阴润肺、养心安神，适宜阴虚体质、热病津伤口渴者及高血压患者适量食用。

桔梗茶

清热利咽、化痰止咳

材料

桔梗 20 克，甘草 10 克，枸杞子 5 克，青茶 3 克，蜂蜜适量。

做法

❶ 将甘草研成粗末。

❷ 将药末、桔梗、青茶和枸杞子放入杯中，用热水冲泡 10 分钟后，加入适量蜂蜜，即可饮用。

❸ 每日 2 剂，代茶饮。

功效

桔梗具有祛痰、利咽、排脓的功效。同时，搭配甘草，可起到显著的镇咳作用。

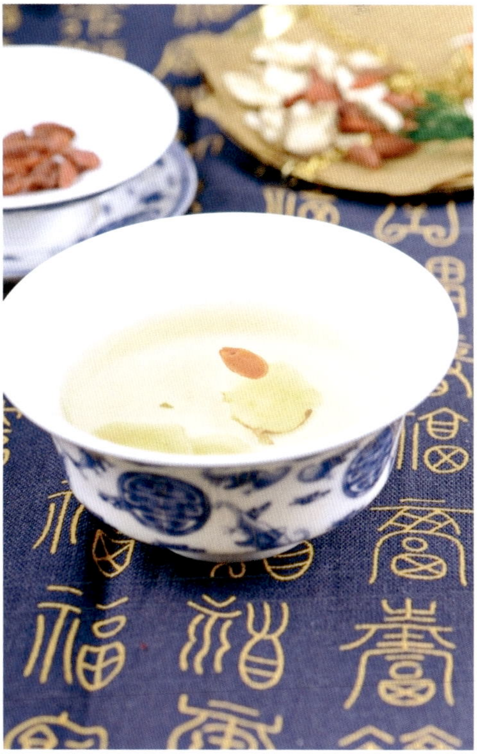

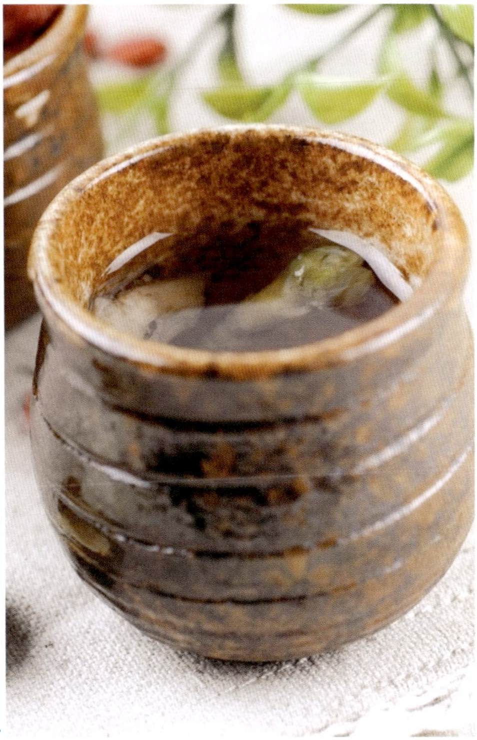

款冬花茶

宣肺下气、止咳化痰

材料

款冬花 9 克，甘草 5 克，枸杞子 5 克，蜂蜜适量。

做法

❶ 将款冬花、甘草放入杯中，以沸水冲泡 10 分钟。

❷ 加入适量蜂蜜及枸杞子，即可饮用。

❸ 1 日内分数次饮完。

功效

款冬花具有镇咳祛痰、解除支气管痉挛、兴奋呼吸的作用，也可缓解因慢性支气管炎引起的咳嗽痰喘等症。

竹沥茶

清热化痰、宁心除烦

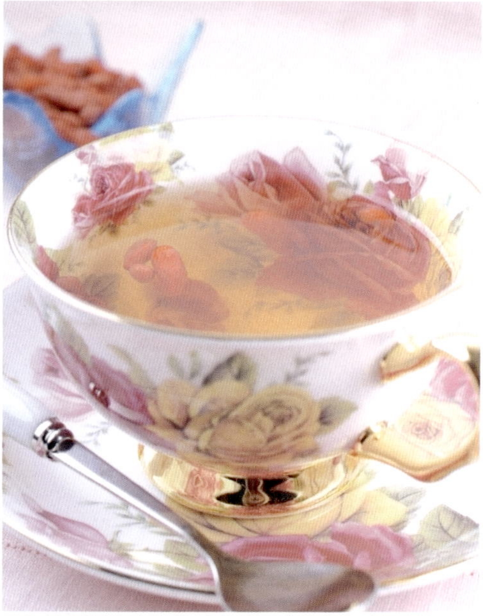

材料

竹沥10毫升，绿茶5克，枸杞子3克，蜂蜜适量。

做法

❶ 将竹沥、绿茶、枸杞子一同置于杯中，用温水冲泡10分钟后，加入适量蜂蜜，即可饮用。

❷ 每日2剂，不拘时。

功效

竹沥具有清化热痰的作用，可以辅助治疗支气管扩张、支气管炎、肺炎等病症引起的咳嗽痰多症状。

养生提示

适合咳嗽喘促、舌苔黄腻、小儿惊风者饮用。大便溏泄、寒性咳嗽者不宜饮用。

本草药典

竹沥

别名：竹汁、竹油。

性味：性寒，味甘、苦。

功效：清热化痰。

主治：中风痰迷、惊风、破伤风。

养生膳食

竹沥石斛饮

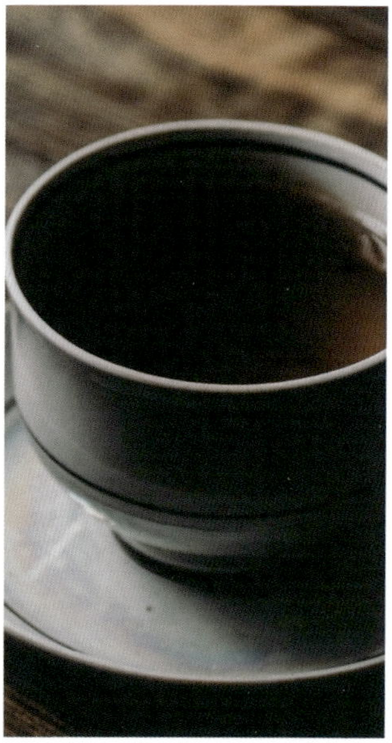

材料

竹沥20毫升，竹茹、石斛、玉竹各10克。

做法

❶ 竹茹、石斛、玉竹分别洗净，沥干水，放入锅中。

❷ 锅中加适量水，以小火煎煮20分钟，滤取药汁，倒入杯中，调入竹沥，稍晾即可饮用。

功效

本品可清胃止呕，适用于胃阴不足、胃络失养而致呕吐不止、嗳气恶逆、咽干喉痛、心烦易怒等症。

丝瓜花甘草茶

清肺排毒、化痰止咳

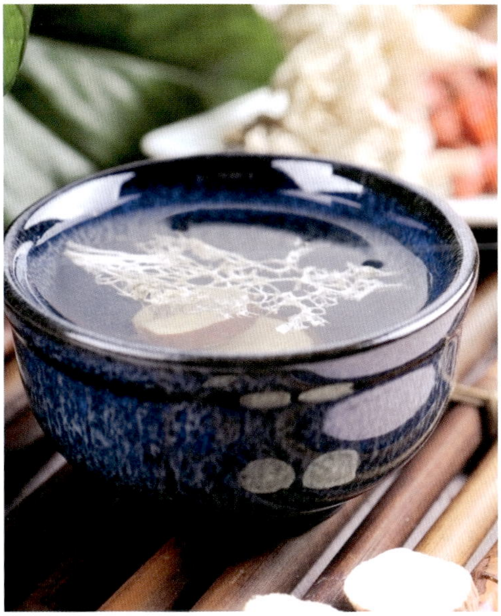

材料

丝瓜花 20 克，枸杞子 5 克，蜂蜜 3 克，白茶 3 克，甘草 3 克。

做法

❶ 将丝瓜花洗净；将丝瓜花、枸杞子、甘草、白茶放入杯中。

❷ 用沸水冲泡 15 分钟后，加入蜂蜜，即可饮用。

❸ 每日 1~2 剂，分 2 次饮用。

功效

丝瓜花可起到清肺热、消痰下气的作用；也可捣汁外用，可辅助治疗红肿热毒疮、痔疮、外伤出血等症。

养生提示

适宜肺热喘咳、口干者饮用。但肺寒咳嗽、痰多清稀、大便溏泄、脾虚者不宜饮用。

本草药典

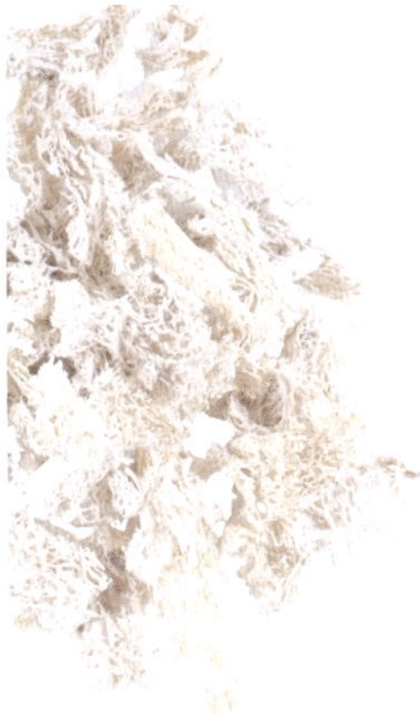

丝瓜花

别名：碟儿花。

性味：性寒，味甘、苦。

功效：清热止咳。

主治：肺热咳嗽、咽痛、鼻窦炎、痔疮。

养生膳食

丝瓜花蜜茶

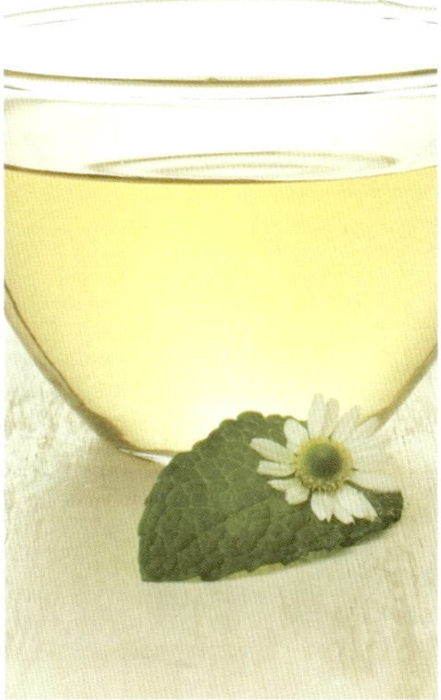

材料

丝瓜花 5 克，蜂蜜适量。

做法

❶ 丝瓜花洗净，放入杯中，用沸水浸泡，滤渣取汁。

❷ 待水温适宜后调入蜂蜜，搅匀即可。

功效

本品可清肺热、化痰止咳，适用于肺热咳嗽、气喘和慢性支气管炎患者适量饮用。

补中益气茶

补中益气、升阳止泻

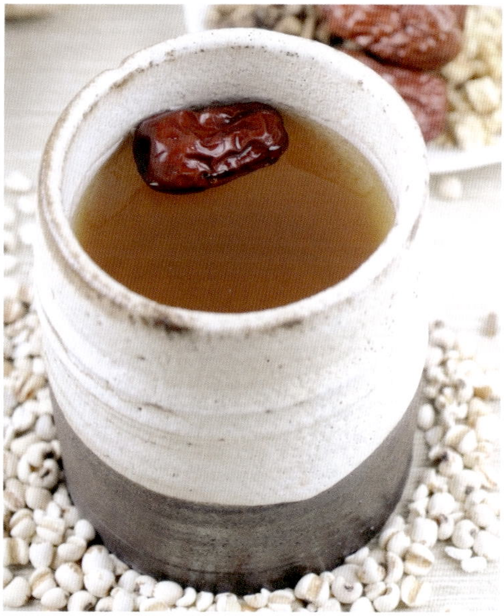

材料

薏苡仁 25 克，红枣 10 克，党参 10 克，生姜 6 克，当归 6 克。

做法

1. 将薏苡仁、生姜洗净，备用。
2. 将薏苡仁、当归、党参研成粗末；生姜切丝。
3. 将药末与生姜丝、红枣放入杯中，用热水冲泡 10 分钟，即可饮用。
4. 每日 1 剂，不拘时。

功效

本品具有补血活血、益气生津、升阳止泻的功效。红枣搭配党参，可起到补脾益气的功效；当归具有活血化瘀的功效。

养生提示

适宜体倦肢软、少气懒言、面色苍白、大便稀溏者饮用。阴虚发热、盗汗及内热炽盛、面红目赤者不宜服用。

本草药典

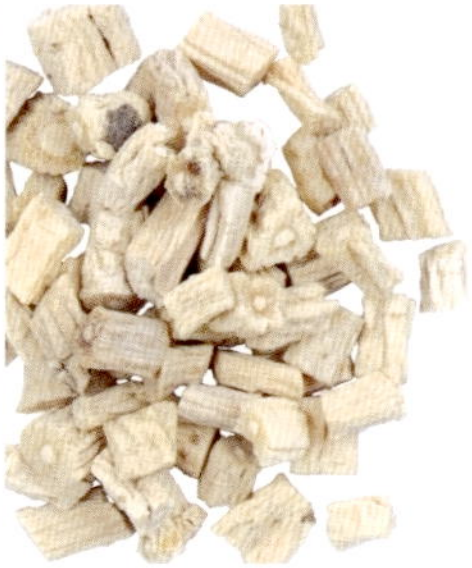

党参

别名：防风党参、黄参。

性味：性平，味甘。

功效：补中益气、健脾益肺、生津止渴。

主治：脾肺虚弱、气短心悸、食少便溏、内热消渴。

养生膳食

乌梅黄芪党参饮

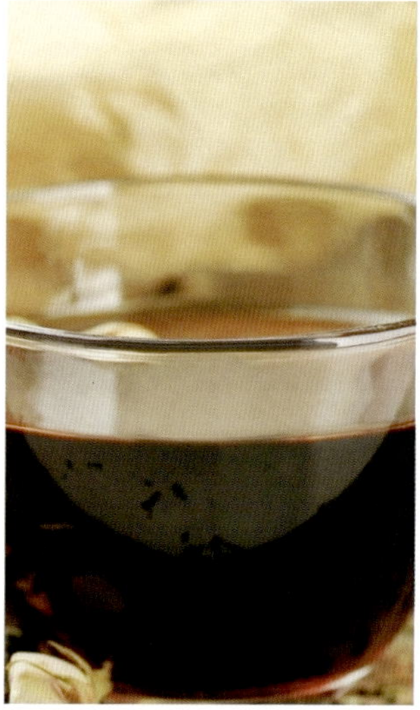

材料

乌梅 4 个，黄芪 24 克，党参、升麻、五倍子各 6 克，小茴香 3 克。

做法

1. 以上材料分别洗净，沥干水备用。
2. 锅中加适量水，放入以上材料，以小火煎至 2 碗，滤取药汁。
3. 空腹温服，或分 2 次服。

功效

本品能敛肺生津、止咳止汗、清热解毒，适合胃部不适、恶心呕吐、肺热咳嗽的人士适量饮用。

人参红枣茶

补虚益气、养血和胃

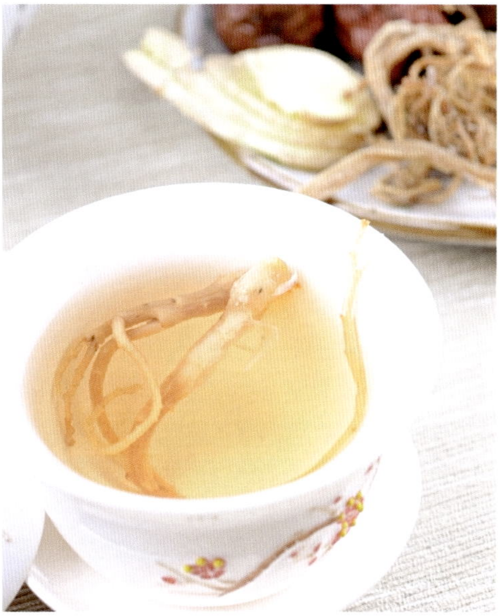

材料

红枣 10 颗，人参 6 克，生姜 5 克，黄茶 3 克，蜂蜜适量。

做法

1. 将人参洗净，红枣去核，生姜切丝。
2. 将人参、红枣、生姜丝、黄茶放入杯中，用沸水冲泡 15 分钟后，加入适量蜂蜜，即可饮用。
3. 每日 1 剂，代茶频饮。

功效

本品具有补血益气、养胃健脾的功效。且红枣具有补脾和胃、益气生津、补气养血的功效。常饮人参红枣茶，有助于保护肝脏、增强体力。

养生提示

适宜大失血后的体质虚弱者饮用，也可作为慢性肝炎、贫血等慢性疾病的辅助食疗饮品。但脾胃湿热、舌苔黄腻者不宜服用。

本草药典

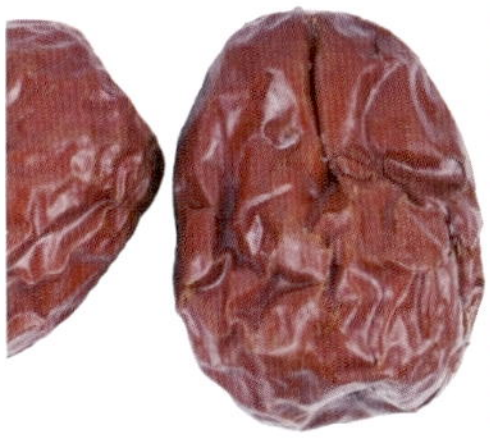

红枣

别名：枣白蒲枣、别大枣、刺枣。

性味：性温，味甘。

功效：补中益气、养血安神、缓和药性、滋阴养颜。

主治：女性躁郁症、心神不宁、脾胃虚弱、贫血。

养生膳食

葡萄干红枣汤

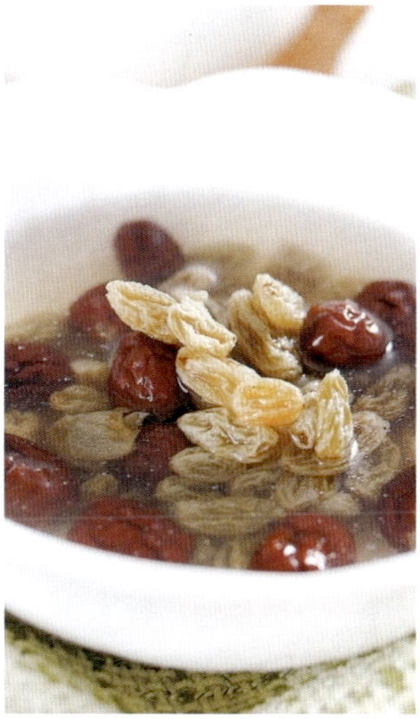

材料

红枣15克，葡萄干30克。

做法

1. 葡萄干洗净备用。
2. 红枣去核，洗净。
3. 锅中加水，以大火煮沸，先放入红枣煮 10 分钟，再放入葡萄干煮至枣烂即可。

功效

本品可养肝补血、滋阴明目，适宜气血虚弱、心悸盗汗、浮肿、眼睛干涩、视物模糊、贫血者食用。

五福饮茶

补血益气、滋养五脏

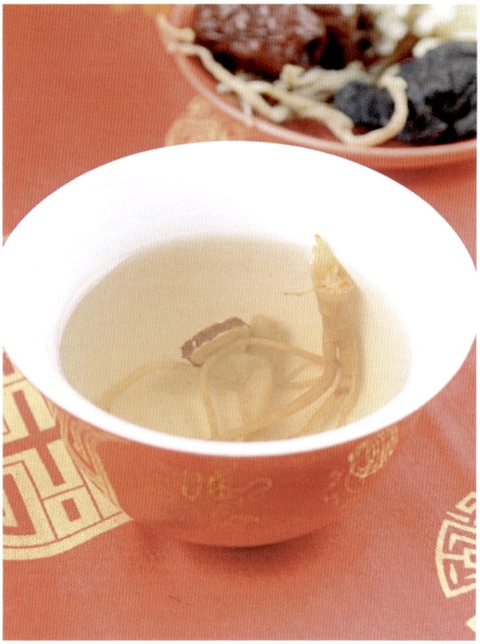

材料

熟地黄9克，当归9克，白术6克，人参6克，甘草5克，生姜5克，红茶3克。

做法

❶ 将熟地黄、当归、人参、白术、甘草洗净备用。

❷ 将生姜切丝，与上述药材、红茶一同放入杯中，用沸水冲泡20分钟后，即可饮用。

❸ 每日1剂，不拘时。

功效

本品具有补血益气、调和五脏的功效。熟地黄能补益肝肾，搭配当归可起到养血补血的作用；人参能大补元气、强健体魄；白术能健脾助气；甘草能补气和中。

养生提示

适宜五脏亏损、面色萎黄、神疲气短、懒言、心悸健忘、食欲不振者饮用。

本草药典

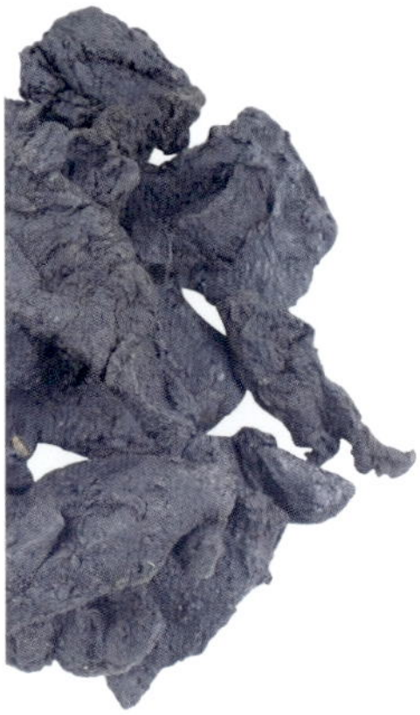

熟地黄

别名：熟地。

性味：性微温，味甘。

功效：补血滋肾。

主治：血虚萎黄、眩晕心悸、月经不调。

养生膳食

鸡腿核桃仁汤

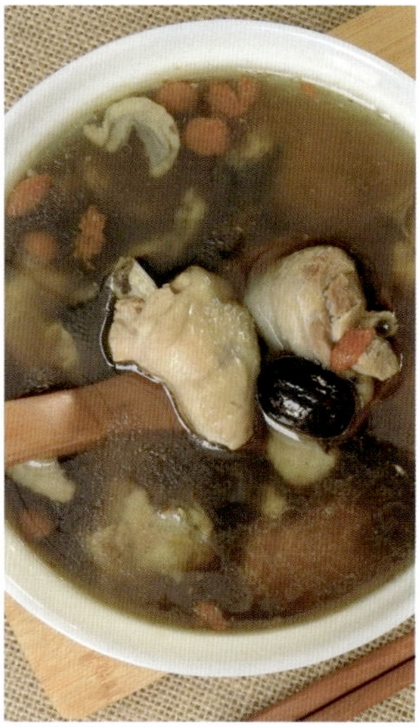

材料

鸡腿200克，核桃仁60克，熟地黄30克，红枣10颗，生姜丝、枸杞子、料酒、盐各适量。

做法

❶ 鸡腿漂洗干净，汆水切块；核桃仁捣碎；熟地黄、红枣洗净。

❷ 锅内加水，放入所有材料，小火煲2小时即成。

功效

本品可补肾益精、健运脾胃，适宜腰腿酸软、筋骨疼痛、牙齿松动、须发早白、虚劳咳嗽、小便清冷、月经不调和白带过多者食用。

开郁香附茶

理气开郁、调经止痛

材料

香附10克，枸杞子5克，甘草5克，生姜3克，黑茶2克，蜂蜜适量。

做法

❶ 香附经醋炒后，研成粗末；生姜切丝。

❷ 将香附末、枸杞子、甘草、生姜丝、黑茶一同放入杯中，用沸水冲泡15分钟后，加入适量蜂蜜，即可饮用。

❸ 每日1~2剂，不拘时。

功效

香附为莎草科植物莎草的根茎，具有理气开郁、止痛调经的功效，是妇科调经止痛的良药。

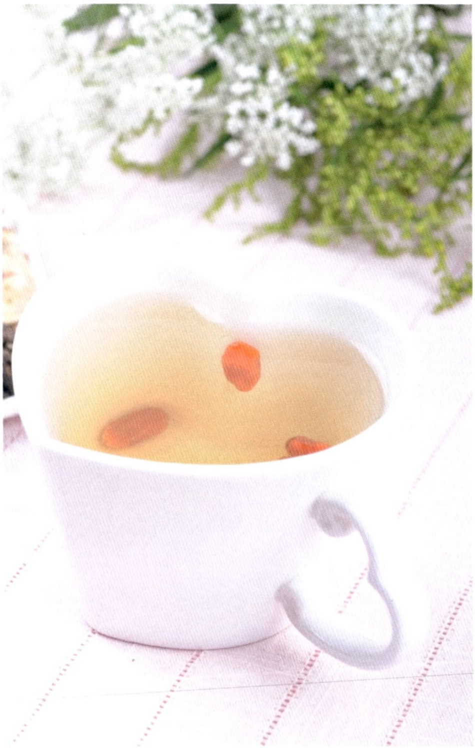

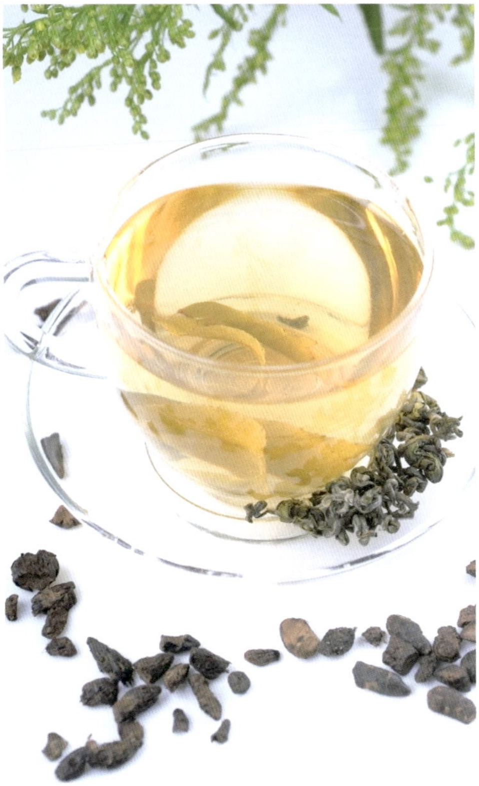

香附川芎茶

理气止痛、疏肝解郁

材料

香附12克，川芎6克，熟普洱2克，蜂蜜适量。

做法

❶ 将川芎、香附研成粗末。

❷ 将药末与熟普洱放入杯中，用沸水冲泡10分钟后，去渣取汁；再用药汁冲泡茶叶，最后加入蜂蜜，即可饮用。

❸ 每日1~2剂，不拘时。

功效

香附具有理气解郁、调经止痛的功效，还具有镇痛、抗菌及松弛子宫平滑肌的作用；搭配行气开郁、活血止痛的川芎，以及暖胃的普洱，可收到温胃止痛、疏肝解郁的效果。

玉灵膏茶

滋补气血、安神益智

材料

龙眼肉 30 克，西洋参 10 克，枸杞子 5 克，乌龙茶 3 克，蜂蜜适量。

做法

1. 将龙眼肉、西洋参、枸杞子、乌龙茶置于杯中。
2. 用沸水冲泡 15 分钟后，滤渣取汁，加入适量蜂蜜，即可饮用。
3. 每日 1~2 剂。

功效

龙眼肉能安神益智；西洋参能益气养阴、生津止渴。龙眼肉与西洋参搭配，温而不燥，凉而不寒，是药食两用的滋补上品。

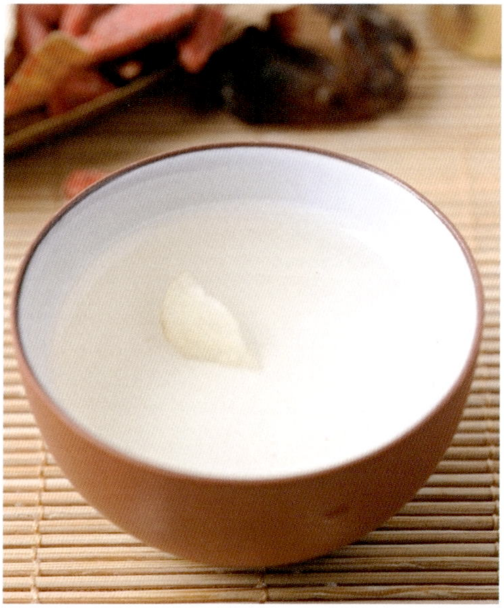

养生提示

适宜年迈体弱、神疲体倦、心悸怔忡、食欲不振者饮用。但胃口较差者不宜饮用。

本草药典

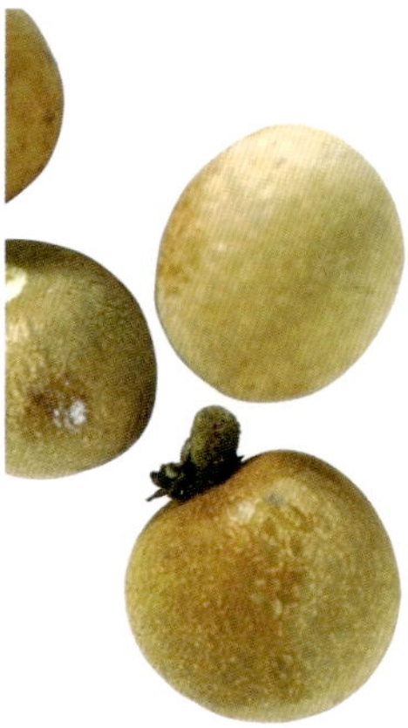

龙眼肉

别名：桂圆、益智。

性味：性温，味甘。

功效：补血安神。

主治：失眠、贫血、心悸。

养生膳食

板栗龙眼猪蹄汤

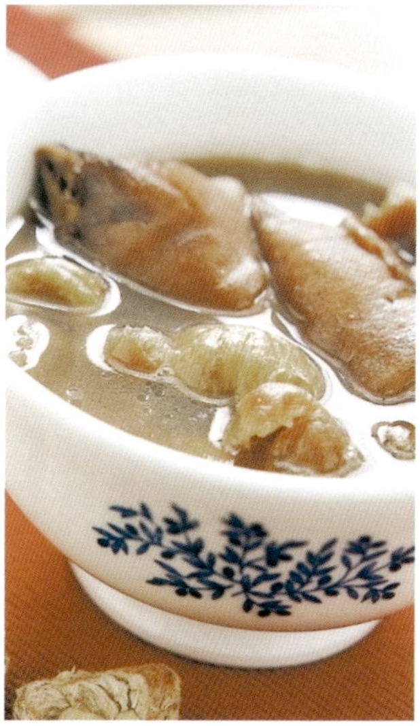

材料

新鲜板栗 200 克，龙眼肉 30 克，猪蹄 2 只，核桃仁 10 克，盐 4 克。

做法

1. 新鲜板栗煮 5 分钟，剥壳，洗净沥干。
2. 猪蹄洗净，斩块，汆水。
3. 将板栗肉、猪蹄块、核桃仁放入炖锅中，加水淹过材料，以大火煮沸，转小火炖 70 分钟。
4. 龙眼肉剥散，入锅中继续炖 5 分钟，加盐调味即可。

功效

本品可补肾益气，适宜爱美女士，以及失眠、皮肤粗糙暗黄、贫血、营养不良者食用。

人参固本茶

益气养阴、扶正固本

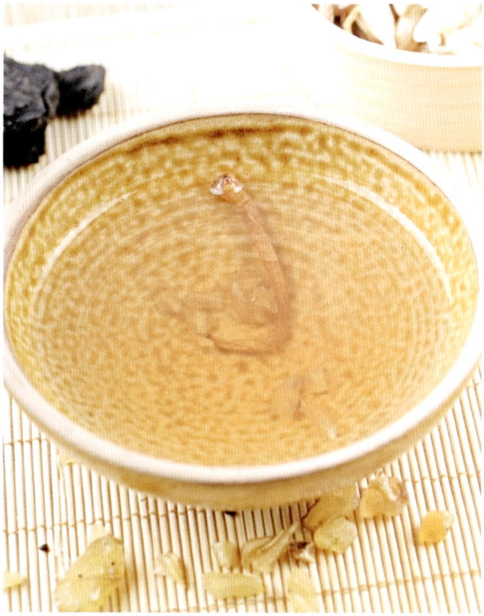

材料

天冬 12 克，麦冬 12 克，生地黄 12 克，人参 6 克，黑茶 3 克，蜂蜜适量。

做法

1. 将天冬、麦冬、生地黄研成粗末；人参切片。
2. 将药末、黑茶和人参片放入杯中，用沸水冲泡 20 分钟后，加入适量蜂蜜，即可饮用。
3. 每日 1 剂，频服。

功效

本品具有扶正固本、益气养阴的功效。人参可大补元气；天冬、麦冬能补肺生津，可用于缓解咳嗽、咳痰等症；生地黄强于补肾阴。

养生提示

适宜津血不足、体瘦乏力、皮肤干燥、面色无华、精神不振、时有咽燥者饮用。咳喘有火气者不宜服用。

本草药典

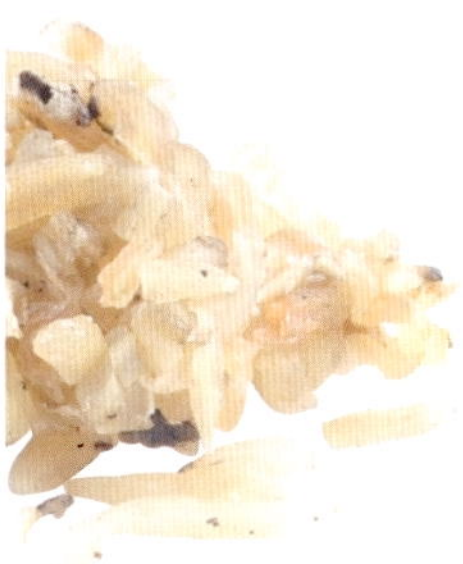

天冬

别名：天门冬、三百棒、丝冬。

性味：性寒，味甘、苦。

功效：养阴清热、润燥生津、止咳润喉、美容养颜。

主治：肺结核、支气管炎、白喉、百日咳、口燥咽干。

养生膳食

阳桃乌梅甜汤

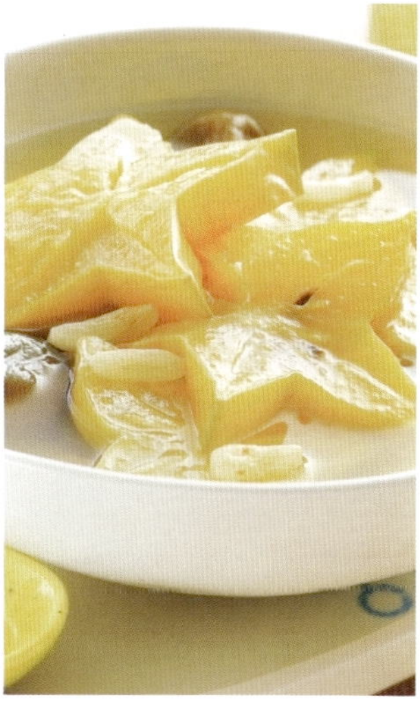

材料

阳桃 1 个，乌梅 4 颗，麦冬 15 克，天冬 10 克，冰糖 1 大匙，紫苏梅汁、盐各适量。

做法

1. 将麦冬、天冬放入棉布袋；阳桃表皮以适量盐搓洗干净，切除头尾，再切成片状。
2. 将棉布袋与阳桃、乌梅放入锅中，加水，以小火煮沸，加入冰糖搅拌至溶化。
3. 取出棉布袋，加入紫苏梅汁拌匀即可。

功效

本品可滋阴润燥、生津止渴，适宜咽干喑哑、咽喉肿痛、暑热烦渴者，以及阴虚体质者食用。

红花姜茶

活血化瘀、调血和血

材料

红花30克，生姜6克，枸杞子5克，黄酒10克，熟普洱2克。

做法

❶ 将生姜切丝，与枸杞子、红花和熟普洱一同放入杯中。

❷ 用沸水冲泡10分钟后，兑入黄酒，即可饮用。

❸ 每日1剂，不拘时。

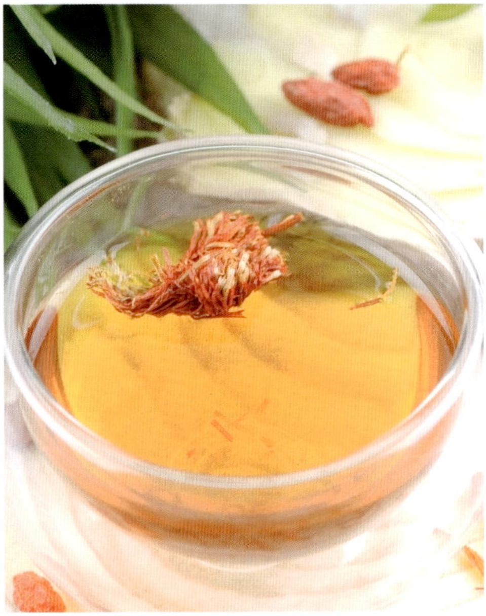

功效

本品具有活血化瘀、调血和血的功效。红花可缓解因瘀血阻滞、神昏不语、恶露抢心、脐腹绞痛等症而引起的不适。

养生提示

适宜产后腹中刺痛、恶露不尽、胎衣不下、痛经者饮用。但血虚者不宜饮用。

本草药典

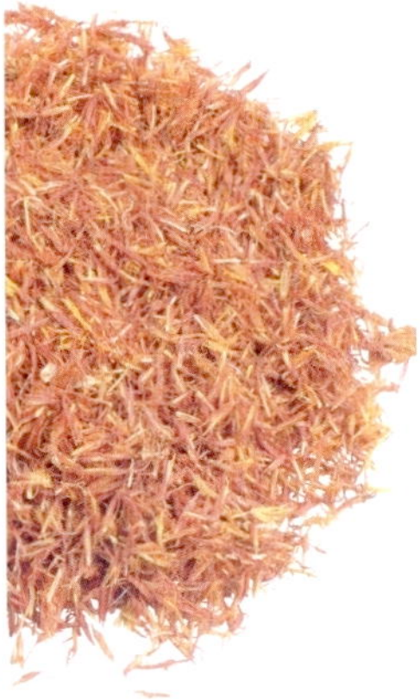

红花

别名：草红花、刺红花。

性味：性温，味辛。

功效：活血通经。

主治：经闭痛经、恶露不尽。

养生膳食

红花桃仁鸡蛋汤

材料

红花8克，桃仁6克，鸡蛋2个，生姜片10克，盐适量。

做法

❶ 将红花、桃仁洗净，同生姜片放入锅中，加水煮沸后再煎煮15分钟。

❷ 打入鸡蛋煮至蛋熟。

❸ 加入盐，继续煮片刻即可。

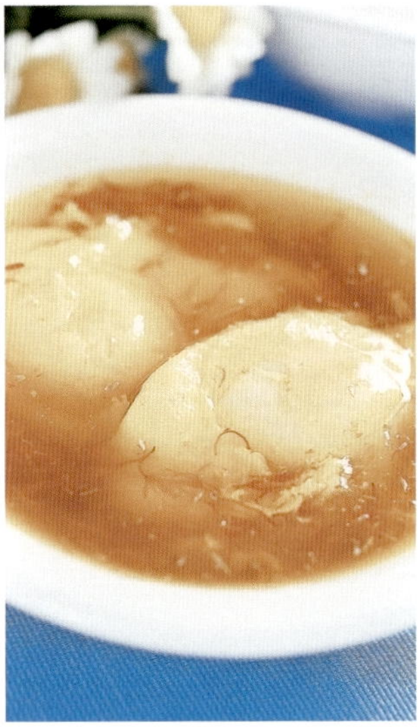

功效

本品可活血通经、祛瘀止痛，适宜血瘀体质者（症见面色暗紫、舌唇青紫及月经前腹痛如针刺、经色暗、有血块），产后腹痛、恶露不尽者，以及冠心病患者食用。

玫瑰花茶

疏肝和胃、活血止痛

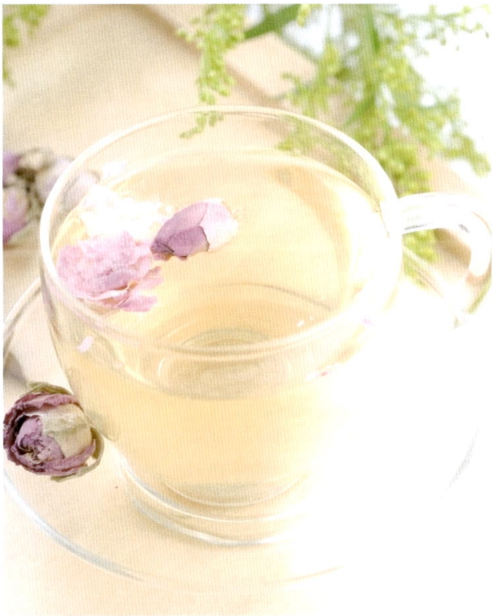

材料

枸杞子 6 克，益母草 6 克，玫瑰花 6 克，生姜 6 克，蜂蜜适量。

做法

1. 将生姜切丝；益母草研成粗末，备用。
2. 将枸杞子、玫瑰花、生姜丝、药末放入杯中，用沸水冲泡 10 分钟后，加入适量蜂蜜，即可饮用。
3. 每日 2~3 剂，不拘时。

功效

本品具有疏肝和胃、活血止痛的食疗功效。玫瑰花具有疏肝解郁、活血调经的功效。

养生提示

适宜胃脘胀痛、月经不调、消化不良者饮用。但口渴、舌红少苔者不宜饮服。

本草药典

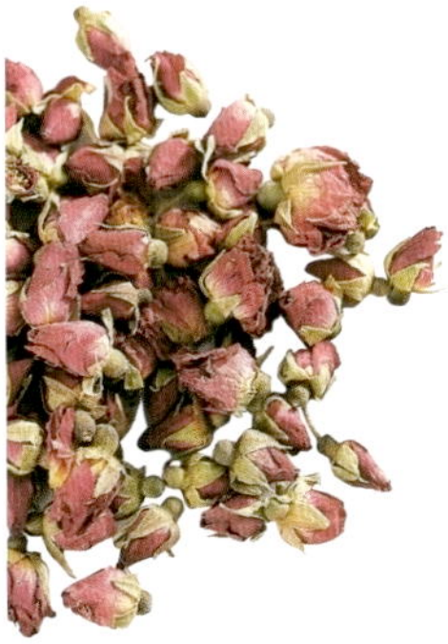

玫瑰花

别名：徘徊花、刺客、穿心玫瑰。

性味：性温，味甘、微苦。

功效：行气解郁、补血活血、调经止痛。

主治：肝胃气痛、吐血咯血、月经不调。

养生膳食

玫瑰调经饮

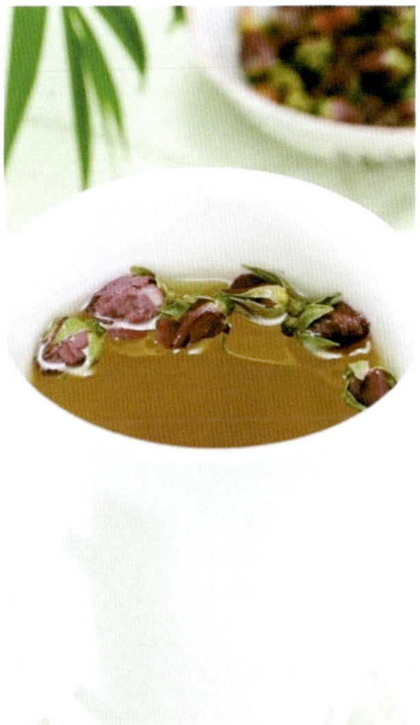

材料

玫瑰花 7~8 朵，益母草 10 克，郁金 5 克，红糖适量。

做法

1. 将玫瑰花、益母草、郁金略洗，除杂质。
2. 将玫瑰花、益母草、郁金放入锅中，加水，大火煮沸后加入适量红糖，再煮 5 分钟。
3. 关火，即可取汁饮用。

功效

本品可疏肝理气、调经止痛，适宜月经不调（痛经、闭经、经期紊乱、经前乳房胀痛）的患者，面色萎黄无光泽、乳腺增生、胃脘痛者也适合饮用。

生化茶

活血祛瘀、温经止痛

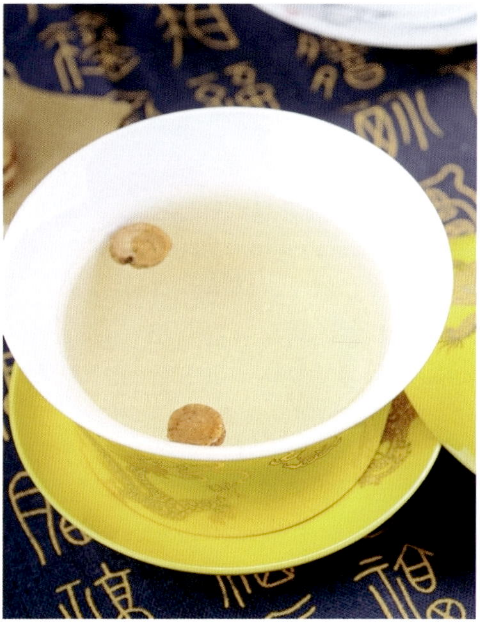

材料

当归 24 克，川芎 9 克，桃仁 6 克，生姜 2 克，甘草 2 克，蜂蜜适量。

做法

❶ 将当归、川芎、桃仁、生姜研成粗末；甘草切片。

❷ 将甘草片和药末同放入杯中，用热水冲泡 15 分钟后，加入适量蜂蜜，即可饮用。

❸ 每日 1 剂，不拘时。

功效

本品具有活血化瘀、温经止痛的功效。当归能补血活血、祛瘀止痛；川芎能活血行气；桃仁能活血祛瘀；甘草能补中益气、调和诸药。

养生提示

适宜小腹冷痛、痛经、月经不调者饮用。但产后发热而瘀滞者不宜服用。

本草药典

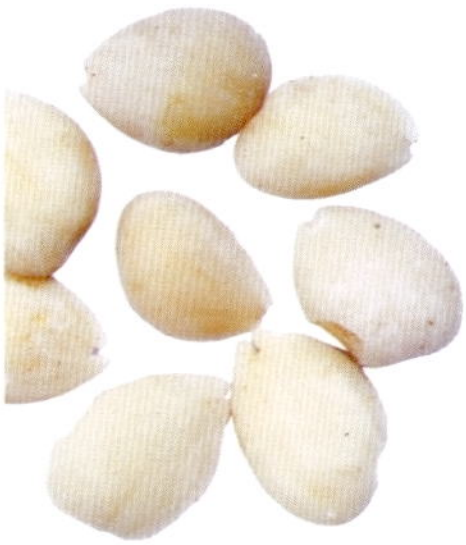

桃仁

别名：毛桃仁、扁桃仁、大桃仁。

性味：性平，味苦、甘。

功效：活血祛瘀、润肠通便、止咳平喘、调节血脂。

主治：闭经、痛经、跌扑损伤、肠燥便秘。

养生膳食

桃仁无花果排骨汤

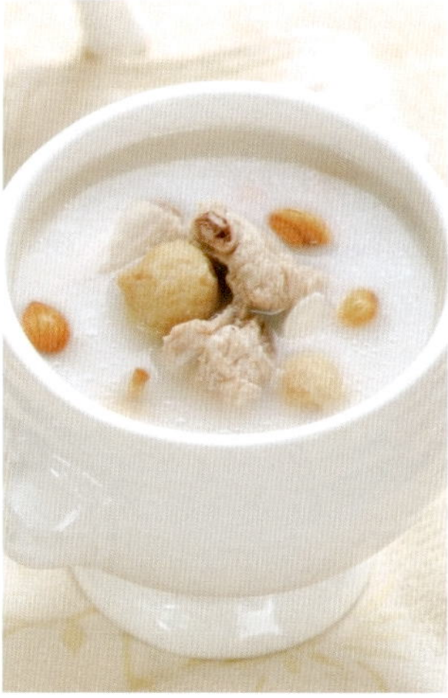

材料

猪排骨 200 克，桃仁、杏仁各 10 克，盐 3 克，鸡精 4 克，无花果、生姜片各适量。

做法

❶ 猪排骨洗净，斩块，汆去血水；桃仁、杏仁、无花果均洗净。

❷ 砂锅内注水烧开，放入猪排骨块、桃仁、杏仁、无花果、生姜片，用大火煮沸后转小火煲 2 小时，加盐、鸡精调味即可。

功效

本品可止咳平喘、润肺利咽，适宜咳嗽咳痰、咽喉干燥、便秘者适量食用。

补血茶

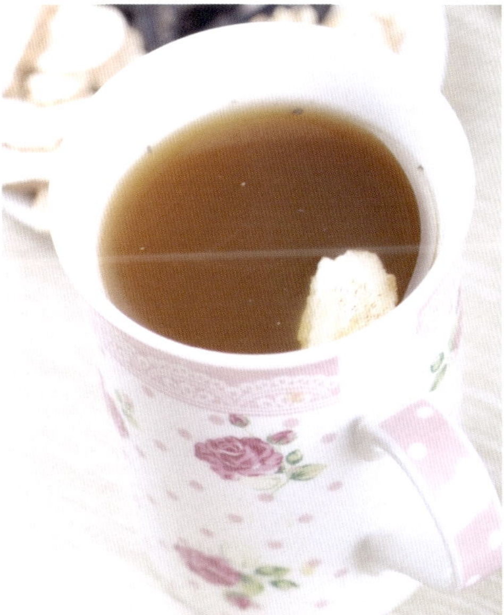

补血和血、滋阴调经

材料

黄芪 30 克，熟地黄 12 克，当归 6 克，红茶 3 克，蜂蜜适量。

做法

1. 将当归、黄芪、熟地黄研成粗末，备用。
2. 将药末和红茶放入杯中，用沸水冲泡 20 分钟后，加入适量蜂蜜，即可饮用。
3. 每日 1 剂，不拘时。

功效

熟地黄不仅能养血滋阴，而且有补精益髓的功效，是补血要药。与当归、黄芪同用，是调补肝肾、补血调经的常见配方，适用于血虚而又血行不畅的病症。

养生提示

适宜月经不调、面色萎黄、心悸头晕者饮用。但脾胃虚弱、食少便溏者不宜饮用。

本草药典

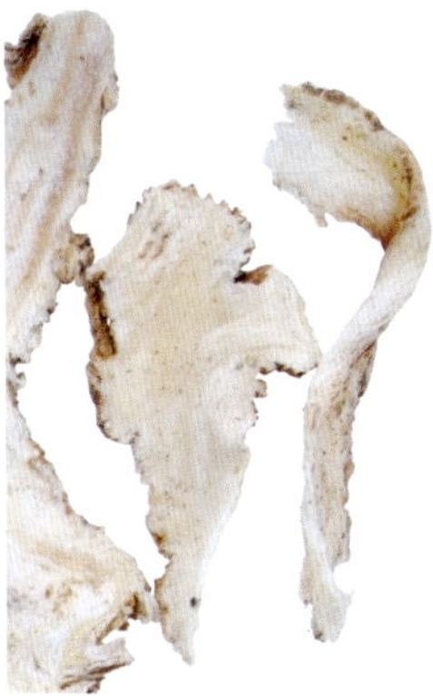

当归

别名：秦归、云归。

性味：性温，味甘、辛。

功效：补血活血、调经止痛、润肠通便。

主治：月经不调、虚寒腹痛、跌打损伤、心悸失眠。

养生膳食

益母草红枣猪肉汤

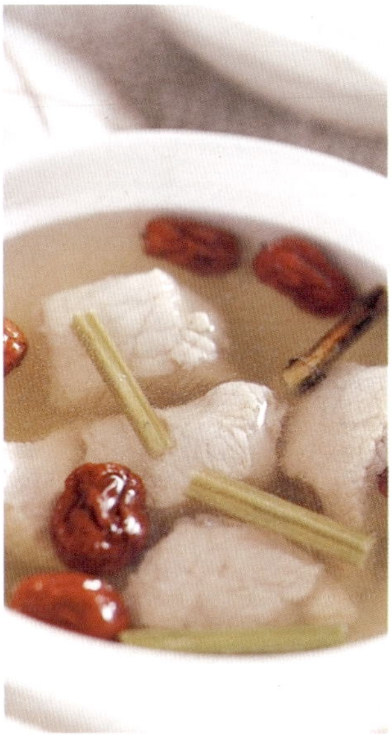

材料

益母草 20 克，当归 8 克，猪瘦肉 250 克，红枣 20 克，盐、鸡精各适量。

做法

1. 益母草、当归、红枣分别洗净；猪瘦肉洗净，切大块。
2. 将猪瘦肉块、当归、红枣放入锅内，加水，以大火煮沸后转小火煲 1 小时；放入益母草稍煮 5 分钟，最后调入盐、鸡精即可。

功效

本品可活血补血、调经止痛，适宜月经不调、产后血晕、瘀血腹痛者食用，也适合瘀血所致的崩漏下血、尿血者适量食用。

当归四逆茶

温经散寒、养血通脉

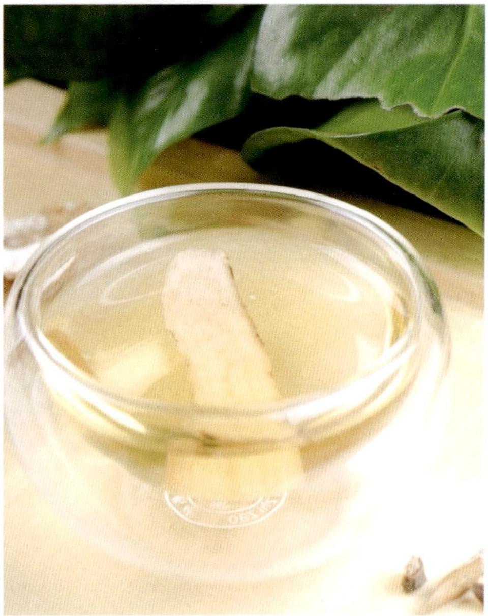

材料

当归9克，桂枝9克，白芍9克，细辛3克，炙甘草5克，乌龙茶2克，红枣适量，蜂蜜适量。

做法

1. 将当归、桂枝、白芍、细辛、炙甘草研为粗末。
2. 将药末、红枣和乌龙茶放入杯中，用沸水冲泡10分钟后，加入蜂蜜，即可饮用。
3. 每日1剂，代茶频饮。

功效

本品具有养血通脉、温经散寒的功效。桂枝、细辛具有散寒通脉的功效；当归、芍药能养血和血；炙甘草、红枣甘缓益气，既可和胃，又能扶助正气，增强机体调节功能。

养生提示

适宜冻疮者饮用，且可作为血栓闭塞性脉管炎、雷诺病、小儿下肢麻痹等症之辅助治疗饮品。

本草药典

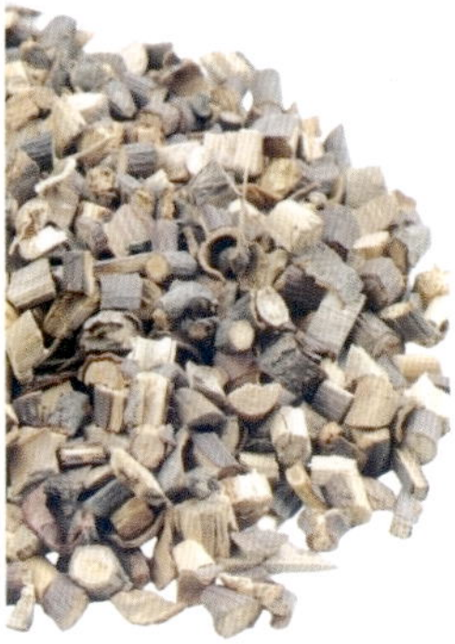

桂枝

别名：桂枝尖。

性味：性温，味辛、甘。

功效：发汗解肌、温经通脉、散寒止痛、助阳化气。

主治：盗汗、血流不畅、风寒感冒、体虚。

养生膳食

当归桂枝猪蹄汤

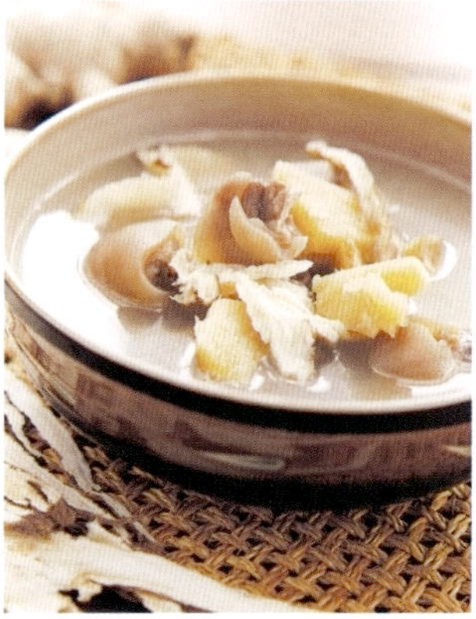

材料

川芎6克，当归15克，桂枝10克，红枣5颗，猪蹄200克，盐、生姜各适量。

做法

1. 当归、川芎、桂枝分别洗净，备用；红枣洗净后放入温水中，浸软去核；生姜洗净，切片。
2. 将猪蹄收拾干净，放入开水锅内稍煮，捞起过冷水，剁块。
3. 将猪蹄块、川芎、当归、桂枝、红枣、生姜片放入砂锅内，加水，大火煮沸后转小火煲2小时，加盐调味即可。

功效

本品可祛风止痛、活血通络，适宜风湿性关节炎、肩周炎患者，以及产后血瘀腹痛、痛经、闭经、月经色暗稀少者食用。

丹参饮

活血祛瘀、行气止痛

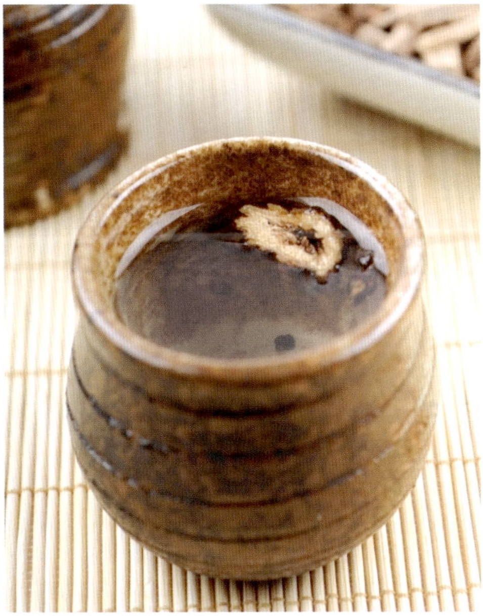

材料

丹参30克，檀香5克，砂仁5克，乌龙茶1克，蜂蜜适量。

做法

1. 将丹参切片；将檀香、砂仁研为粗末备用。
2. 将药末、乌龙茶、丹参片放入杯中，用开水冲泡，闷15分钟后，加入适量蜂蜜，即可饮用。
3. 每日1剂，不拘时。

功效

丹参可以活血化瘀，具有增强心肌收缩力的作用；檀香、砂仁可起到温中行气的作用。

养生提示

适宜患有心绞痛、心悸怔忡者饮用。但出血性疾病患者及孕妇不宜饮用。

本草药典

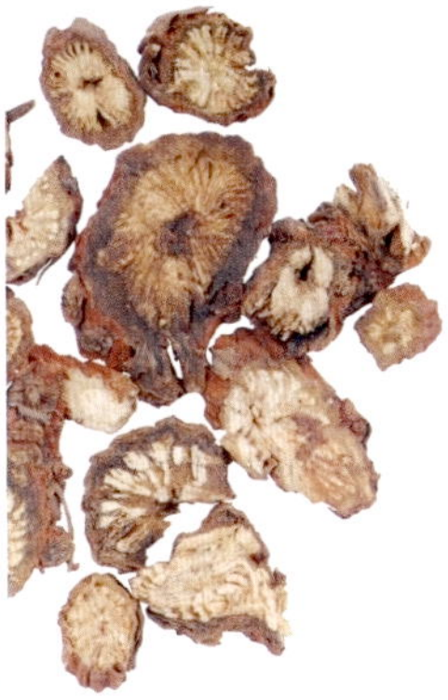

丹参

别名：赤参、紫丹参。

性味：性微寒，味苦。

功效：活血调经。

主治：月经不调、心烦不眠、冠心病。

养生膳食

丹参玉竹乌鸡汤

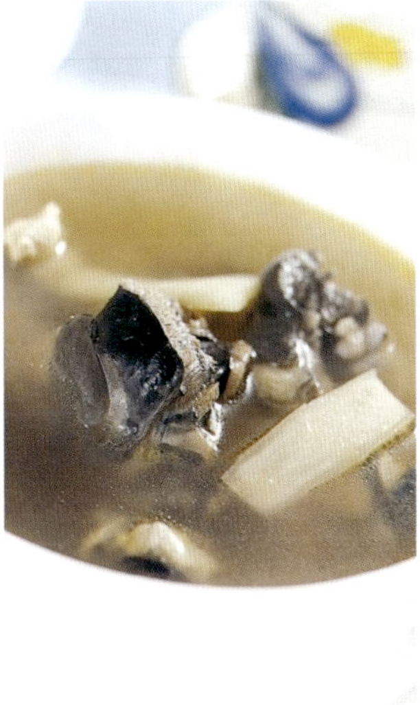

材料

乌鸡1只，丹参15克，玉竹10克，盐5克，生姜丝各适量。

做法

1. 乌鸡洗净，切块，汆烫后洗净；丹参、玉竹洗净。
2. 将玉竹、丹参与乌鸡块放于砂锅中，加水，大火煮沸后加生姜丝，转小火煲1小时，加盐调味即可。

功效

本品可保肝护心、活血化瘀，适宜痛经、产后瘀血腹痛、恶露不尽者，以及慢性肝炎、肝硬化患者，冠心病、高血压等心脑血管疾病患者适量食用。

灯心草茶

清心降火、利尿通淋

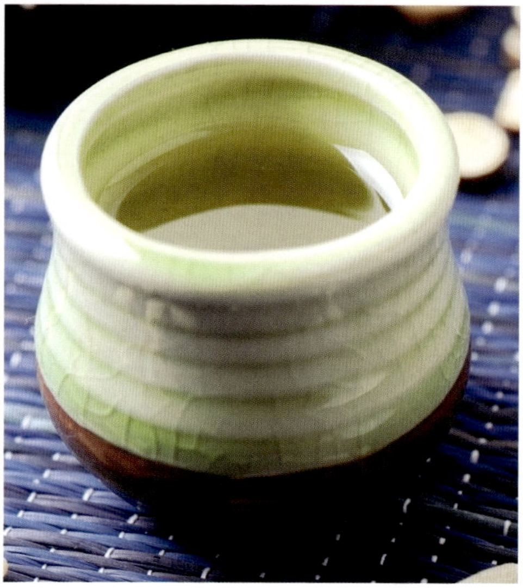

材料

灯心草 10 克，麦冬 5 克，甘草 2 克，乌龙茶 3 克，蜂蜜适量。

做法

❶ 将灯心草、麦冬、甘草、乌龙茶研成粗末。

❷ 将药末放入杯中，用热水冲泡，闷 15 分钟后，加入适量蜂蜜，即可饮用。

❸ 每日 1 剂，代茶温饮。

功效

灯心草能清心火、通利小便；麦冬能养阴生津、清心除烦；甘草能益气补中、清热解毒。

养生提示

适宜尿道感染、尿道结石、膀胱炎、失眠、口舌生疮者饮用。但小便清长者不宜用。

本草药典

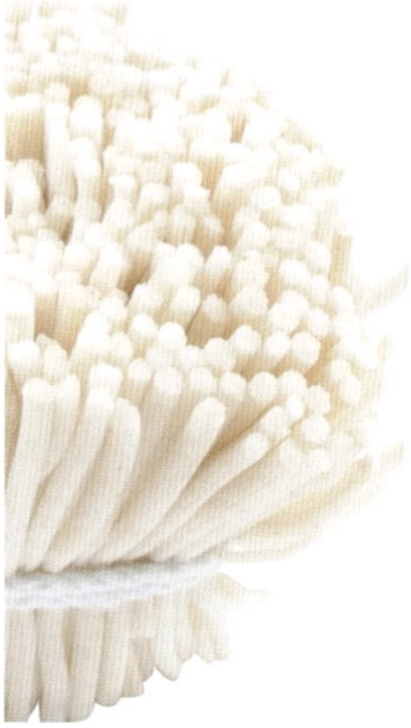

灯心草

别名：蔺草、龙须草。

性味：性微寒，味甘、淡。

功效：清热利尿。

主治：淋病、浮肿、心烦不寐。

养生膳食

灯心草清火饮

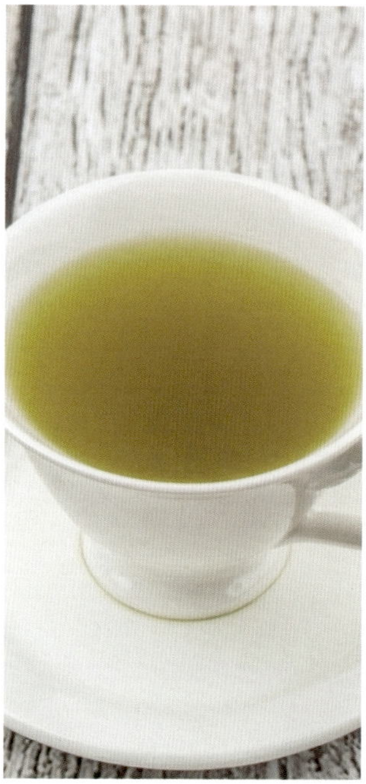

材料

灯心草、竹叶、当归、草红花、甘草各 10 克，椿根白皮 30 克，红糖 120 克，黄酒 250 毫升。

做法

❶ 以上材料除红糖和黄酒外，均洗净，沥干水后放入锅中。

❷ 锅中加水 1200 毫升，将黄酒（或 30~50 毫升白酒）、红糖及上药煎至 400 毫升。

❸ 饭前 1 小时服用，每日 3 次。不耐饮酒者，可酌情减量。

功效

本品可利小便、清心火，痔疮出血患者可以适量饮用。

小麦茶

清热利尿、养心安神

材料

小麦 50 克，通草 9 克，枸杞子 5 克，黑茶 5 克，蜂蜜适量。

做法

1. 将小麦先煮沸，备用。
2. 放入通草、枸杞子和黑茶，用小火煮成浓汁后，去渣取汁，加入适量蜂蜜，即可饮用。
3. 每日 1 剂，不拘时。

功效

小麦是常用的主食，具有养心神、益肾气、敛虚汗的功效。通草具有清热利水的功效，且《沈氏尊生书》中有通草汤治诸淋的记载。小麦与通草合用，可清热通淋、养心除热。

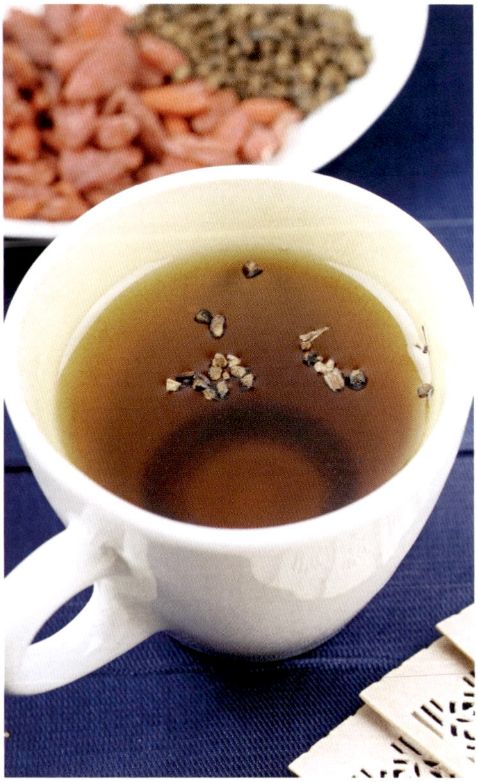

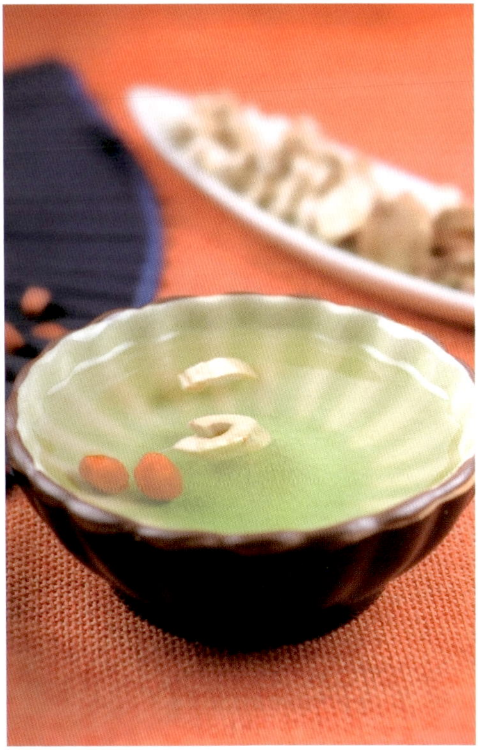

桑白皮茶

利水消肿、泻肺平喘

材料

桑白皮 30 克，枸杞子 5 克，甘草 5 克，白茶 3 克，蜂蜜适量。

做法

1. 将桑白皮去皮，洗净，切成细块；甘草研成粗末。
2. 将桑白皮细块、甘草末、枸杞子和白茶放入杯中，用沸水冲泡，闷 15 分钟后，加入适量蜂蜜，即可饮用。
3. 每日 1 剂，代茶频饮。

功效

桑白皮具有良好的利尿功效，本品还可以泻肺热、平咳喘。

苓桂浮萍茶

疏风解表、利水消肿

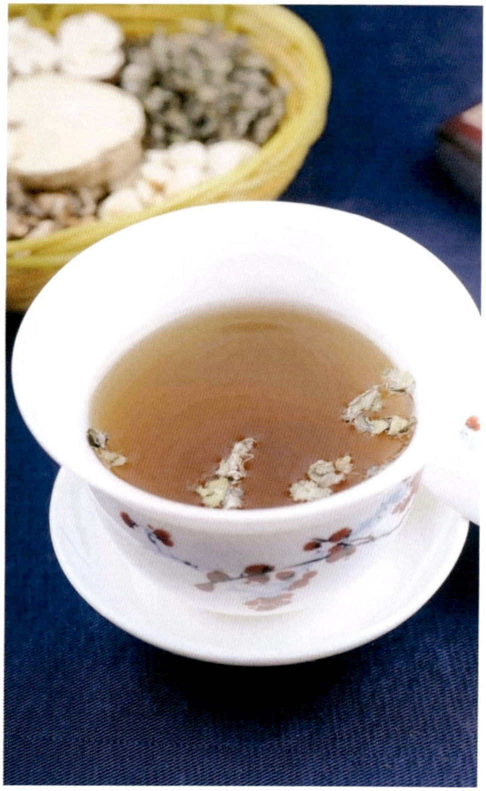

材料

茯苓 15 克，浮萍 9 克，杏仁 10 克，桂枝 6 克，甘草 6 克，乌龙茶 3 克，蜂蜜适量。

做法

❶ 将茯苓、桂枝、浮萍、杏仁、甘草研成粗末。

❷ 将药末和乌龙茶放入杯中，用沸水冲泡，闷15分钟后，加入适量蜂蜜，即可饮用。

❸ 每日 1 剂，代茶饮。

功效

茯苓可利水渗湿、健脾补中；桂枝可发汗解表；浮萍具有发汗祛风、利水消肿的功效；杏仁可宣肺、止咳、平喘；甘草可清热解毒、缓和诸药。

本草药典

茯苓

别名：云苓、松苓。

性味：性平，味甘、淡。

功效：渗湿利水。

主治：小便不利、水肿胀满、痰饮咳逆。

养生膳食

茯苓黄鳝汤

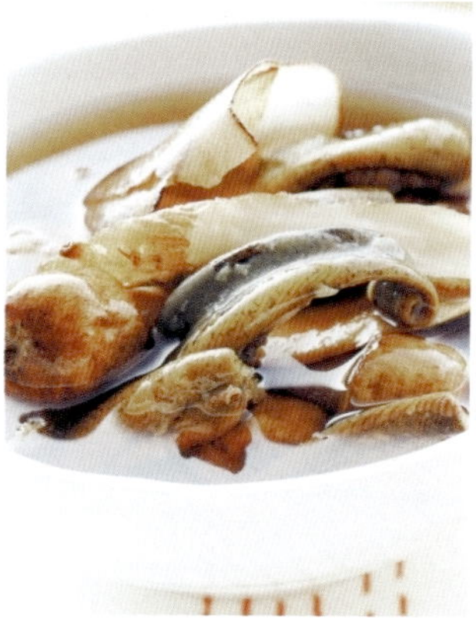

材料

黄鳝、蘑菇各 100 克，茯苓20克，赤芍12克，盐3克，料酒 10 毫升。

做法

❶ 黄鳝处理干净，切段；蘑菇洗净，撕成小片；茯苓、赤芍洗净。

❷ 将处理好的食材与适量水一起放入锅中，大火煮沸，转小火煲 20 分钟。

❸ 加入盐、料酒，拌匀即可。

功效

本品可健脾渗湿、祛风除痹，适宜肾炎性水肿、尿路感染、高脂血症、高血压、肥胖、脂肪肝、月经不调及风湿性关节炎等患者适量食用。

车前子叶茶

清热明目、利尿消肿

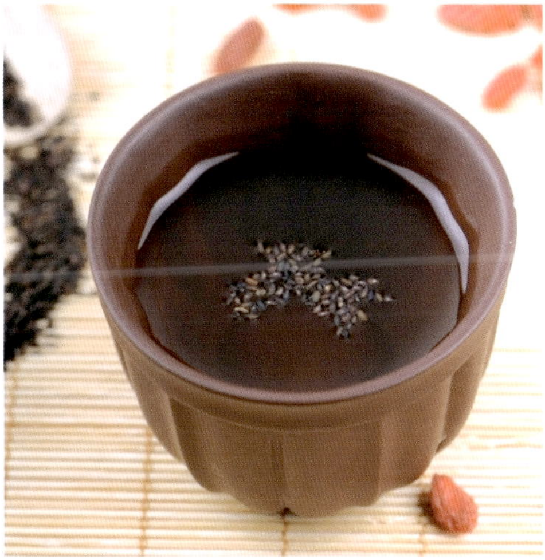

材料

车前子 20 克，车前叶 10 克，枸杞子 5 克，红茶 5 克，蜂蜜适量。

做法

1. 将车前子、车前叶研成粗末，备用。
2. 将药末和红茶加水冲泡，去渣取汁后，加入适量蜂蜜和枸杞子，即可饮用。
3. 每日 1 剂，不拘时。

功效

车前子、车前叶具有良好的清热利尿作用，且现代药理研究证明，车前子叶茶可促进水分、尿素、尿酸和氯化钠的排泄，具有明显的利尿消肿作用。

养生提示

适宜高血压、慢性肾炎性水肿、尿路感染引起的小便淋沥涩痛，以及肝火旺引起的眼睛肿痛者饮用。但脾胃虚寒者不宜饮用。

本草药典

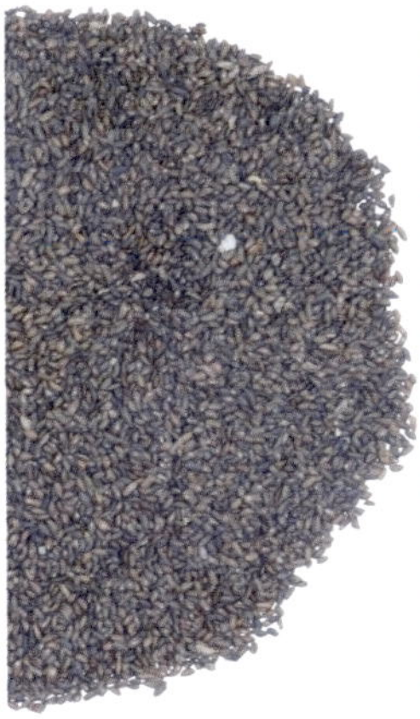

车前子

别名：车前实、虾蟆衣子。

性味：性微寒，味甘、淡。

功效：清热利尿。

主治：小便不利、淋浊带下、水肿胀满。

养生膳食

五子鸡杂汤

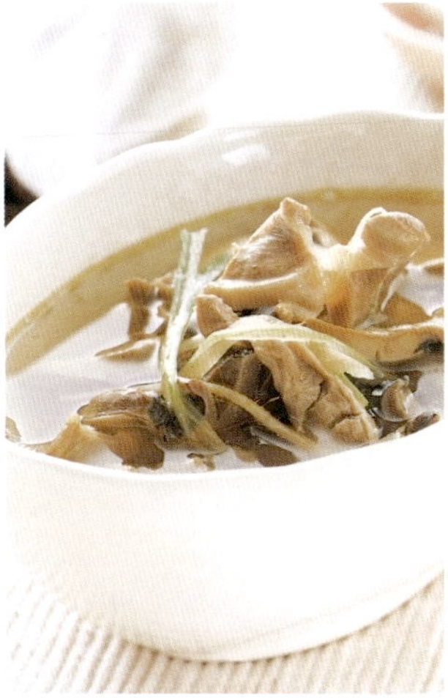

材料

鸡杂 1 份，茺蔚子、蒺藜子、覆盆子、车前子、菟丝子各 10 克，生姜 1 块，葱 1 根，盐 6 克。

做法

1. 鸡杂收拾干净，切片；生姜、葱洗净，切丝。
2. 洗净所有药材，放入棉布袋中扎紧；锅中加水，放入棉布袋，以大火煮沸，转小火煲 20 分钟。
3. 捞出棉布袋，往汤中放入鸡杂片、生姜丝、葱丝，转小火，煮沸后加盐调味即成。

功效

本品可补肾固精、缩尿止遗，适宜肾虚遗精、尿频遗尿、腰膝酸软者适量食用。

杞子五味茶

敛汗止汗、养阴生精

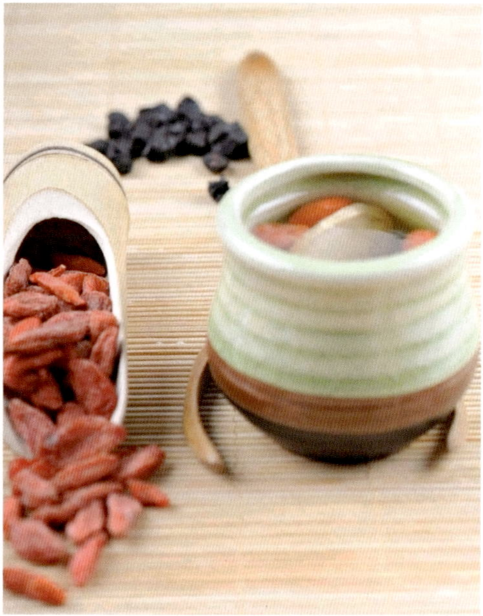

材料

枸杞子 20 克，五味子 9 克，生姜 6 克，蜂蜜适量。

做法

❶ 将五味子研成粗末；生姜切丝，备用。

❷ 将生姜丝、五味子末、枸杞子一同放入杯中，用沸水冲泡，闷 15 分钟后，加入适量蜂蜜，即可饮用。

❸ 每日 1 剂，不拘时。

功效

本品具有养阴生精、敛汗止汗的功效。五味子对中枢神经系统具有兴奋作用，能改善人的精神状态，提高工作效率。

养生提示

适宜睡眠不安、记忆力减退等症患者饮用，还可作为慢性肝病、肺结核、糖尿病等病症的辅助治疗饮品。

本草药典

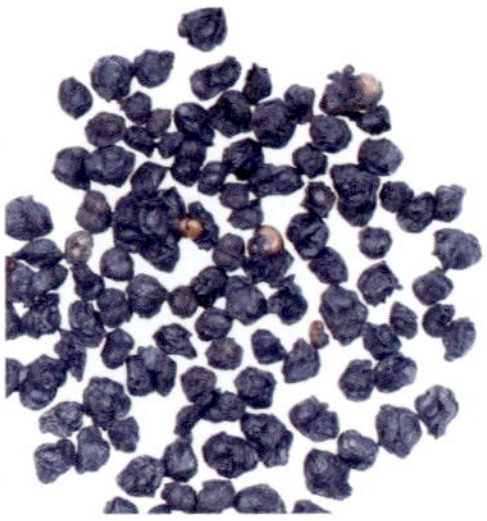

五味子

别名：山花椒、秤砣子、面藤。

性味：性温，味酸、甘。

功效：收敛固涩、益气生津、补肾健脾、安心宁神。

主治：久咳虚喘、久泻不止、内热消渴、心悸失眠。

养生膳食

猪肝五味子五加皮汤

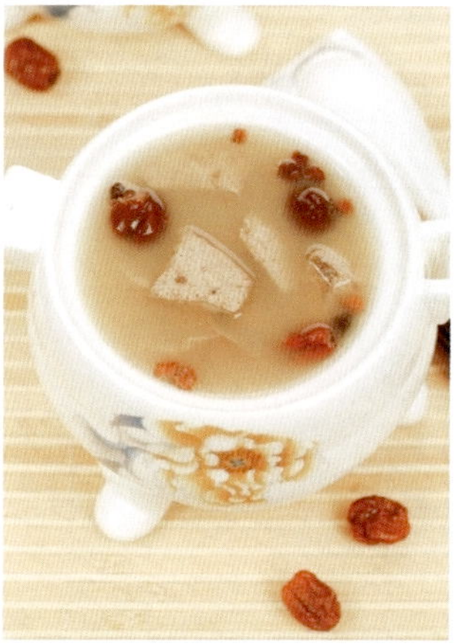

材料

猪肝 180 克，五加皮、五味子各 15 克，红枣 2 颗，生姜、盐、鸡精各适量。

做法

❶ 猪肝洗净，切片，汆去血水；生姜洗净，去皮，切片；五味子、五加皮和红枣分别洗净。

❷ 炖盅装水，分别放入猪肝片、五味子、五加皮、红枣和生姜片，大火煮沸后，转小火炖 3 小时，调入盐和鸡精即可。

功效

本品可敛肺止汗、祛风除湿，适宜夜盲症、白内障等眼病患者，以及风湿性关节炎患者、贫血者适量食用。

柏叶茶

凉血止血、涩肠止痢

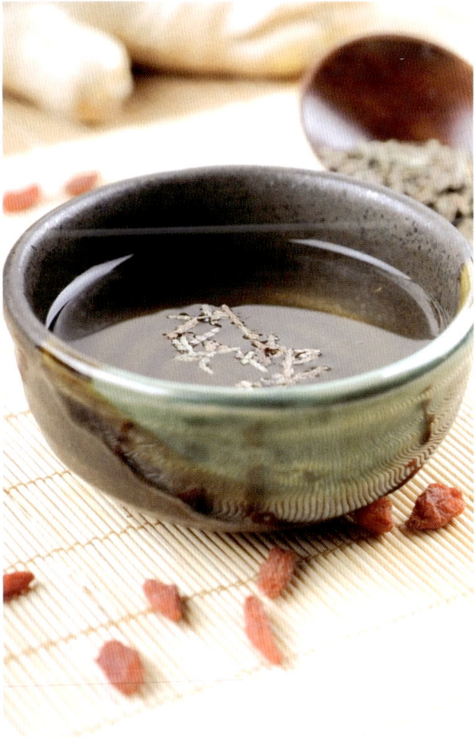

材料

侧柏叶 10 克，枸杞子 6 克，生姜 5 克，黑茶 3 克，蜂蜜适量。

做法

1. 侧柏叶洗净，切碎；将生姜切丝。
2. 将侧柏叶末、生姜丝、枸杞子和黑茶放入杯中，用热水冲泡，闷 10 分钟后，加入适量蜂蜜，即可饮用。
3. 每日 1 剂，不拘时。

功效

侧柏叶能凉血止血、涩肠止痢，用于缓解各种出血症。且侧柏叶的水煎液具有抑制金黄色葡萄球菌、痢疾杆菌、伤寒杆菌等病菌的作用。

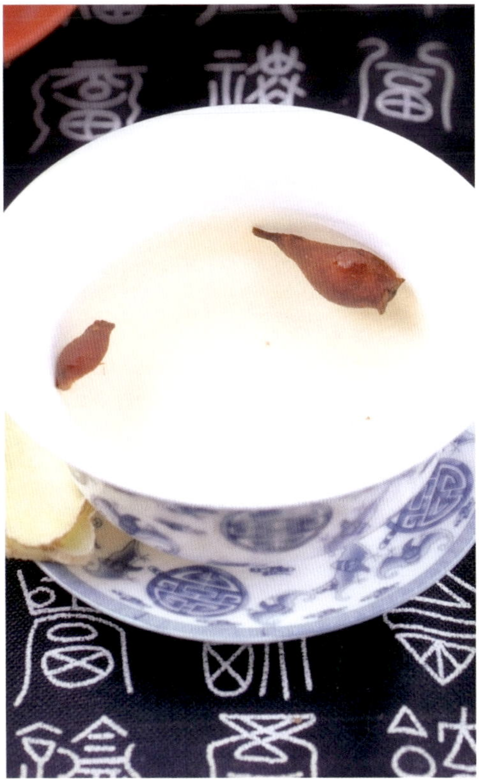

金樱子茶

固精缩尿、涩肠止泻

材料

金樱子 25 克，生姜 6 克，枸杞子 5 克，红茶 3 克，蜂蜜适量。

做法

1. 金樱子，去净子毛，捣碎；生姜切丝。
2. 将金樱子碎、生姜丝、枸杞子和红茶放入杯中，用沸水冲泡，闷 15 分钟，加入适量蜂蜜，即可饮用。
3. 每日 1 剂，频饮。

功效

金樱子为收涩药，尤能固精缩尿，具有收摄精气的作用，又能固涩而止泻。临床上对肾虚者，一般强调补肾固本为主，而以收涩为辅，在门诊处方中常配入补肾药中，以提高临床疗效。

陈艾叶茶

温胃理气、除湿止痢

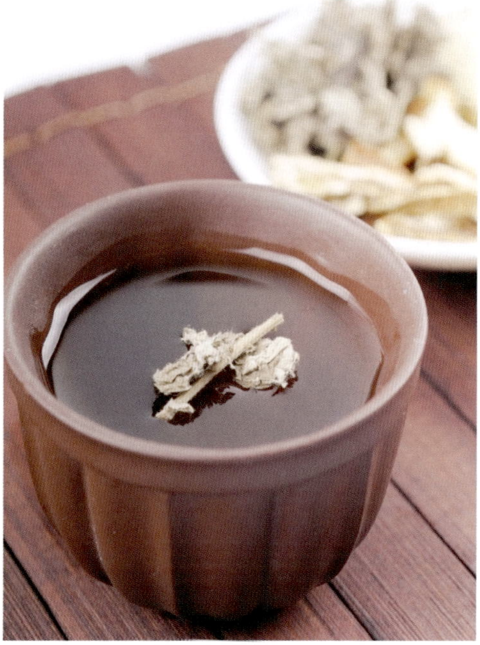

材料

陈艾叶 30 克，陈皮 20 克，生姜 6 克，红茶 3 克，蜂蜜适量。

做法

❶ 将陈艾叶、陈皮研成粗末；生姜切丝。

❷ 将药末、生姜丝和红茶放入杯中，用沸水冲泡，闷 15 分钟后，加入适量蜂蜜，即可饮用。

❸ 每日 1~2 剂，不拘时。

功效

本品可治气滞腹痛、睡眠不安。艾叶煎剂对伤寒杆菌、副伤寒杆菌、痢疾杆菌、葡萄球菌等均有不同程度的抑制作用。

养生提示

适宜大便夹有脓血、腹部冷痛、喜温喜按、小便清长、舌淡苔白等症患者饮用。

本草药典

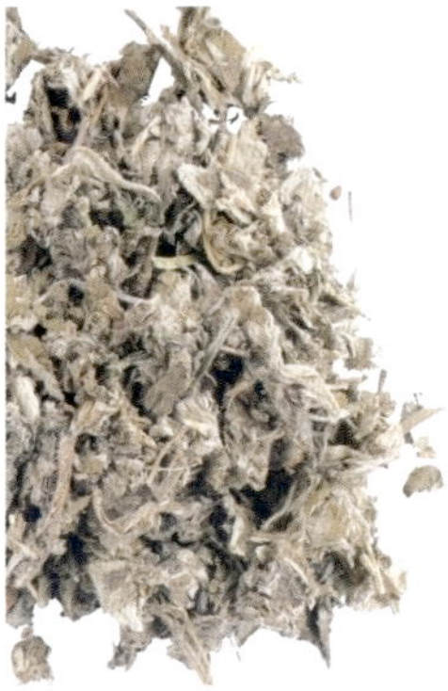

艾叶

别名：艾蒿、陈艾叶。

性味：性温，味辛、苦。

功效：散寒止痛。

主治：少腹冷痛、月经不调、宫冷不孕。

养生膳食

杜仲艾叶鸡蛋汤

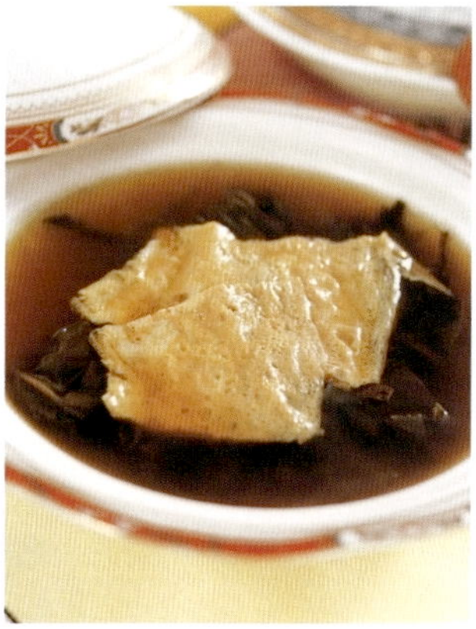

材料

杜仲 25 克，陈艾叶 20 克，鸡蛋 2 个，盐 5 克，生姜丝、食用油各适量。

做法

❶ 杜仲、陈艾叶分别用清水洗净。

❷ 鸡蛋打入碗中，搅成蛋液，再加入洗净的生姜丝，放入油锅内煎成蛋饼，切成块。

❸ 将上述处理好的材料放入砂锅内，加适量水，以大火煮沸，转中火煲 2 小时，加盐调味即可。

功效

本品可补肾强腰、理气安胎，适宜肾气不足所致腰膝疼痛、腿脚软弱无力的人士适量食用。

生脉饮

益气生津、固表止汗

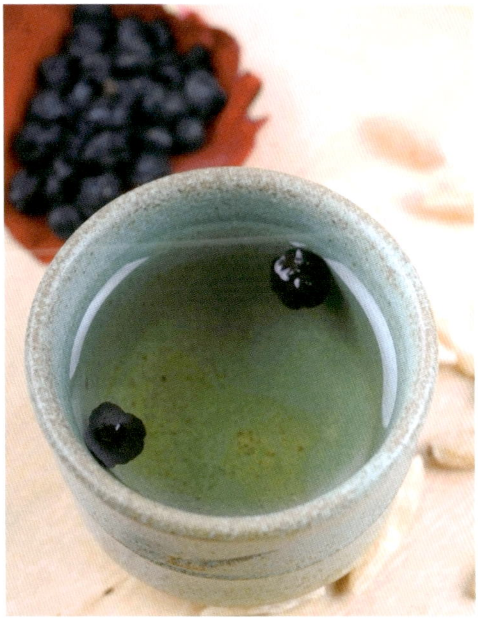

材料

麦冬 15 克，人参 10 克，五味子 20 克，花茶 5 克，枸杞子适量。

做法

1 将麦冬、五味子研成粗末；人参切片备用。

2 将人参片、麦冬及五味子药末、枸杞子、花茶放入杯中，用沸水冲泡，闷 10 分钟，即可饮用。

3 每日 1 剂，不拘时。

功效

人参具有益气养身、生津、安神的功效；麦冬能养阴生津、清心除烦；五味子具有益气生津、固表止汗、敛肺止咳、益肾固精的功效。

养生提示

适宜体倦气短、口渴多汗、脉虚弱、久咳气弱、口渴、自汗者饮用。但患有急性感染性疾病者不宜饮用。

本草药典

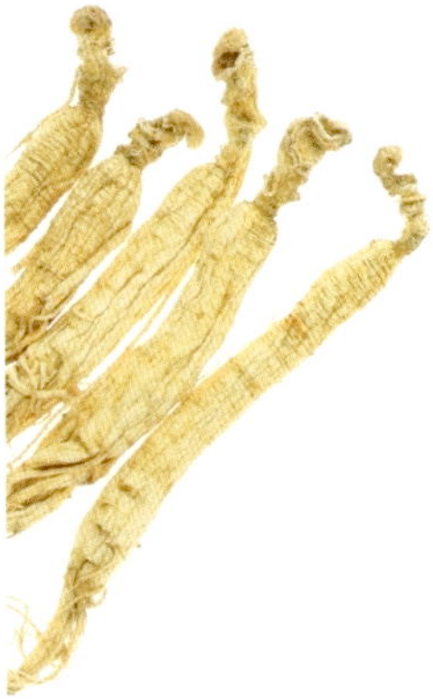

人参

别名：山参、园参。

性味：性微温，味甘、微苦。

功效：大补元气。

主治：劳伤虚损、厌食、倦怠。

养生膳食

人参鸡汤

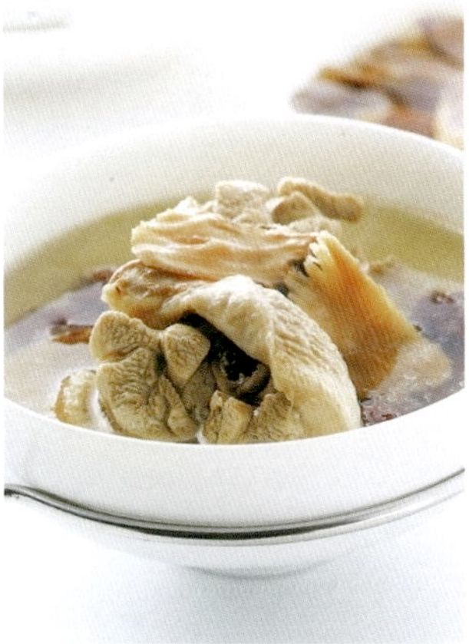

材料

山鸡 250 克，人参 15 克，黄芪 8 克，红枣 8 颗，生姜片 5 克，盐 4 克。

做法

1 山鸡处理干净，切块，汆水；人参洗净，切片；黄芪、红枣均洗净备用。

2 汤锅置火上，加适量水，下山鸡块、人参片、生姜片、黄芪、红枣，以大火煮沸后转小火煲至山鸡肉熟烂，加盐调味即可。

功效

本品可大补元气、延缓衰老，适宜大病后体虚欲脱、脾虚食少、肺虚喘咳者，以及久病虚弱、贫血者适量食用。

石榴皮茶

固涩止带、止泻止痢

材料

石榴皮 30 克，生姜 6 克，枸杞子 5 克，黑茶 3 克，蜂蜜适量。

做法

1. 将石榴皮研成粗末；生姜切丝。
2. 将石榴皮末、生姜丝、枸杞子和黑茶放入杯中，用沸水冲泡，闷 20 分钟后，加入适量蜂蜜即可饮用。
3. 每日 1 剂，不拘时。

功效

石榴皮是石榴科植物石榴的果皮，具有收敛止涩作用，临床常用于久泻久痢、脱肛下血及崩中带下。且石榴皮对金黄色葡萄球菌、溶血性链球菌、多种肠道致病性杆菌具有明显的抑制作用。

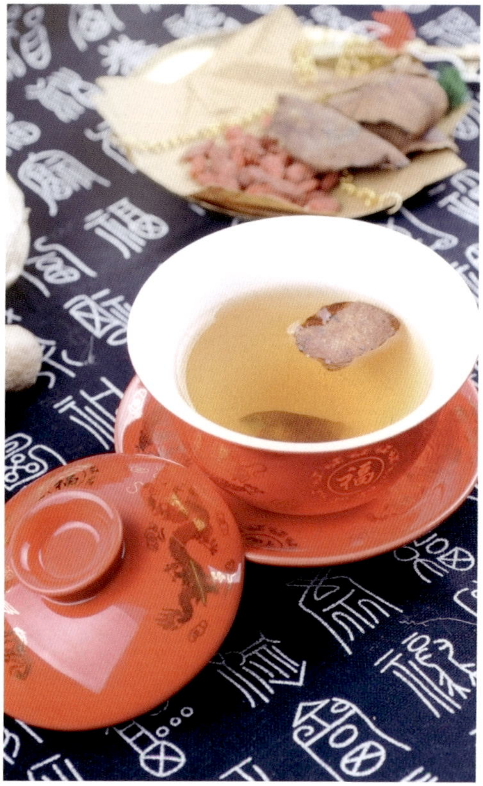

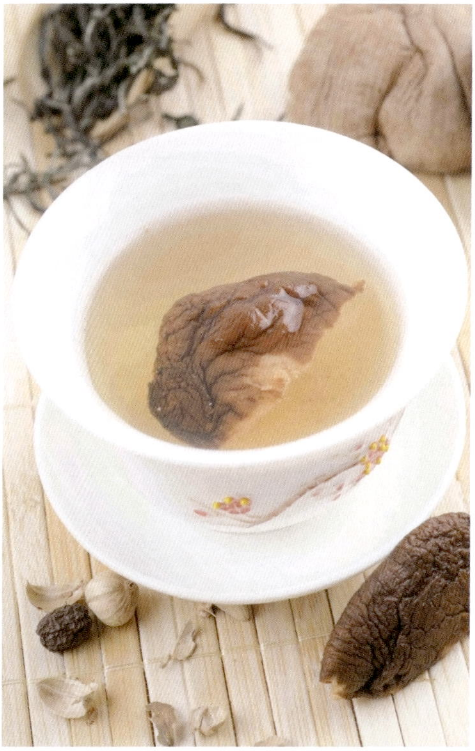

香菇豆蔻茶

补胃健脾、增进食欲

材料

香菇 5 克，草豆蔻 5 克，茶叶 3 克，蜂蜜适量。

做法

1. 将香菇、草豆蔻、茶叶置于杯中。
2. 用沸水冲泡，闷 10 分钟后，加入适量蜂蜜，即可饮用。
3. 每日 1 剂，不拘时。

功效

本品具有补胃健脾、增进食欲的功效。茶中的草豆蔻具有化湿消痞、行气温中、开胃消食的功效，主要用于湿浊中阻、不思饮食、湿温初起、胸闷不饥、寒湿呕逆、食积不消等症。

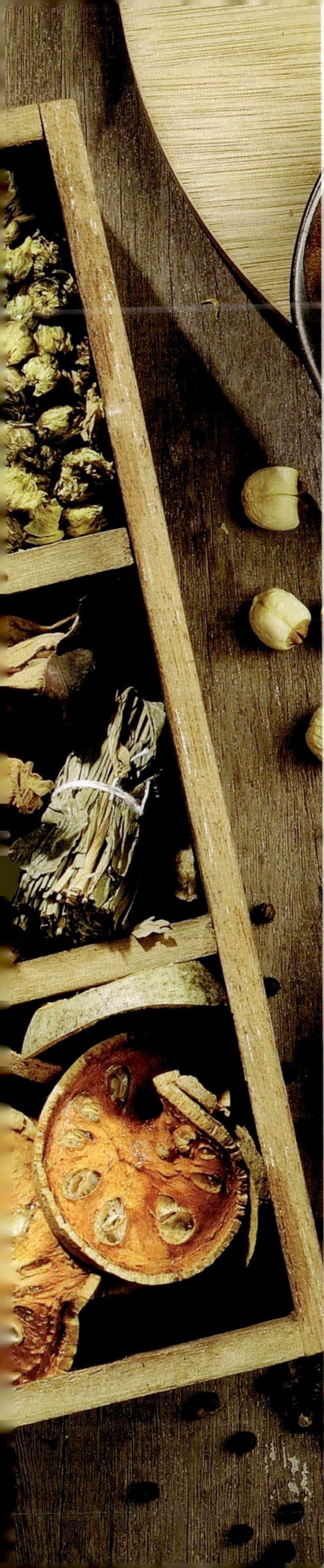

第二章

茶养五脏，益寿延年

本章对应五脏，选取多种相关的药茶，并以分步详解的形式，分别介绍药茶的主要功效、饮用宜忌及做法，便于读者按照个人需求选取药茶饮用。药茶泡饮得当，能调养五脏，收到延年益寿的功效。

人参核桃茶

温补肺肾、纳气定喘

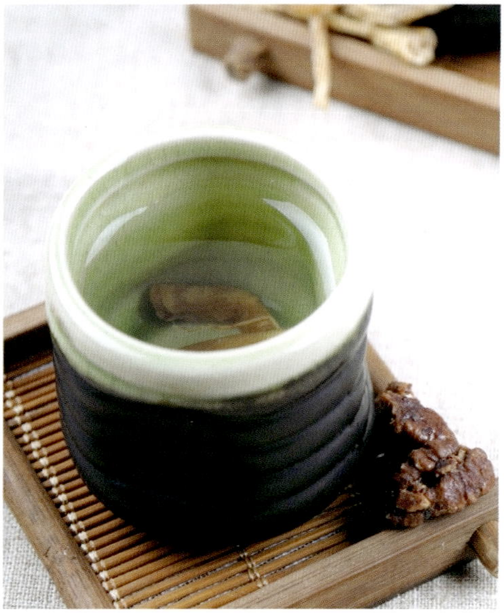

材料

核桃仁12枚，人参6克，生姜3克，白茶3克，蜂蜜适量。

做法

❶ 人参切片；核桃仁捣碎；生姜切丝。

❷ 将人参片、核桃仁、生姜丝和白茶置于杯中，用沸水冲泡，闷15分钟后，加入适量蜂蜜，即可饮用。

❸ 每日1剂，代茶频饮。

功效

本品具有温中益气、补肺和肾的功效。核桃仁能补气养血、润燥化痰、温肺润肠，可缓解虚寒喘咳、肾虚腰痛、便秘、肠风便血等症。

养生提示

适宜患有慢性支气管炎、阻塞性肺气肿、肺源性心脏病等症者饮用。但感冒咳嗽、热痰咳喘者不宜饮用。

本草药典

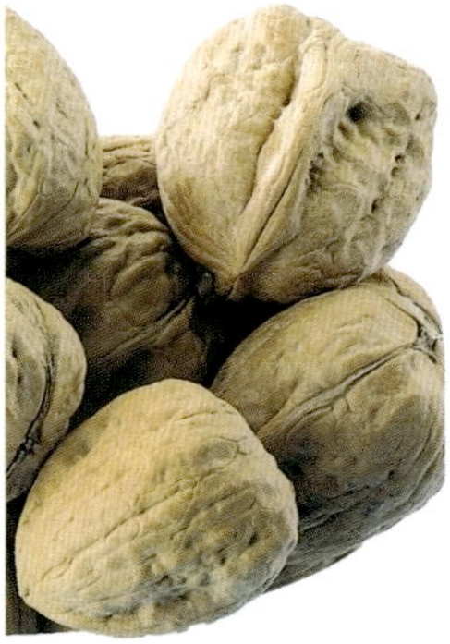

核桃

别名：核桃仁。

性味：性温，味甘。

功效：补肾固精、温肺定喘、润肠通便。

主治：阳痿遗精、虚寒咳喘、肺虚久咳、肠燥便秘。

养生膳食

茯苓核桃仁猪瘦肉汤

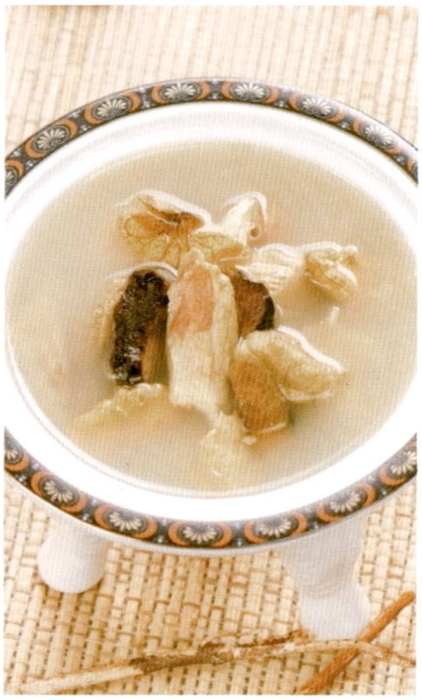

材料

猪瘦肉400克，核桃仁50克，茯苓10克，盐5克，鸡精3克。

做法

❶ 猪瘦肉洗净，切块；茯苓洗净，待润透后切块；核桃仁洗净备用。

❷ 锅中加水煮沸，放入猪瘦肉块、茯苓块和核桃仁，大火再次煮沸后转小火。

❸ 煲至核桃仁变软，加入盐和鸡精调味即可。

功效

本品可健脾益气、补益肺肾，适宜便秘、记忆力衰退、食欲不振、食积腹胀、皮肤粗糙者适量食用。

百合花茶

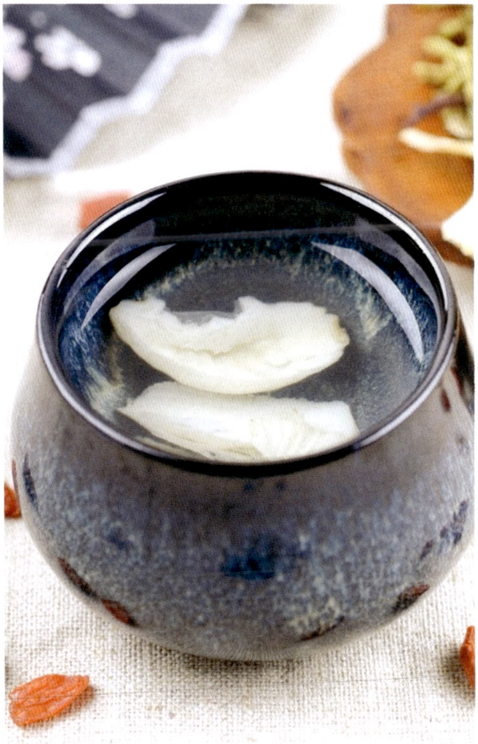

润肺止咳、清心安神

材料

百合10克，金银花5克，枸杞子3克，花茶3克，蜂蜜适量。

做法

❶ 将金银花、百合洗净，与花茶一起放入杯中。

❷ 用开水冲泡，闷10分钟后，加入适量蜂蜜和枸杞子，即可饮用。

❸ 每日1剂，不拘时。

功效

百合具有良好的润肺止咳功效，可以改善肺部功能。中医认为将百合入药使用，可以起到润肺止咳、宁心安神的作用。

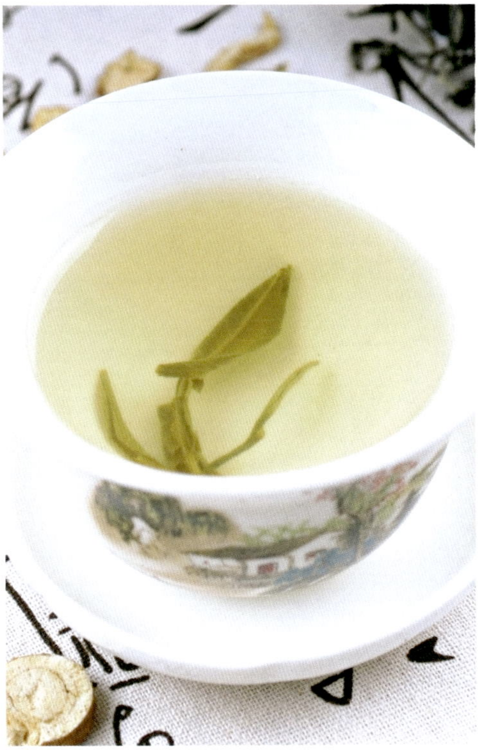

玉竹蜜茶

润肺生津、宁心安神

材料

鲜玉竹120克，茶叶5克，蜂蜜5毫升，甘草5克。

做法

❶ 鲜玉竹洗净，切段。

❷ 将鲜玉竹放入锅中，再加入甘草、茶叶，用小火煮沸，关火，加盖闷泡5分钟，稍晾后调入蜂蜜，即可饮用。

❸ 每日1剂，不拘时。

功效

鲜玉竹具有养阴润燥的功效，且因鲜玉竹含有丰富的营养素，对风湿性心脏病可起到辅助治疗的功效。

麦冬茶

养阴润肺、清热生津

材料

麦冬 30 克，地骨皮 20 克，小麦 15 克，花茶 3 克，蜂蜜适量。

做法

1. 麦冬、地骨皮研成粗末。
2. 用小麦煎汁，去渣取汁，再将药末与花茶放入杯中冲泡，闷 15 分钟后，加入适量蜂蜜，即可饮用。
3. 每日 1 剂，代茶频饮。

功效

麦冬能养阴润肺、益胃生津；地骨皮能清热凉血；小麦能养心安神、除热止渴。

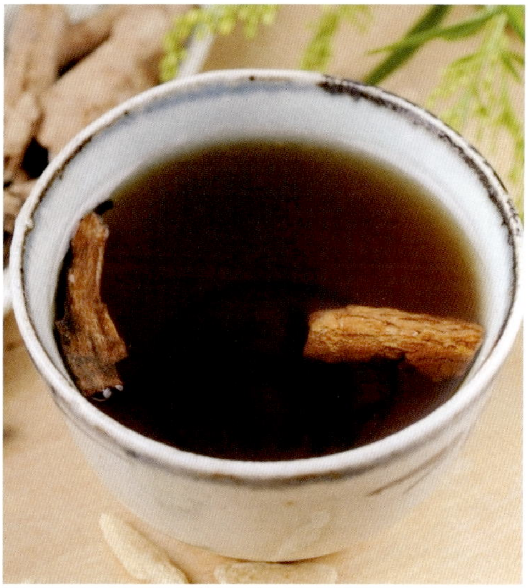

养生提示

适宜肺阴不足之干咳少痰或痰中带血，胃阴不足之大便干结、口渴、舌红少苔者饮用。但脾虚腹泻者不宜服用。

本草药典

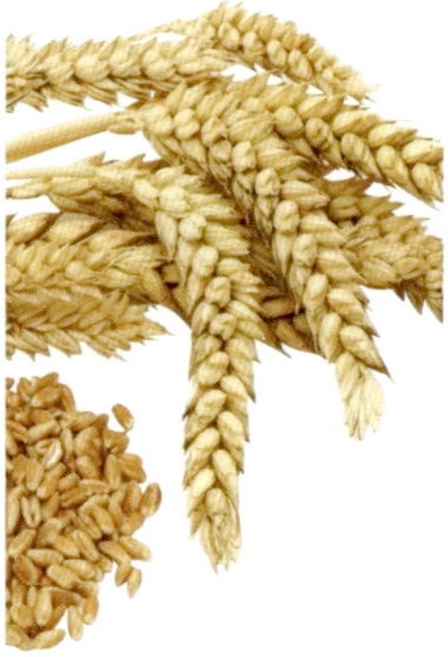

小麦

别名：来。

性味：性凉，味甘。

功效：养心益脾、调理五脏、除烦止渴、利小便。

主治：心神不安、小便不利、烦躁失眠、喉咙干燥。

养生膳食

麦枣龙眼汤

材料

小麦 30 克，龙眼 20 克，红枣8颗，甘草5克，冰糖10克。

做法

1. 小麦洗净，以清水浸泡1小时，沥干；红枣、甘草洗净；龙眼去壳，去核，洗净。
2. 小麦、龙眼肉、红枣、甘草一起放入锅中，加水 700 毫升，大火煮沸后转小火煮约 30 分钟，加冰糖调味即可。

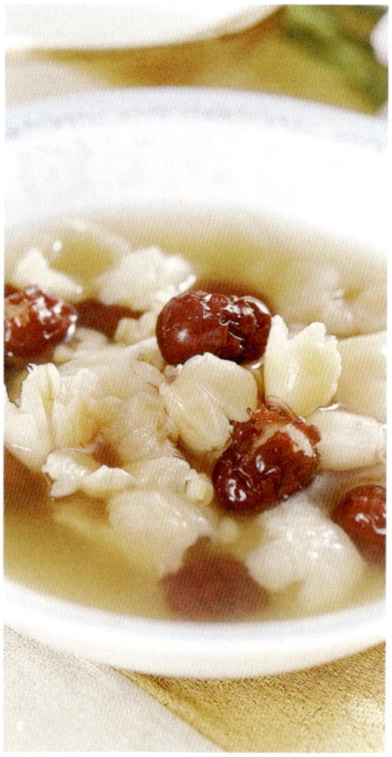

功效

本品可补血养心、安神助眠，适宜盗汗、自汗者适量食用。

款冬百合茶

止咳止嗽、润肺养阴

材料

款冬花 5 克，百合 3 克，花茶 3 克，生姜 2 克，蜂蜜适量。

做法

1. 将百合、款冬花洗净，放入锅中。
2. 将生姜切成细丝，备用。
3. 在锅中加水，煎煮 15 分钟后，加入生姜丝、花茶、蜂蜜，再煮 5 分钟，即可饮用。
4. 每日 1 剂，不拘时。

功效

百合、款冬花可润肺滋阴，为止咳良药。二者合用，可缓解肺阴虚久咳，对老年人或曾患肺结核者可起到增强免疫力的作用。

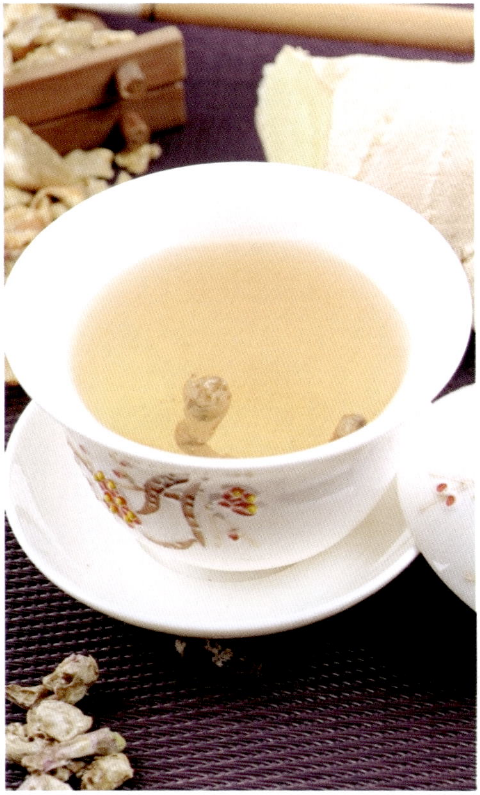

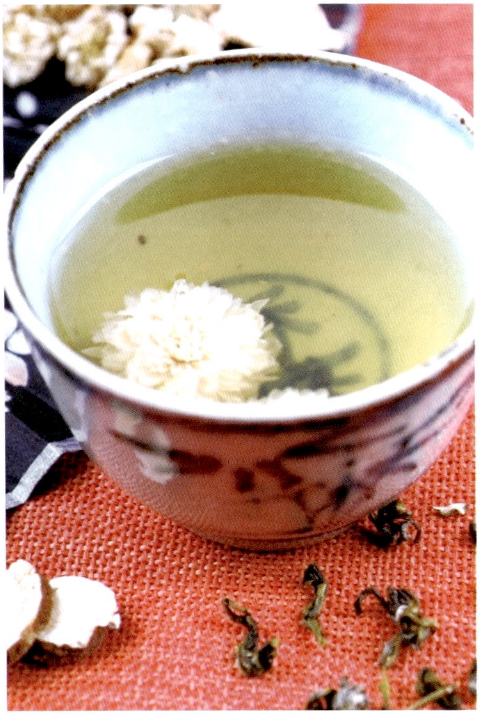

甘草茶

润肺生津、清肝明目

材料

甘草 5 克，菊花 5 克，绿茶 3 克，蜂蜜适量。

做法

1. 将甘草、绿茶、菊花放入锅中，加水煎煮。
2. 用茶漏滤取药汁，待温热时放入适量蜂蜜，即可饮用。
3. 每日 1 剂，不拘时。

功效

本品可和中缓急、润肺、解毒、清热，还具有抗炎、镇痛、清肝、利尿的作用。

橘红茶

理气和中、化痰止嗽

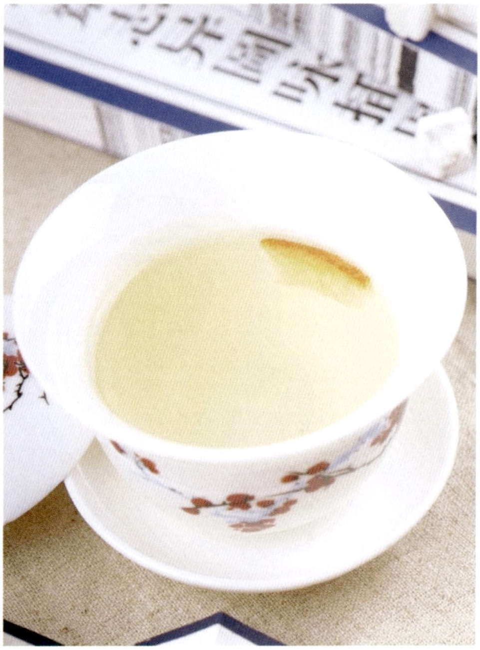

材料

白茯苓 9 克，橘红 6 克，生姜 2 克，红茶 3 克，蜂蜜适量。

做法

1 将橘红、白茯苓研成粗末；生姜切丝。

2 将药末、生姜丝和红茶放入杯中，用沸水冲泡，闷 15 分钟后，加入适量蜂蜜，即可饮用。

3 每日 1 剂，不拘时。

功效

橘红是将新鲜橘皮，用刀扦下外层果皮，晾干或晒干而成，以片大、色红、油润者为佳。其性温，味辛而苦，具有散寒理气、燥湿化痰、消食宽中的功效。

养生提示

适宜风寒咳嗽、喉痒多痰、难以咳出或咳吐白痰者饮用。但肺热咳嗽、痰黄稠者不宜饮服。

本草药典

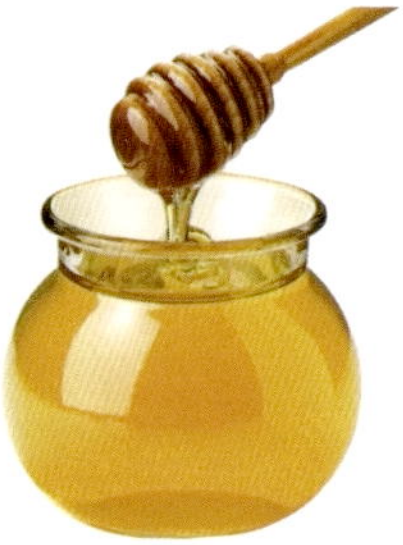

蜂蜜

别名：岩蜜、石蜜、石饴。

性味：性平，味甘。

功效：解毒养肝、补充体力、消除疲劳、抑菌杀菌。

主治：便秘、皮肤暗黄、失眠、贫血、阴虚干咳。

养生膳食

沙参百合饮

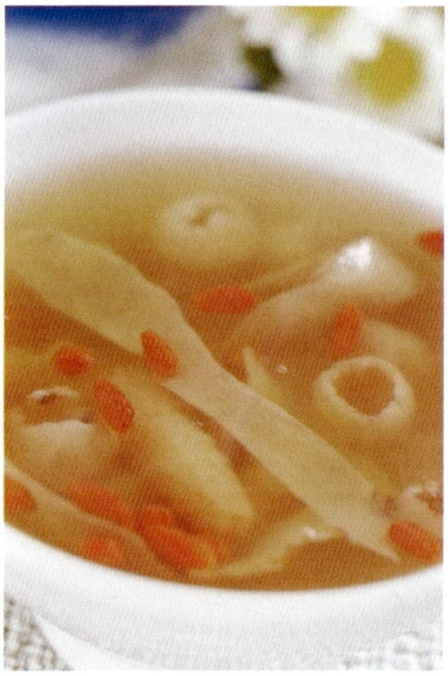

材料

莲子 20 克，百合 15 克，北沙参、玉竹、龙眼肉各 10 克，枸杞子 12 克，蜂蜜适量。

做法

1 北沙参、玉竹、枸杞子、百合、龙眼肉均洗净；莲子洗净，去莲子心。

2 将除蜂蜜外的所有材料放入锅中，加水，大火煮沸，转小火煲 1 小时关火，晾后加入蜂蜜，搅拌均匀即可。

功效

本品可滋阴润肺、美容养颜，适宜阴虚体质、皮肤粗糙暗黄、心悸失眠、阴虚干咳、肠燥便秘者适量食用。

沃雪茶

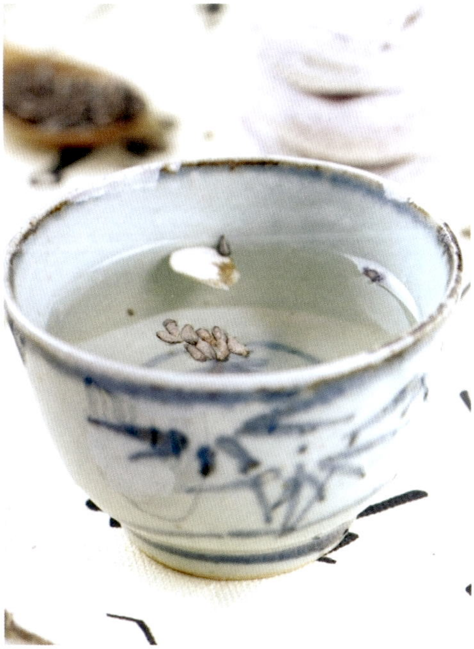

补脾润肺、清热化痰

材料

山药 45 克，牛蒡子 12 克，柿霜饼 18 克，黑茶 3 克，蜂蜜适量。

做法

❶ 将山药、牛蒡子洗净，山药去皮后切块；两者与黑茶一起放入锅中，备用。

❷ 入锅加水煮汤，去渣留汁；用药汁冲泡柿霜饼，按照个人喜好加入适量蜂蜜即可。

❸ 每日 1 剂，不拘时。

功效

本品具有补脾润肺、清热解毒、止咳化痰的功效。山药具有益气养阴、补脾益肾的功效；牛蒡子又名“大力子”，可清热利咽，且能抑制金黄色葡萄球菌生长；柿霜饼能清热润肺、化痰止咳。

养生提示

适宜肺结核、支气管扩张等症者饮用。但风寒咳嗽、咳嗽痰多者不宜饮用。

本草药典

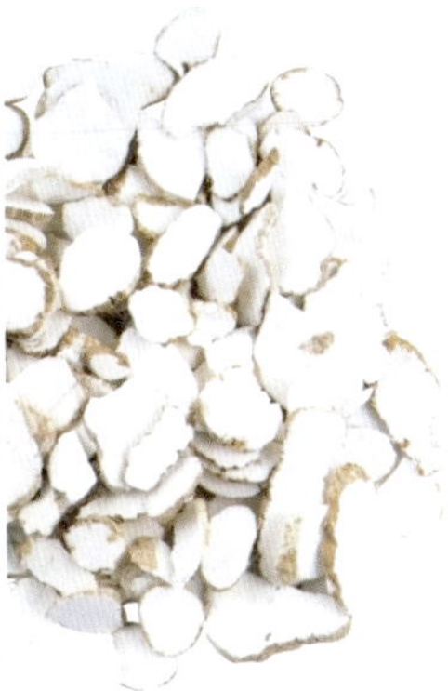

山药

别名：薯蓣。

性味：性平，味甘。

功效：健脾、补肺、益肾。

主治：脾胃虚弱、倦怠无力。

养生膳食

香菇山药汤

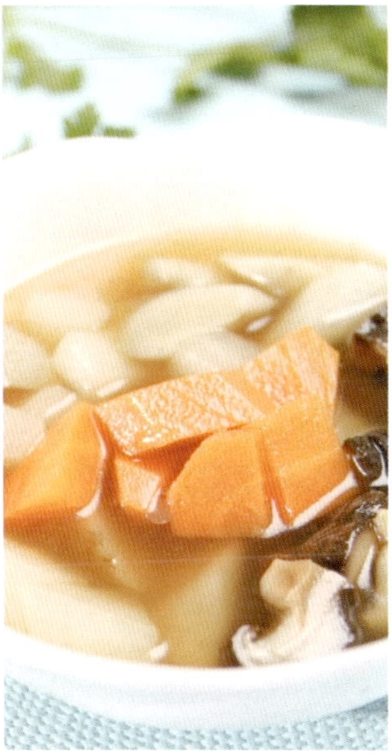

材料

香菇、胡萝卜、白萝卜、去皮山药各 200 克，生姜 2 克，盐、高汤各适量。

做法

❶ 香菇泡发，洗净，切块；生姜洗净，切片；山药、白萝卜、胡萝卜洗净，切块，放入沸水中焯烫，捞出沥干。

❷ 将上述材料放入电饭煲，倒入高汤，调至煲汤挡，煮好后加盐调味即可。

功效

本品可滋补肝肾、助消化，适宜脾虚、消化不良人士适量食用。

胖大海茶

清热润肺、利咽解毒

材料

甘草5克，胖大海2枚，枸杞子5克，白茶3克，蜂蜜适量。

做法

❶将甘草、枸杞子洗净，与白茶放入锅中加水煎煮。

❷用茶漏滤取药汁液，冲入放了胖大海的杯中，待温热时放入适量蜂蜜，即可饮用。

❸每日2剂，不拘时。

功效

胖大海具有清肺热、利咽喉、解毒、润肠通便的功效，用于肺热声哑、咽喉疼痛、热结便秘，以及用嗓过度引发的声音嘶哑等症。

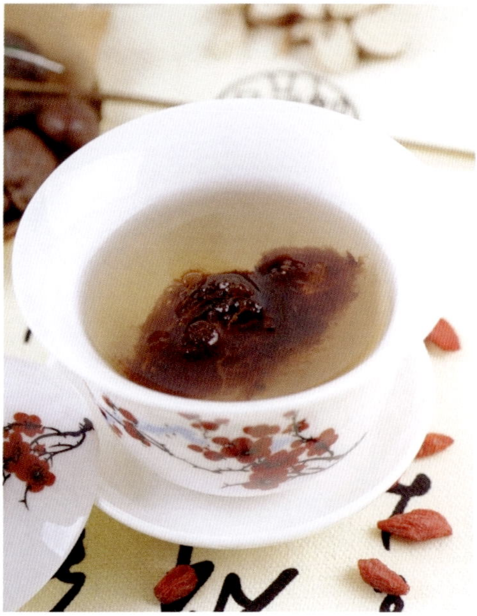

养生提示

适宜患有慢性咽炎及喉炎、扁桃体炎等症者饮用。但便溏腹泻者不宜饮服。

本草药典

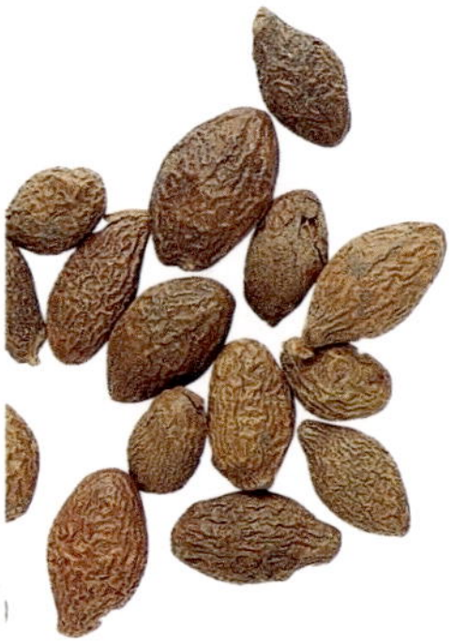

胖大海

别名：胡大海、安南子。

性味：性寒，味甘。

功效：清热润肺。

主治：肺热声哑、干咳无痰。

养生膳食

胖大海薄荷玉竹茶

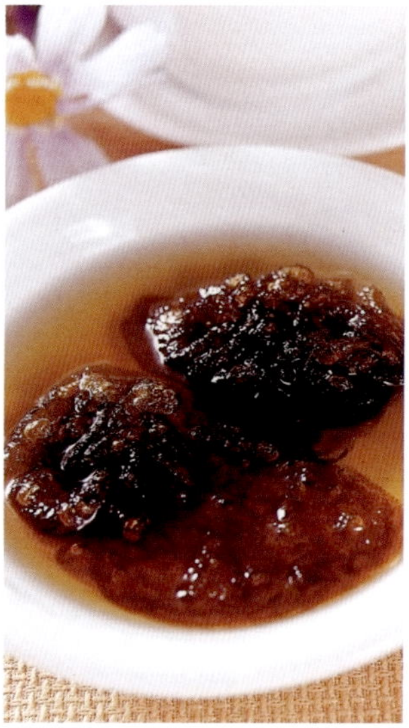

材料

胖大海9克，薄荷5克，玉竹6克，冰糖适量。

做法

❶胖大海、薄荷、玉竹均清洗干净，备用。

❷锅置火上，加水，放入胖大海、玉竹煎煮5分钟。

❸加入薄荷、冰糖煮沸，捞出薄荷即可。

功效

本品可清热利咽、滋阴生津，适合上火引起的口舌生疮、喉咙肿痛、牙龈肿痛出血、口腔溃疡、阴虚干咳者，也适合慢性咽炎、痤疮者适量饮用。

银耳茶

滋阴润肺、养胃生津

材料

银耳 20 克，洞庭碧螺春 5 克，枸杞子 5 克，蜂蜜适量。

做法

1. 将银耳用温水泡发，洗净，去除杂质，放入杯中。
2. 在杯中加入适量蜂蜜、枸杞子、洞庭碧螺春，用沸水冲泡开后，放入泡发银耳，即可饮用。
3. 每日 1 剂，清晨饮用。

功效

银耳又名白木耳，为银耳科植物银耳的子实体，具有清补润肺、润肺生津、滋阴养胃、益气补心、补脑强心的功效。

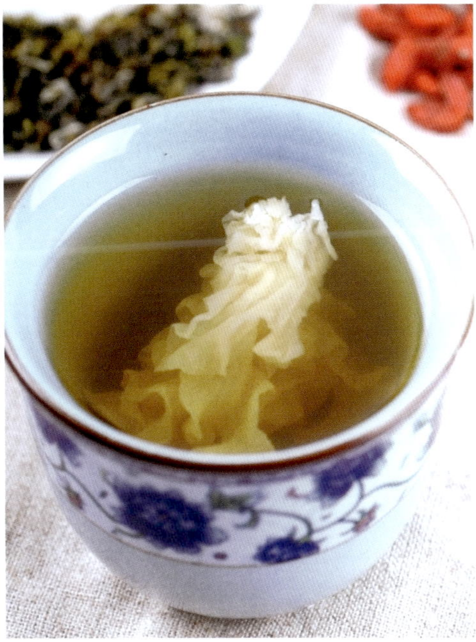

养生提示

适宜干咳、咯血、盗汗、头晕、心悸、眼底出血者饮用。但风寒咳嗽者不宜饮用。

本草药典

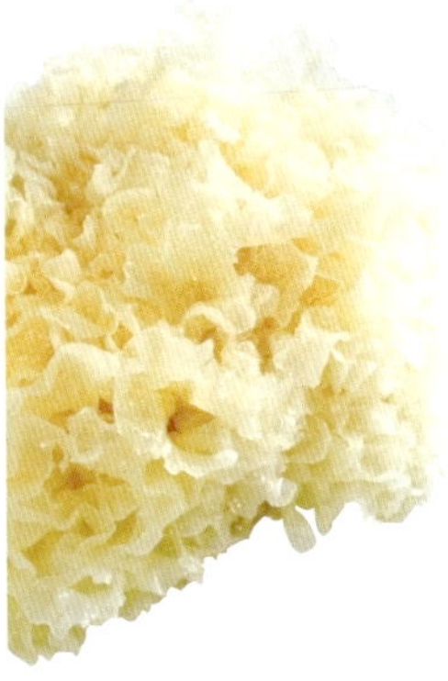

银耳

别名：白木耳、雪耳。

性味：性平，味甘。

功效：润肺生津。

主治：肺热咳嗽、肺燥干咳。

养生膳食

燕窝银耳汤

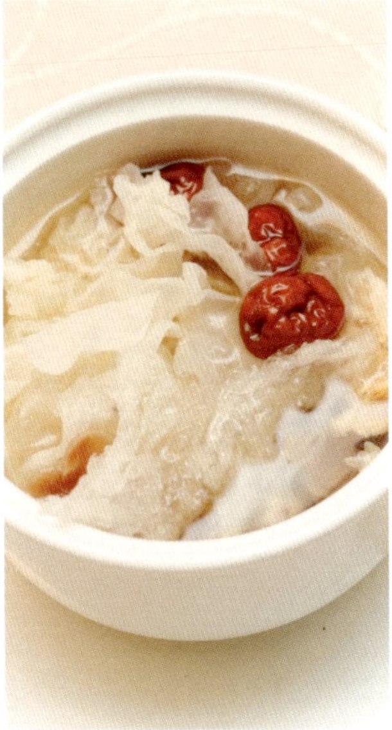

材料

银耳 20 克，燕窝 15 克，红枣 5 颗，蜂蜜适量。

做法

1. 银耳洗净，放入温水中泡发；燕窝去杂质，洗净；红枣洗净，去核。
2. 将银耳、燕窝、红枣放入锅中，加水，以大火煮沸，转小火煲 30 分钟后关火。
3. 待温度适宜时加入蜂蜜，搅拌均匀即可食用。

功效

本品可养颜润肤、通便排毒，适宜皮肤干燥粗糙、便秘、维生素缺乏者，以及慢性咽炎患者适量食用。

地黄沙参茶

滋肾润肺、滋阴生津

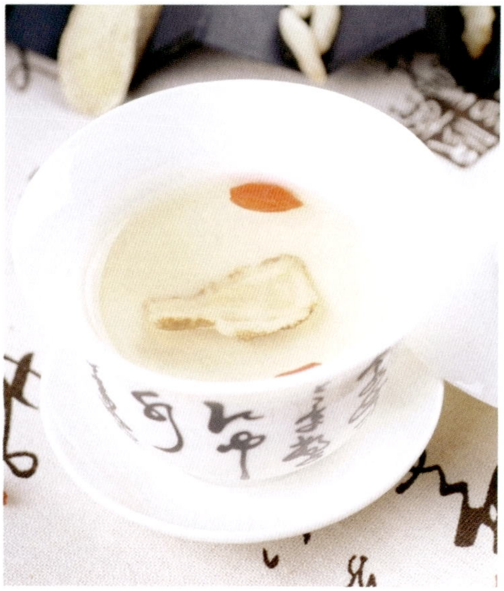

材料

生地黄18克，沙参9克，麦冬9克，当归9克，枸杞子10克，红茶2克，蜂蜜适量。

做法

❶ 将沙参、麦冬、当归、生地黄研成粗末。

❷ 将药末与红茶、枸杞子放入杯中，用热水冲泡15分钟后，加入蜂蜜，即可饮用。

❸ 每日1剂，不拘时。

功效

生地黄、枸杞子能滋阴养肝；沙参、麦冬可清肺益胃；当归可补血活血。

养生提示

适宜阴虚干咳、咽干口燥、舌红而干等症者饮用。但脾虚腹泻者不宜服用。

本草药典

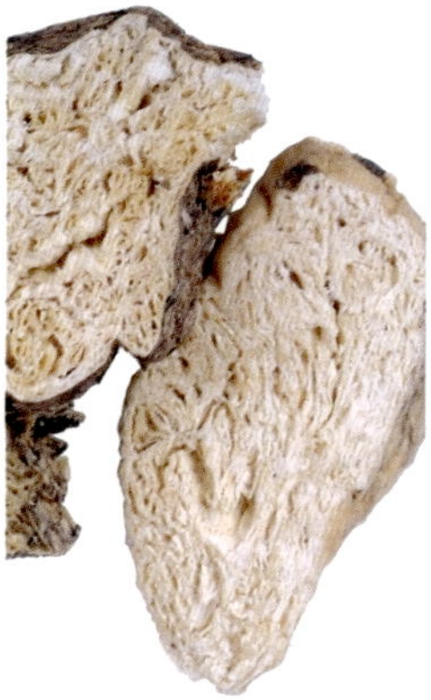

沙参

别名：知母、苦心。

性味：性微寒，味甘、微苦。

功效：清热养阴。

主治：气管炎、百日咳、肺热咳嗽。

养生膳食

玉竹沙参鹌鹑汤

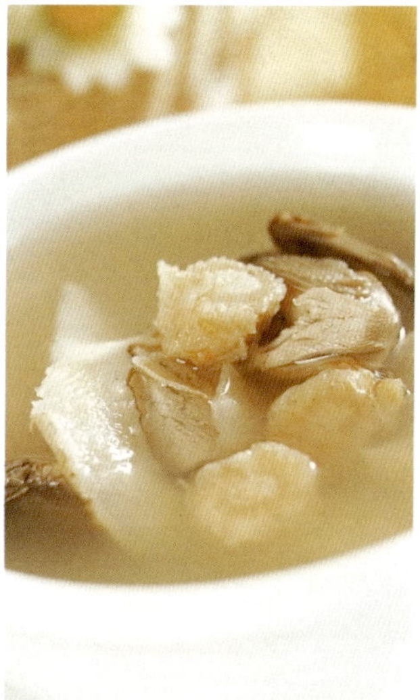

材料

鹌鹑1只，猪瘦肉50克，玉竹8克，沙参、百合各6克，生姜片、料酒、盐、鸡精各适量。

做法

❶ 玉竹、百合、沙参用温水浸透，洗净。

❷ 鹌鹑洗净，去其头、爪和内脏，切块；猪瘦肉洗净，切块。

❸ 将鹌鹑块、猪瘦肉块、玉竹、沙参、百合、生姜片、料酒置于砂锅内，加适量开水，以大火煲30分钟，转小火煲1小时，加盐、鸡精调味即可。

功效

本品可滋阴益胃、益气补虚，适宜肺虚咳嗽气喘、阴虚干咳咯血者，以及体质虚弱、抵抗力差的人群适量食用。

平肝清热茶

平肝解郁、清热泻火

材料

细生地 3 克，龙胆草 1.8 克，醋柴胡 1.8 克，川芎 1.8 克，菊花 3 克，青茶 1 克，蜂蜜适量。

做法

1. 将龙胆草、醋柴胡、川芎、细生地研成粗末。
2. 将药末、菊花和青茶放入杯中，用热水冲泡，闷10分钟后，加入蜂蜜，即可饮用。
3. 每日 1 剂，不拘时。

功效

本品具有清热泻火、平肝解郁的功效。龙胆草可辅助治疗耳鸣、目赤、咽痛等症；柴胡可疏肝解郁，防止火热伤气，避免肝气不舒；川芎可活血，可缓解头部疼痛；生地黄和菊花可以清热养肝、泻火解毒。

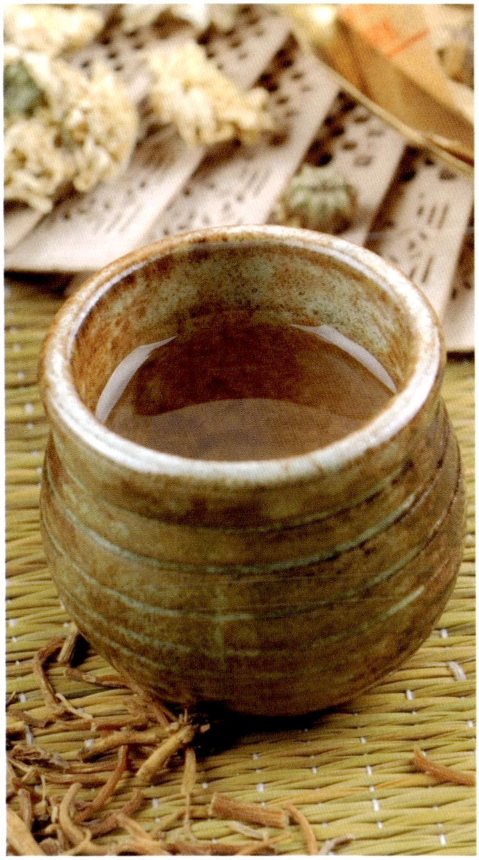

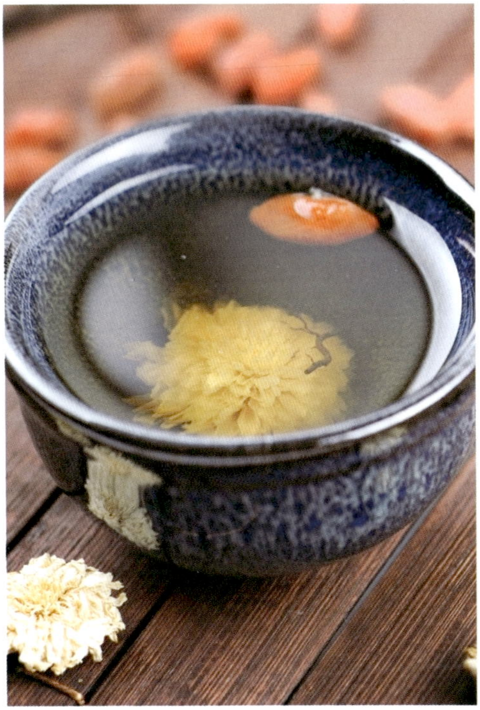

菊花乌龙茶

清肝泻火、抗菌消炎

材料

菊花 10 克，枸杞子 5 克，乌龙茶 3 克，蜂蜜适量。

做法

1. 将菊花、乌龙茶、枸杞子洗净，放入杯中。
2. 用热水冲泡，闷 10 分钟后，放入蜂蜜，即可饮用。
3. 每日 1 剂，不拘时。

功效

菊花具有疏风、清热、解毒、明目的功效。乌龙茶具有良好的抗炎和杀菌功效。

柴甘茅根茶

护肝利胆、清热凉血

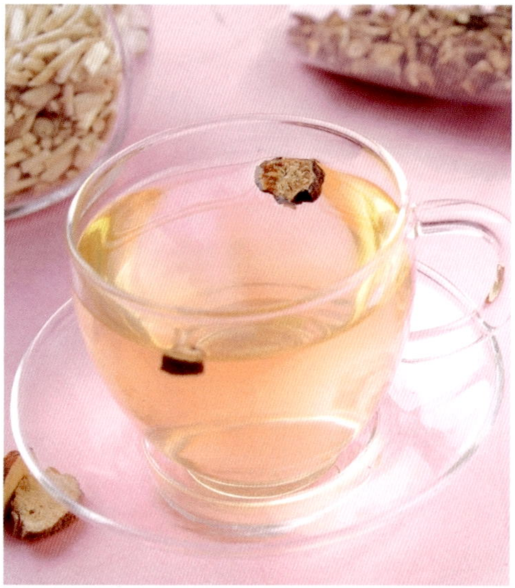

材料

柴胡 20 克，白茅根 15 克，甘草 5 克，花茶 3 克，蜂蜜适量。

做法

1. 将柴胡、白茅根、甘草制成粗末。
2. 将药末与花茶放入杯中，用热水冲泡，闷 10 分钟后，加入蜂蜜，即可饮用。
3. 每日 1 剂，不拘时。

功效

本品具有清热解毒、护肝利胆的功效。柴胡具有清热疏肝、升阳解表的功效。此外，柴胡还能镇静、安神、镇痛、解热、镇咳。

养生提示

适宜感冒发热、小便短赤、口苦咽干等症者饮用。但阴虚火旺、潮热盗汗者不宜饮用。

本草药典

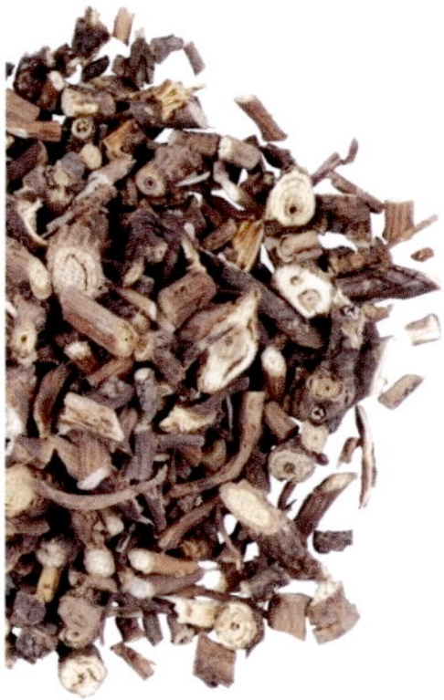

柴胡

别名：地熏、柴草、山菜。

性味：性微寒，味苦、辛。

功效：疏肝利胆、行气解郁、解表退热。

主治：感冒发热、肝郁气滞、疟疾。

养生膳食

柴胡枸杞子羊肉汤

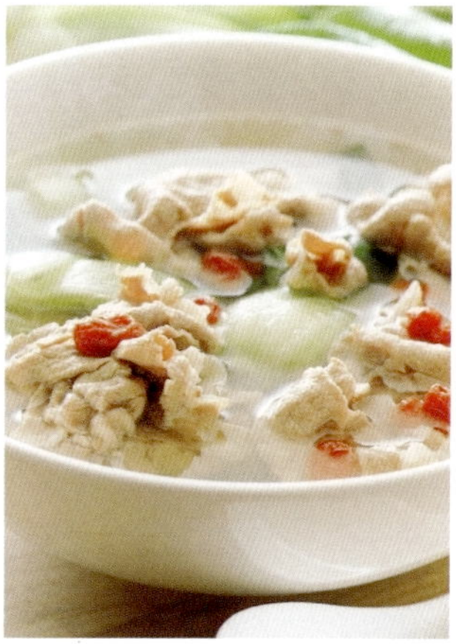

材料

柴胡 9 克，枸杞子 10 克，羊肉片、油菜各200克，盐5克。

做法

1. 柴胡冲洗干净，放进煮锅中加 4 碗水熬汤，熬到约剩 3 碗时，去渣留汁。
2. 油菜洗净，切段；枸杞子洗净。
3. 将枸杞子放入药汁中煮软，放入洗净的羊肉片和油菜段，待羊肉片煮熟，加盐调味即可。

功效

本品可疏肝和胃、升托内脏，适宜内脏下垂患者（如胃下垂、子宫脱垂、脱肛等），以及萎缩性胃炎、月经不调者适量食用。

茵陈郁金茶

清利湿热、疏肝解郁

材料

郁金10克，茵陈5克，绿茶3克，蜂蜜适量。

做法

1. 将茵陈、郁金、绿茶洗净后放入杯中。
2. 用热水冲泡后，加入蜂蜜，即可饮用。
3. 每日1剂，不拘时。

功效

本品具有清利湿热、疏肝解郁的功效。茵陈具有清湿热、退黄疸的功效；郁金具有行气化瘀、清心解郁的良好功效。

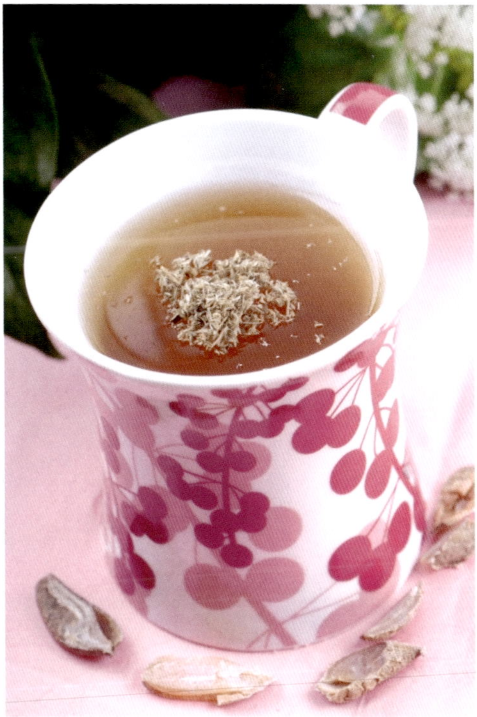

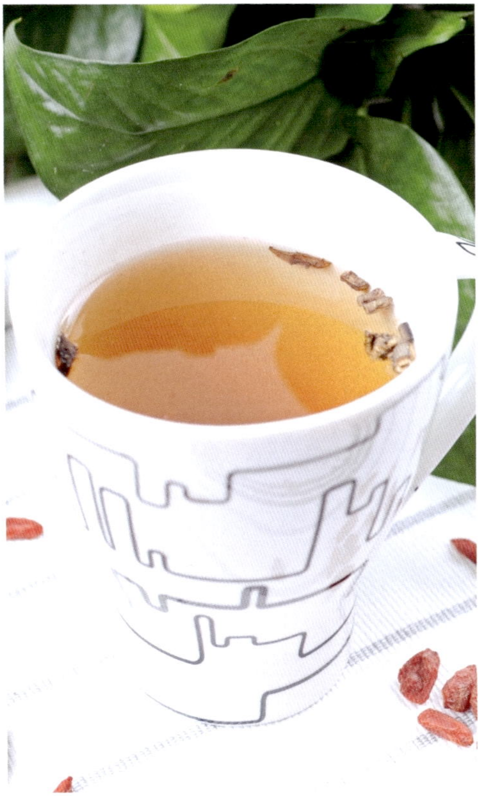

柴胡茶

疏肝解表、润燥止渴

材料

柴胡10克，绿茶3克，枸杞子2克，蜂蜜适量。

做法

1. 将柴胡、绿茶、枸杞子洗净，放入杯中。
2. 用开水冲泡后，加入蜂蜜，即可饮用。
3. 每日1剂，不拘时。

功效

柴胡具有疏散退热、升阳疏肝的功效，可用于缓解感冒发热、疟疾、肝郁气滞、胸胁胀痛、子宫脱垂、月经不调等症。

夏枯草茶

清肝泻火、润燥止渴

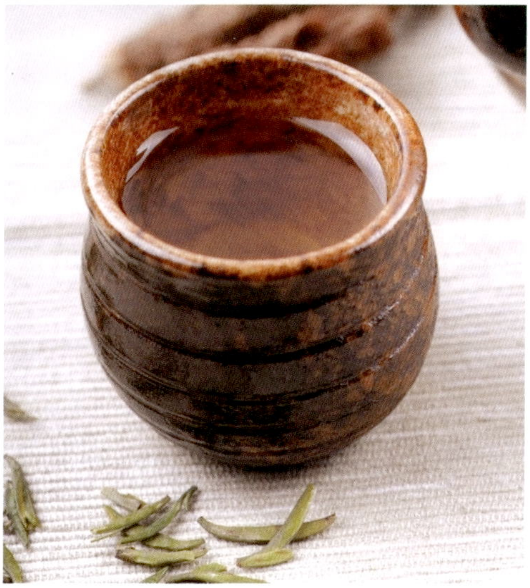

材料

夏枯草 10 克，洞庭碧螺春 3 克，枸杞子 5 克，蜂蜜适量。

做法

❶ 将夏枯草、洞庭碧螺春、枸杞子放入杯中。

❷ 用沸水冲泡，闷 15 分钟后，加入蜂蜜，即可饮用。

❸ 每日 1 剂，不拘时。

功效

夏枯草为唇形科植物夏枯草的果穗，对痢疾杆菌、霍乱弧菌、大肠杆菌、变形杆菌、葡萄球菌及人型结核杆菌等细菌可起到不同程度的抑制作用。

养生提示

适宜患有淋巴结核、甲状腺功能亢进、乳房囊性增生、乳腺炎等症者饮用，还可作为肝火旺盛、体质偏热之人的保健饮品。但脾胃虚寒者不宜饮用。

本草药典

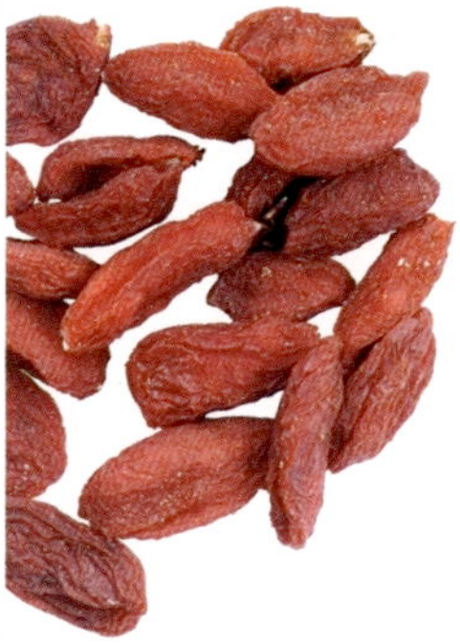

枸杞子

别名：枸杞、苟起子、枸杞红实。

性味：性平，味甘。

功效：润肺生津、滋补肝肾、益精明目、强身健体。

主治：虚劳精亏、腰膝酸痛、眩晕耳鸣、贫血。

养生膳食

枸杞子桑葚饮

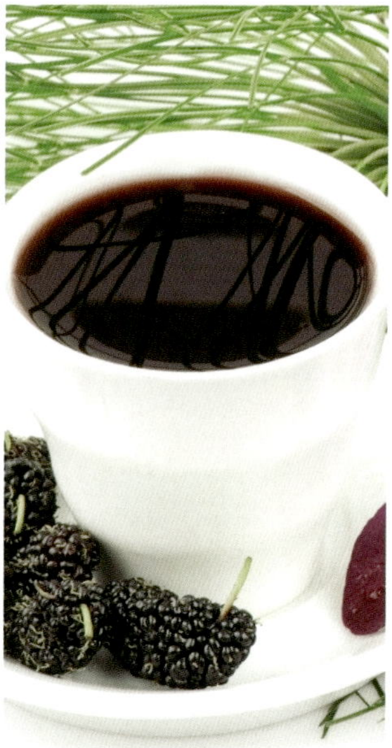

材料

桑葚、枸杞子各 30 克，山药 20 克，冰糖适量。

做法

❶ 桑葚、枸杞子、山药冲洗干净；山药去皮，切块。

❷ 将处理好的食材一并放入锅中，加适量水，以大火煮沸后转小火熬煮 30 分钟，滤取汁液，倒入杯中。

❸ 趁热放入冰糖，搅拌至溶化后即可饮用。

功效

本品可滋阴补肾、健脾益肺，适宜肝肾阴虚者饮用，一般人群也可饮用。

金银菊花茶

清热解毒、平肝明目

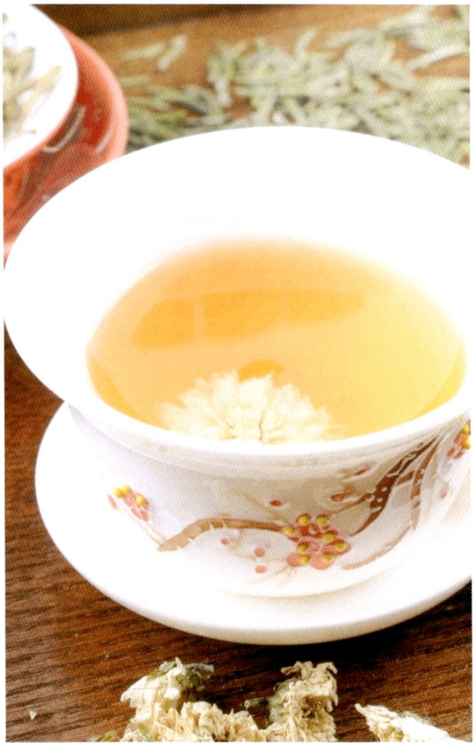

材料

菊花 6 克，金银花 5 克，绿茶 3 克，蜂蜜适量。

做法

1. 将金银花、菊花、绿茶洗净，放入锅中。
2. 加入开水，以小火煎煮 5 分钟后，加入蜂蜜，即可饮用。
3. 每日 1 剂，不拘时。

功效

本品具有清肝解毒的功效。金银花具有清热解毒的功效；菊花具有平肝明目的功效；绿茶具有生津止渴、清热消暑、解毒、消食的功效。

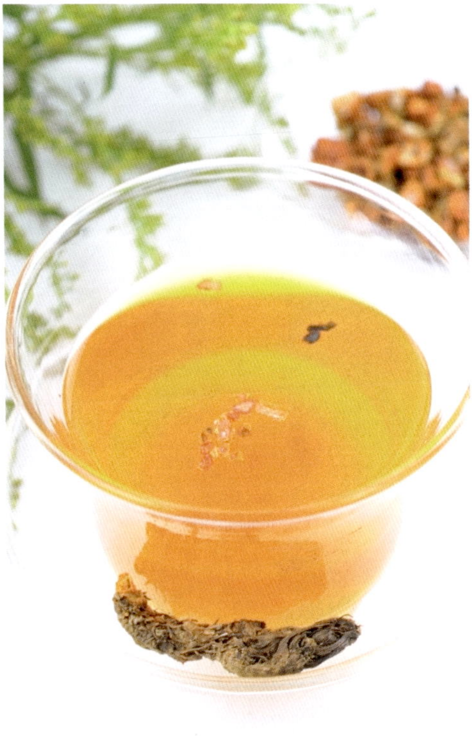

清肝茶

疏肝解郁、泻火散热

材料

栀子 3 克，龙胆草 3 克，菊花 3 克，黄连 0.3 克，绿茶 3 克，蜂蜜适量。

做法

1. 将黄连、栀子、龙胆草、菊花、绿茶洗净，放入锅中，加水煎煮。
2. 用茶漏滤取药汁液，待温热时放入适量蜂蜜，即可饮用。
3. 每日 1 剂，不拘时。

功效

本品具有清肝火、解肝毒、疏肝解郁的功效。栀子具有护肝、利胆、镇静、止血、消肿的良好功效；龙胆草具有清泻肝胆实火、除下焦湿热的功效。

杞菊饮

滋补肝肾、养阴明目

材料

枸杞子30克，菊花10克，生姜6克，青茶3克，蜂蜜适量。

做法

1. 将枸杞子、菊花、生姜洗净，与青茶一起放入杯中。
2. 用沸水冲泡，闷10分钟后，加入蜂蜜，即可饮服。
3. 每日1剂，不拘时。

功效

菊花入肝、肾经，是一味疏风、明目的佳品。菊花不仅具有疏风清热、平肝明目的功效，而且富含多种氨基酸、铁、磷、钙等营养元素。

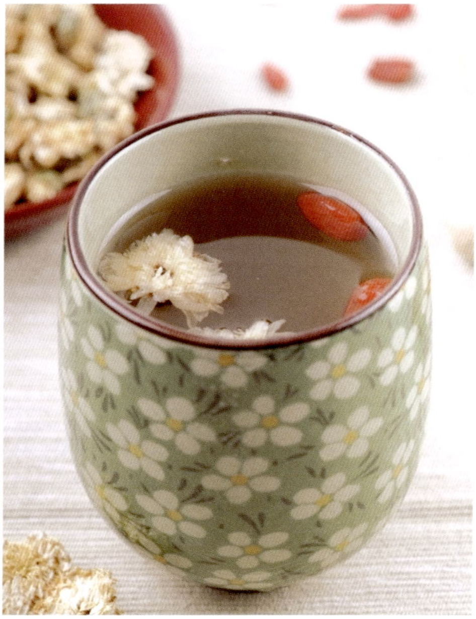

养生提示

适宜视力衰退、夜盲症者及经常用眼者饮用。

本草药典

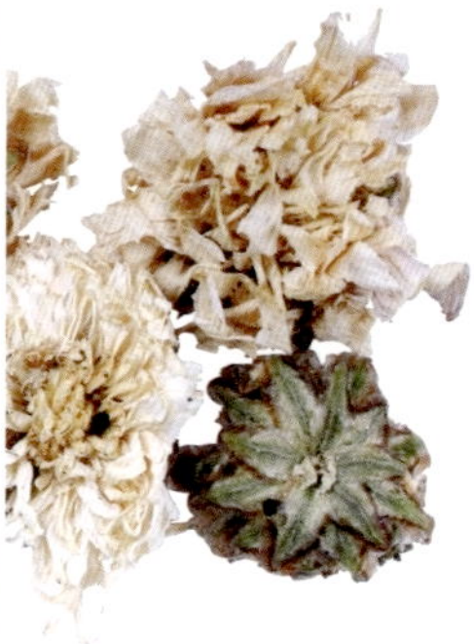

菊花

别名：日精、女华。

性味：性微寒，味辛、甘、苦。

功效：散风清热、平肝明目、解毒。

主治：风热感冒、头痛眩晕、眼睛肿痛、眼目昏花。

养生膳食

菊花鸡肝汤

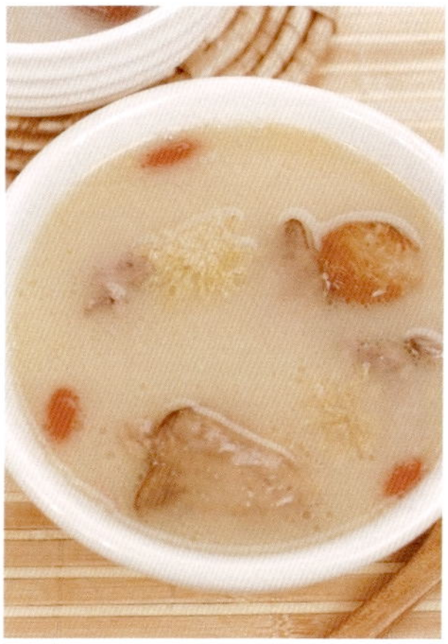

材料

鸡肝200克，菊花9克，银耳10克，枸杞子5克，盐、鸡精各适量。

做法

1. 鸡肝洗净，切块；银耳洗净，泡发，撕成小朵；枸杞子、菊花洗净，用水浸泡。
2. 鸡肝块汆水，取出洗净。
3. 将鸡肝块、银耳、枸杞子、菊花放入锅中，加适量水，以小火煲1小时，加盐、鸡精调味即可。

功效

本品可滋阴润燥、清肝明目，适宜肝火旺盛引起的两目干涩、目赤肿痛、心烦易怒、咽干口燥者，以及白内障、青光眼、视力下降等眼科疾病患者适量食用。

木瓜青茶

舒筋活络、清肝明目

材料

木瓜 5 克，青皮 3 克，秦皮 3 克，松节 3 克，花茶 2 克，蜂蜜适量。

做法

❶ 将木瓜、青皮、秦皮、松节洗净，与花茶一同放入杯中。

❷ 用开水冲泡，闷 10 分钟后，加入蜂蜜，即可饮用。

❸ 每日 1 剂，不拘时。

功效

本品具有清肝明目、舒筋活络的功效。木瓜具有消暑解渴、润肺止咳的功效；青皮具有疏肝破气、消积化滞的良好功效；秦皮具有清肝明目、收涩止带的功效；松节具有祛风燥湿、止痛的功效。

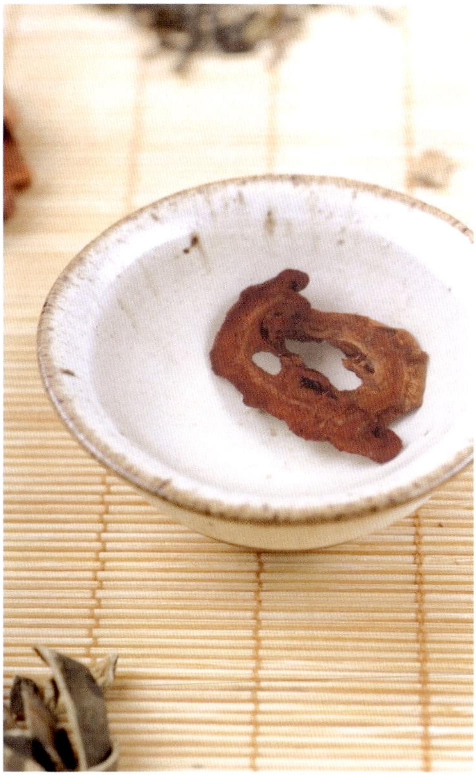

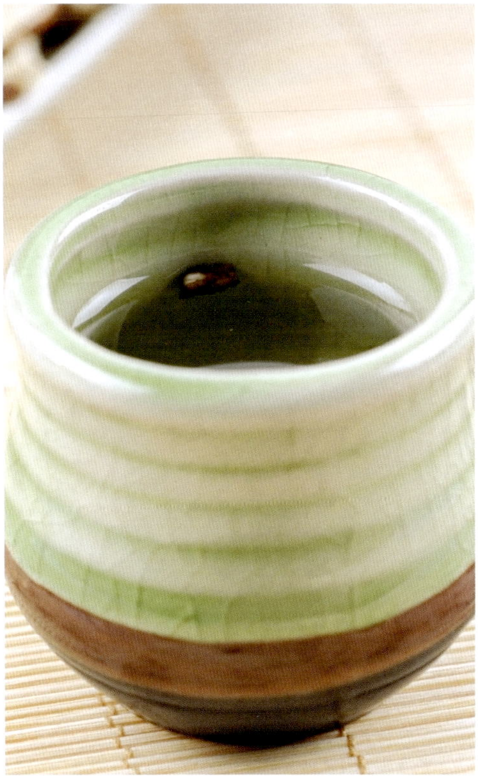

柴胡赤芍茶

疏肝理气、祛瘀止痛

材料

柴胡 5 克，赤芍 3 克，枳壳 3 克，甘草 2 克，乌龙茶 2 克，蜂蜜适量。

做法

❶ 将柴胡、赤芍、枳壳、甘草、乌龙茶用开水冲泡，闷 10 分钟后，加入蜂蜜，即可饮用。

❷ 每日 1 剂，不拘时。

功效

柴胡具有疏风退热、升阳疏肝的功效；赤芍具有行瘀止痛、凉血消肿的良好功效；枳壳具有理气宽中、行滞消胀的功效；甘草具有补脾益气、清热解毒、祛痰止咳、缓急止痛、调和诸药的功效。

巴戟牛膝茶

温补肾阳、强腰健膝

材料

巴戟天 20 克，怀牛膝 15 克，枸杞子 5 克，黑茶 2 克，蜂蜜适量。

做法

❶ 将巴戟天、怀牛膝研为粗末，备用。

❷ 将药末与黑茶置于杯中，用沸水冲泡，闷 20 分钟后，加入蜂蜜、枸杞子，即可饮用。

❸ 每日 1 剂，不拘时。

功效

巴戟天具有补肾助阳、祛风除湿、强筋健骨的功效；怀牛膝具有补肝肾、强筋骨、逐瘀通经、引血下行的良好功效。

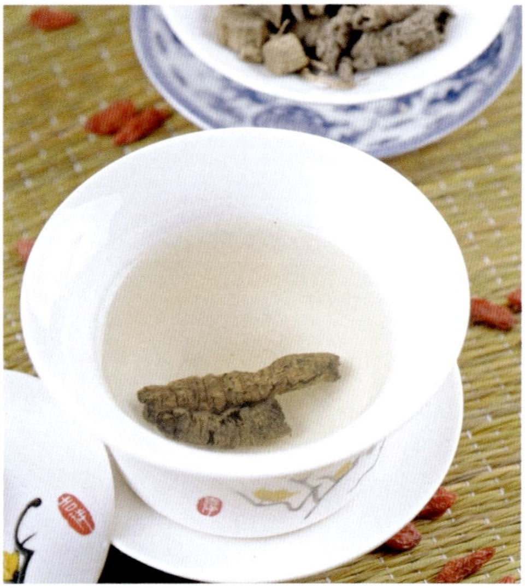

养生提示

适宜肾阳亏虚所致腰酸冷痛、膝软无力、阳痿早泄等症者饮用。但阴虚火旺、大便干结者不宜服用。

本草药典

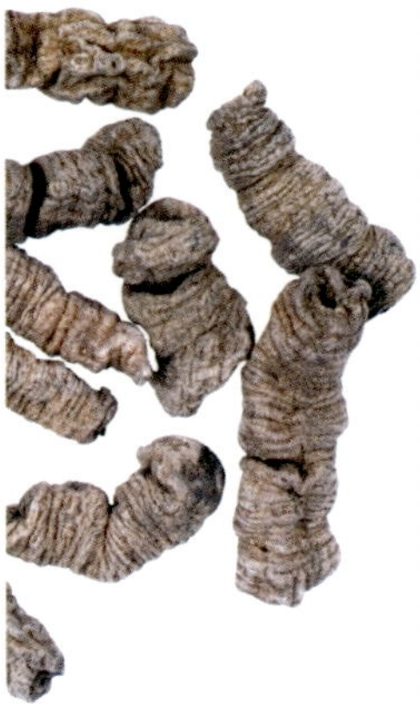

巴戟天

别名：巴吉天。

性味：性微温，味辛、甘。

功效：补肾助阳。

主治：阳痿遗精、宫寒不孕、月经不调。

养生膳食

杜仲巴戟天鹌鹑汤

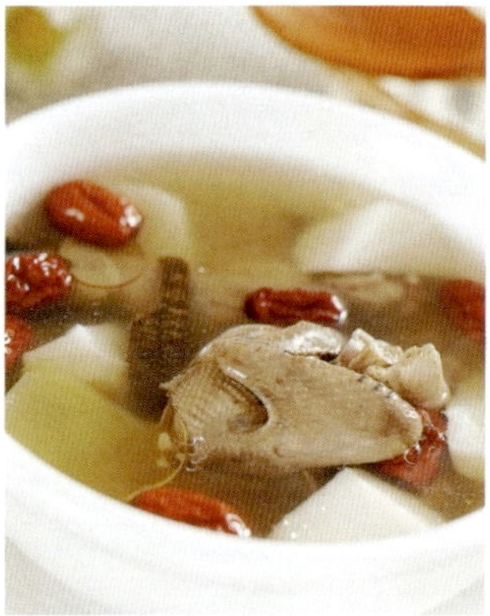

材料

鹌鹑 1 只，杜仲、巴戟天各 30 克，山药 100 克，枸杞子 25 克，红枣 6 颗，盐 5 克，鸡精 3 克，生姜片适量。

做法

❶ 鹌鹑处理干净，切块，汆水；山药洗净，去皮，切块；杜仲、巴戟天、枸杞子、红枣洗净。

❷ 把鹌鹑肉块、杜仲、巴戟天、枸杞子、山药块、生姜片、水和红枣放入锅内，以大火煮沸，转小火煲 3 小时，加盐和鸡精调味即可。

功效

本品可补肝肾、强筋骨，适宜肾阳亏虚引起的阳痿早泄、腰脊酸痛、小便余沥的男性，以及肾虚不孕、胎漏欲坠的女性适量食用。

丁香红茶

温中暖身、散寒止痛

材料

丁香 6 克，红茶 3 克，枸杞子 3 克，蜂蜜适量。

做法

1. 将丁香、红茶、枸杞子放入杯中。
2. 用开水冲泡，闷 10 分钟后，加入蜂蜜，即可饮用。
3. 每日 1 剂，不拘时。

功效

本品具有温中暖身、散寒止痛的功效。丁香具有温中、散寒、降逆的功效；红茶具有温中暖胃、促进消化的功效。

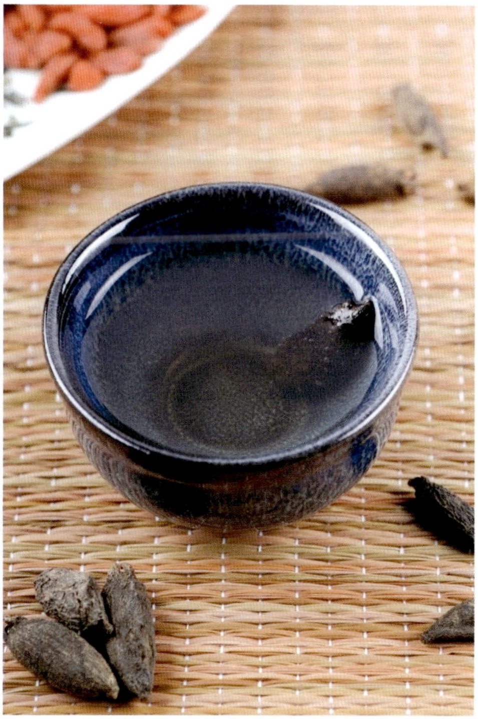

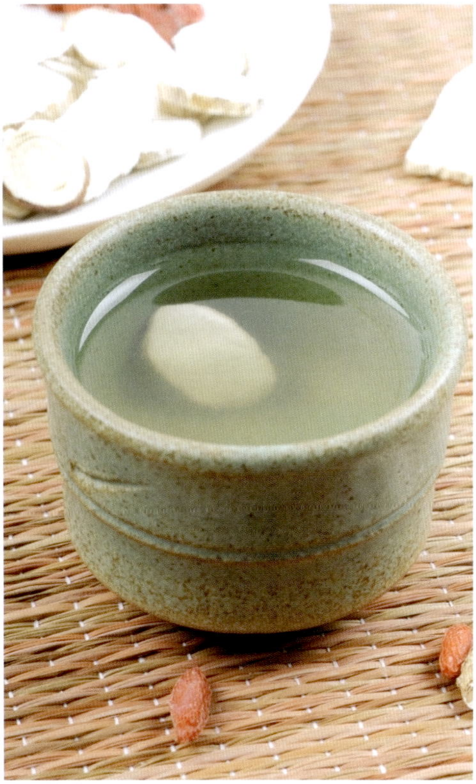

山药茶

固肾益精、健脾补肺

材料

山药 250 克，甘草 5 克，枸杞子 3 克，红茶 2 克，蜂蜜适量。

做法

1. 将山药去皮切片；甘草研成粗末。
2. 将山药片、甘草末、枸杞子和红茶放入砂锅中，煮 20 分钟，待温后加入蜂蜜，即可饮用。
3. 每日 1 剂，不拘时。

功效

山药具有健脾补肺、益胃补肾、固肾益精、聪耳明目、助五脏、强筋骨的功效，用于缓解脾胃虚弱、倦怠无力、食欲不振、久泄久痢、肺气虚燥、痰喘咳嗽、肾气亏耗等症。

地黄茶

滋阴补肾、补虚涩精

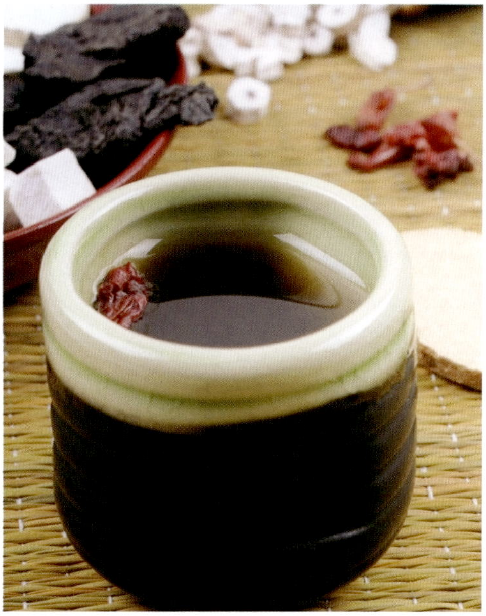

材料

熟地黄 20 克，山茱萸肉 12 克，去皮山药 12 克，茯苓 9 克，泽泻 3 克，红茶 2 克，蜂蜜适量。

做法

1. 将熟地黄、山茱萸肉、去皮山药、茯苓、泽泻研成粗末。
2. 将药末和红茶放入杯中，用开水冲泡，去渣取汁后，加入蜂蜜，即可饮用。
3. 每日 1 剂，不拘时。

功效

熟地黄具有养血补虚、滋阴补肾的功效；山茱萸肉具有补益肝肾、涩精固脱的功效；山药具有健脾补肺的功效；泽泻具有利水渗湿、泄热通淋的功效。

养生提示

适宜腰膝酸软、头晕目眩、耳鸣耳聋、盗汗遗精者饮用。但脾胃虚弱、消化不良、阳虚畏寒、大便溏泄者不宜服用。

本草药典

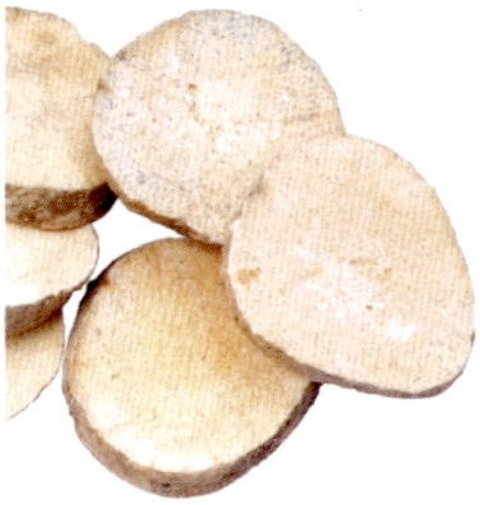

泽泻

别名：水泻、芒芋、鹄泻。

性味：性寒，味甘、淡。

功效：利水渗湿、泄热通淋。

主治：小便不利、热淋涩痛、水肿胀满、泄泻、眩晕。

养生膳食

六味地黄鸡汤

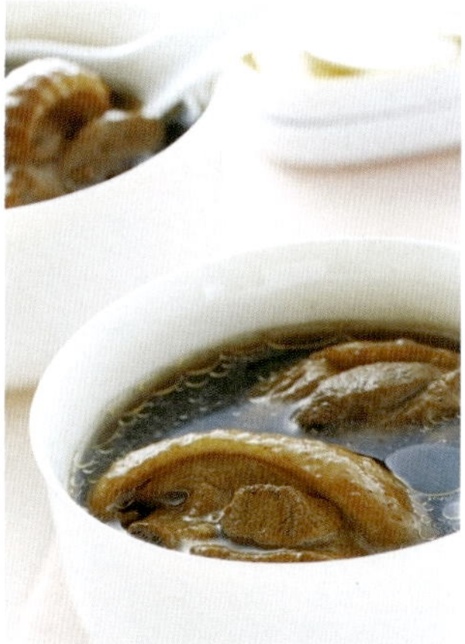

材料

鸡腿 150 克，熟地黄 25 克，茱萸果 10 克，牡丹皮、茯苓各 8 克，泽泻 5 克，红枣 5 颗，盐 3 克。

做法

1. 鸡腿洗净，切块，放入沸水中氽烫，捞起冲净；将所有药材洗净，入锅中煎取药汁。
2. 将鸡腿块和药汁一道盛入炖锅，加水，以大火煮沸。
3. 放入红枣，转小火慢炖 30 分钟，加盐调味即可。

功效

本品可滋阴补肾、益精填髓，适宜肾阴亏虚引起的潮热、盗汗、烦躁易怒、腰膝酸软、头晕耳鸣者适量食用。

健腰青娥茶

补肾益气、强腰壮骨

材料

杜仲10克，补骨脂5克，核桃仁5克，肉桂2克，熟普洱3克，蜂蜜适量。

做法

❶ 将核桃仁、补骨脂、杜仲、肉桂研成粗末。

❷ 将药末与熟普洱放入杯中，用沸水冲泡，闷20分钟后，加入蜂蜜，即可饮用。

❸ 每日1剂，不拘时。

功效

本品具有补肾益气、强腰壮骨的功效。核桃仁具有补肾益肺的良好功效；补骨脂具有补肾助阳的功效；杜仲具有补肝肾、强筋骨、调节血压的功效；肉桂具有补火助阳的功效。

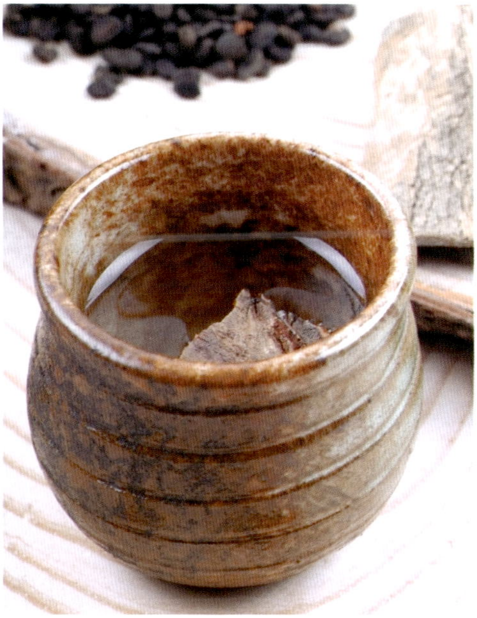

养生提示

适宜肾阳虚所致腰脊酸疼、精神疲乏、四肢软弱、小便余沥不尽者饮用。但体内有热者不宜饮用。

本草药典

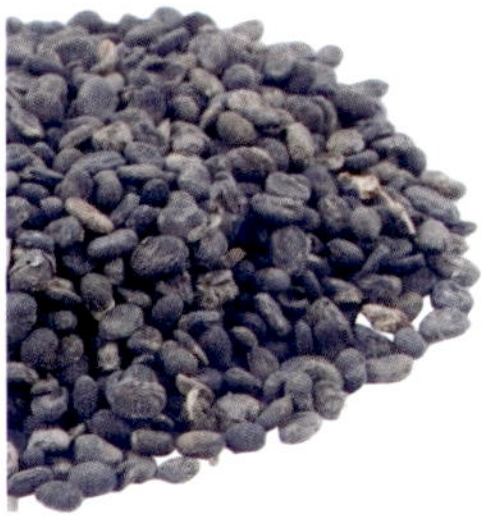

补骨脂

别名：胡韭子、婆固脂、破故纸。

性味：性温，味苦、辛。

功效：补肾助阳、纳气平喘、温脾止泻、固精止涩。

主治：肾阳不足、腰膝冷痛、阳痿遗精、尿频、遗尿。

养生膳食

补骨脂猪腰汤

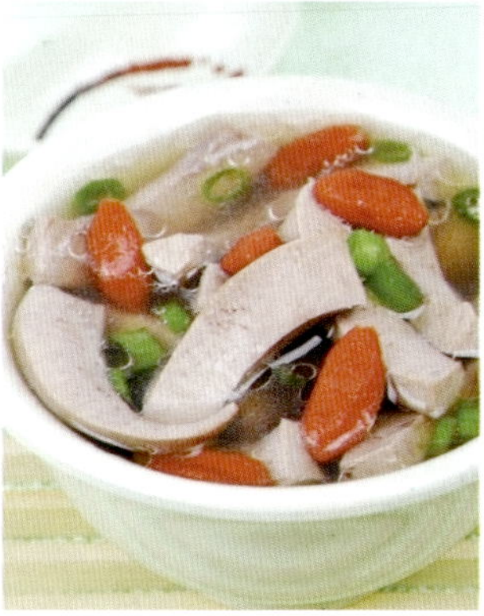

材料

肉豆蔻、补骨脂各9克，猪腰100克，葱花、枸杞子、生姜、盐各适量。

做法

❶ 猪腰洗净，切开，除去白色筋膜；肉豆蔻、补骨脂、枸杞子洗净；生姜洗净，去皮切片。

❷ 猪腰汆去血水，捞出洗净，沥干水。

❸ 瓦煲中装适量水，大火煮沸后，放入上述处理好的食材，转小火煲2小时，加盐调味，最后撒上葱花即可。

功效

本品可补肾壮阳、安胎止泻，适宜肾阳亏虚引起的腰膝酸软、形寒肢冷、胎动不安者，以及虚寒腹泻者适量食用。

左归茶

滋阴补肾、益精强身

材料

大熟地 24 克，去皮山药 12 克，菟丝子 12 克，鹿角 12 克，枸杞子 10 克，山茱萸 10 克，红茶 2 克。

做法

❶将大熟地、去皮山药、菟丝子、鹿角、山茱萸研成粗末。

❷将药末、枸杞子和红茶放入杯中，用沸水冲泡，闷 20 分钟，即可饮用。

❸每日 1 剂，频频饮服。

功效

具有滋阴补肾、益精强身的功效。大熟地具有补血滋润的功效；山药具有健脾补肺、益胃补肾、固肾益精、聪耳明目、助五脏的功效。

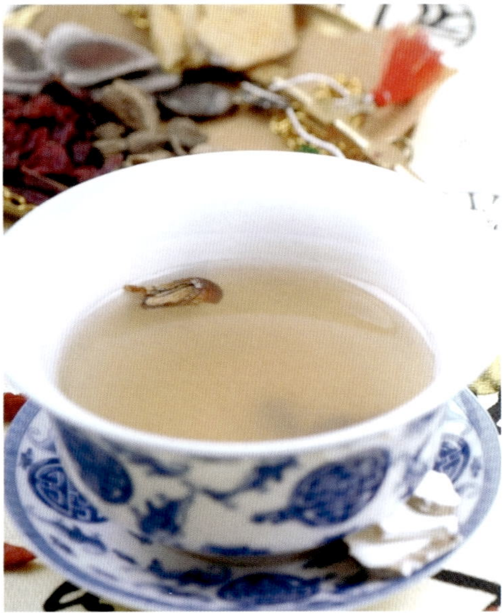

养生提示

适宜头晕目眩、腰酸腿软、手足发热、遗精滑泄、自汗盗汗、口燥咽干、舌红少苔者饮用。但脾胃虚弱、大便溏泄者不宜服用。

本草药典

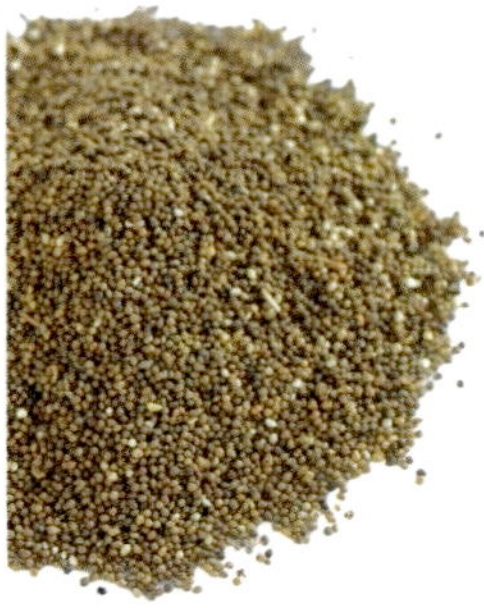

菟丝子

别名：豆寄生、无根草、黄丝。

性味：性温，味甘。

功效：益补肝肾、固精缩尿、安胎、止泻。

主治：腰痛耳鸣、阳痿遗精、消渴、遗尿失禁、淋浊带下。

养生膳食

菟杞红枣鹌鹑汤

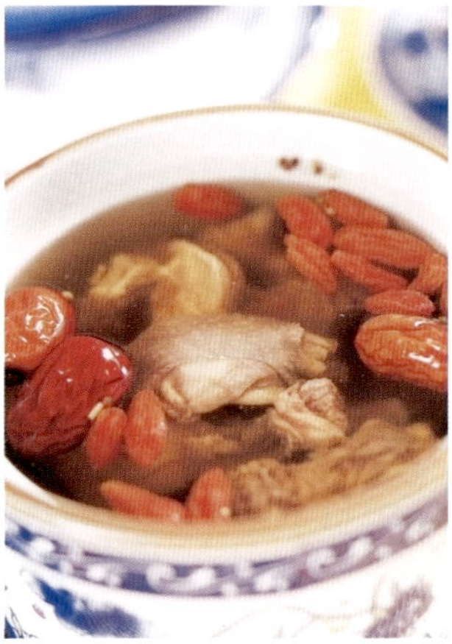

材料

鹌鹑 2 只，菟丝子、枸杞子各 10 克，红枣 7 颗，料酒、盐、味精各适量。

做法

❶鹌鹑洗净，切块，汆水后捞出沥干。

❷菟丝子、枸杞子、红枣分别洗净，用温水浸透。

❸将鹌鹑肉块、菟丝子、枸杞子、红枣连同适量开水一起倒进炖盅，加入料酒，盖上盅盖，先用大火炖 30 分钟，后转小火炖 1 小时，调入盐、味精即可。

功效

本品可补肾安胎、益气养血，适宜肾虚引起的胎动不安者，以及腰膝酸软、贫血者适量食用。

肉苁蓉茶

补肾益精、润燥滑肠

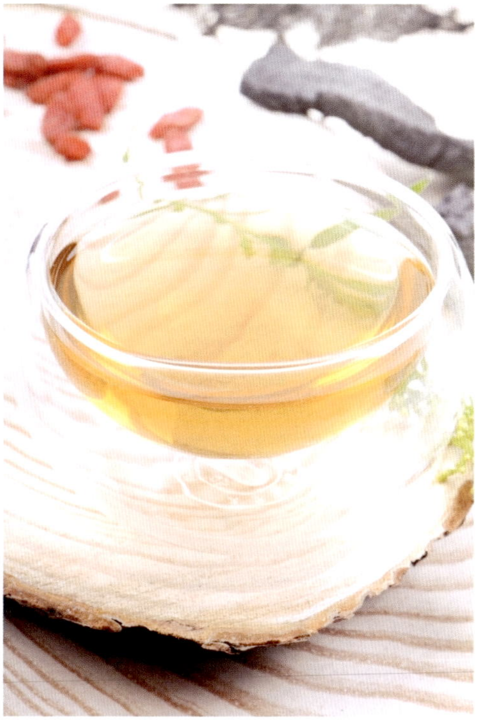

材料

红茶6克，肉苁蓉5克，枸杞子3克，蜂蜜适量。

做法

1. 将肉苁蓉洗净，放入锅中加水煎煮。
2. 用肉苁蓉的煎煮液冲泡红茶，待温热时放入蜂蜜及枸杞子，即可饮用。
3. 每日1剂，不拘时。

功效

肉苁蓉具有补肾阳、益精血、润肠通便的功效；红茶具有利尿、消炎杀菌、消疲提神的良好功效。

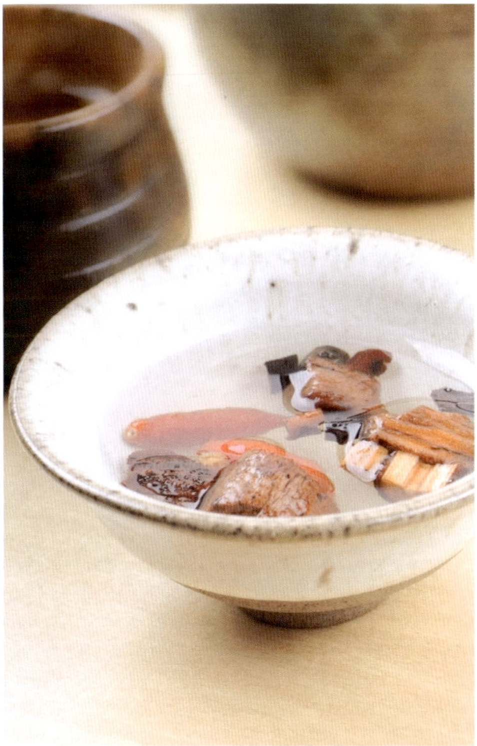

骨碎补茶

温通经脉、续伤定痛

材料

骨碎补 50 克，桂枝 15 克，枸杞子 5 克，生姜 3 克，红茶 2 克，蜂蜜适量。

做法

1. 将骨碎补、桂枝洗净，沥干；生姜切丝，备用。
2. 将骨碎补、桂枝和红茶放入杯中，用热水冲泡，加入生姜丝、枸杞子、蜂蜜，即可饮用。
3. 每日 1 剂，不拘时。

功效

骨碎补具有补肾强骨、续伤止痛的功效；桂枝具有发汗解肌、温经通脉、助阳化气、散寒止痛的良好功效。

王母桃茶

健脾运中、补肾助阳

材料

白术20克，熟地黄15克，何首乌30克，巴戟天10克，枸杞子30克，蜂蜜适量。

做法

1. 将白术、熟地黄、何首乌、巴戟天研成粗末。
2. 将药末、枸杞子放入杯中，用沸水冲泡，闷20分钟后，加入蜂蜜，即可饮用。
3. 每日1剂，不拘时。

功效

本品具有健脾运中、补肾助阳的功效。白术具有健脾益气、燥湿利水的功效；熟地黄具有补血滋阴、益精填髓的功效；何首乌具有补肾乌发的功效；巴戟天具有补肾助阳的功效。

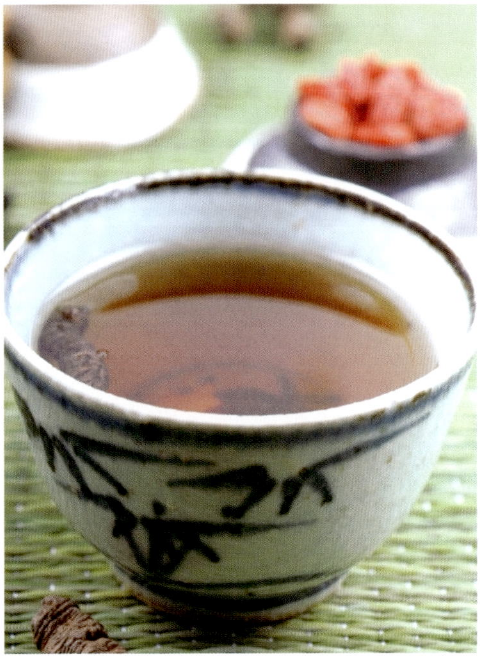

养生提示

适宜肝肾虚亏所致腹冷腰酸、腿膝软弱、头晕目眩者饮用。但阴虚火旺者不宜饮用。

本草药典

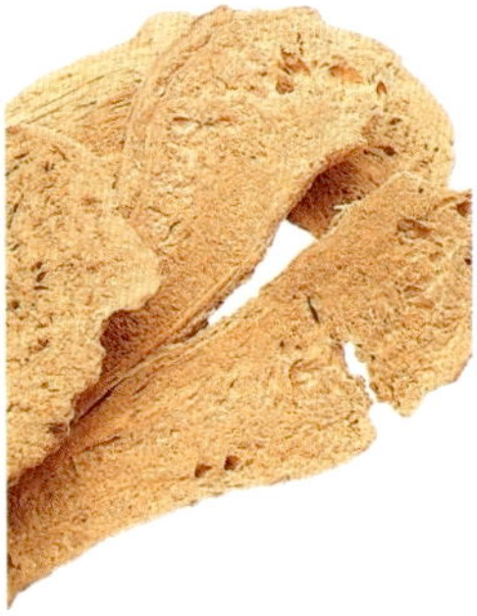

白术

别名：于术、冬术。

性味：性温，味苦、甘。

功效：健脾益气。

主治：脾虚食少、腹胀泄泻、痰饮眩悸。

养生膳食

山药白术羊肚汤

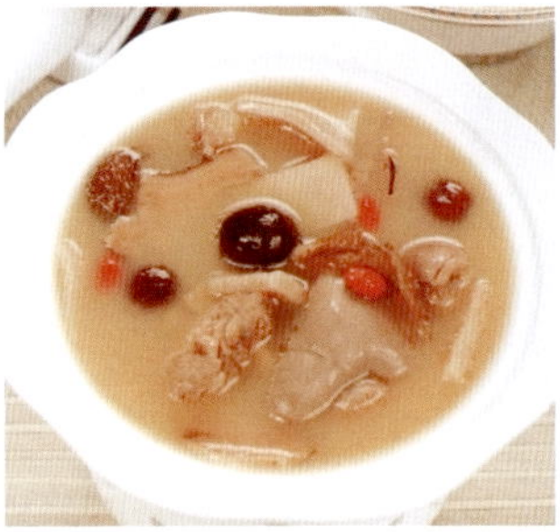

材料

羊肚250克，红枣、枸杞子各15克，山药、白术各10克，盐、鸡精各适量。

做法

1. 羊肚洗净，切块，氽水后捞出沥干；山药洗净，去皮，切块；白术洗净，切段；红枣、枸杞子均洗净，浸泡。
2. 锅中加适量水煮沸，放入羊肚块、山药块、白术段、红枣、枸杞子，加盖以小火煲。
3. 煲约2小时后，调入盐和鸡精即可。

功效

本品可补气安胎、健脾益胃，适宜气虚导致的胎动不安、内脏下垂，以及产后或病后体虚、营养不良者适量食用。

甘麦红枣茶

养心安神、补肝除烦

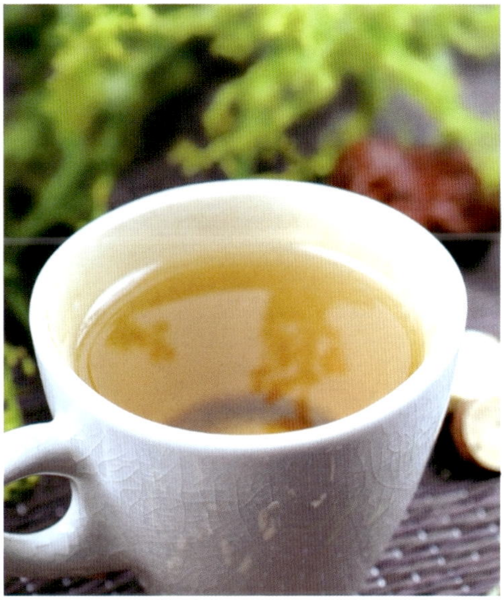

材料

小麦30克，红枣10颗，甘草6克，洞庭碧螺春6克，蜂蜜适量。

做法

1. 将甘草、小麦研成粗末。
2. 将药末、红枣、洞庭碧螺春放入杯中，用沸水冲泡，闷15分钟后，加入蜂蜜，即可饮用。
3. 每日1剂，不拘时。

功效

本品具有养心安神、养肝除烦的功效。小麦具有养心益脾的功效；红枣具有补中益气、养血安神的功效；甘草具有补脾益气、清热解毒的功效；洞庭碧螺春具有生津止渴的良好功效。

养生提示

适宜妇女更年期综合征所致精神恍惚、心中烦乱、睡眠不安、神经衰弱，或工作紧张引起的睡眠不安、烦乱多梦者饮用。但失眠重症，伴有阴虚火旺者不宜服用。

本草趣谈·麦子趣闻

远古的时候，老天爷爱惜百姓，让麦子从根到梢都结满了穗。麦子年年大丰收，百姓粮食多得吃不完，就开始糟蹋粮食。老天爷看见很生气，就令天神把所有的麦子从根捋到梢。天狗看着捋麦穗的天神，大哭着说："留个梢吧！"老天爷心软了，冉说，他也不忍心绝了百姓的活路，于是对天神说："就留下梢吧。"最终，以前从根到梢都结麦穗的麦子，现在就只剩了个梢。直到现在，麦子都只结一个穗。

养生膳食

小麦莲子黑枣饮

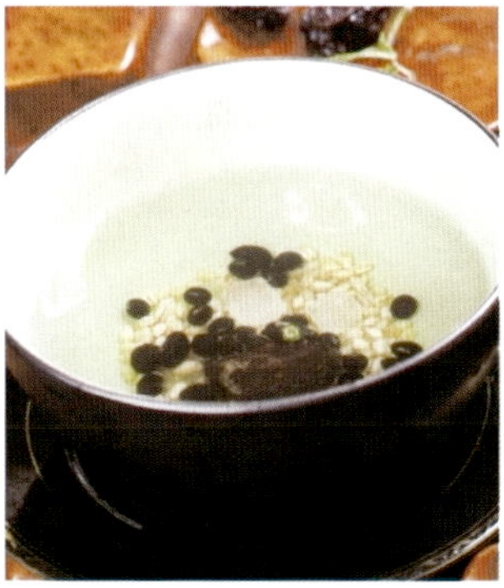

材料

黑豆、小麦各30克，莲子、黑枣各7颗，冰糖10克。

做法

1. 将黑豆、小麦、莲子、黑枣分别洗净，放入锅中，加水1000毫升，以大火煮沸，转小火煲至黑豆熟烂。
2. 调入冰糖，搅拌至溶化即可。

功效

本品可益气止汗、清心安神，适宜五心烦热、心悸失眠者，以及神经衰弱患者和更年期综合征患者适量饮用。

酸枣仁茶

养心安神、清热除烦

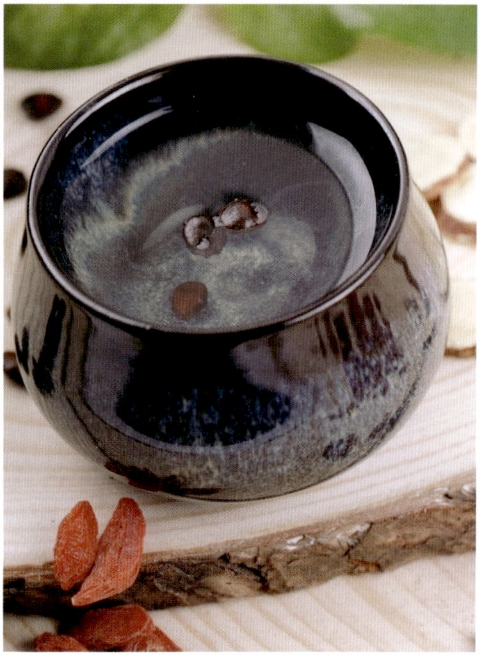

材料

酸枣仁 30 克，甘草 6 克，枸杞子 5 克，青茶 3 克，蜂蜜适量。

做法

1. 将酸枣仁放入杯中。
2. 加入甘草、枸杞子和青茶，用开水冲泡，闷 15 分钟后，加入适量蜂蜜，即可饮用。
3. 每日 1 剂，不拘时。

功效

酸枣仁具有养肝、宁心、安神、敛汗的功效；甘草具有补脾益气、清热解毒、祛痰止咳、缓急止痛的功效；枸杞子具有润肺生津、滋补肝肾的良好功效。

养生提示

适宜神经衰弱、更年期综合征、失眠多梦者饮用。但阳虚畏寒者不宜饮服。

本草药典

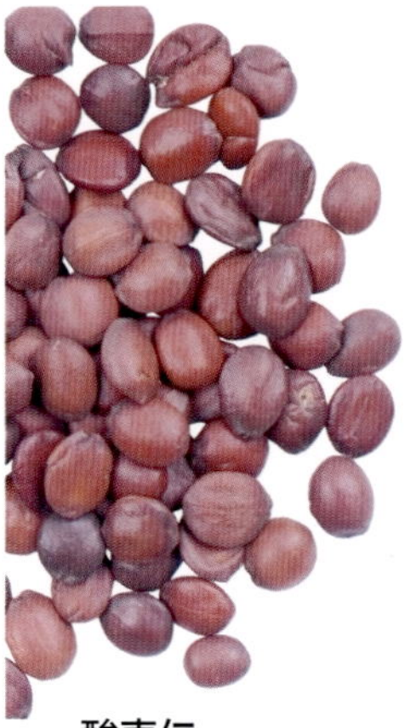

酸枣仁

别名：酸枣子。

性味：性平，味甘、酸。

功效：养肝宁心。

主治：虚烦不眠、惊悸怔忡。

养生膳食

双仁菠菜猪肝汤

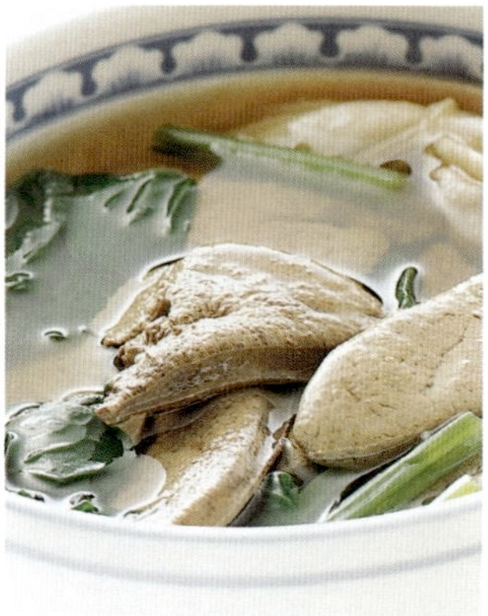

材料

猪肝200克，菠菜150克，酸枣仁、柏子仁各10克，盐6克。

做法

1. 将酸枣仁、柏子仁洗净，装在纱布袋内，扎紧袋口；猪肝洗净，切片；菠菜去根，洗净，切段。
2. 将纱布袋放入锅中，加适量水，熬成药汁。
3. 猪肝片汆烫后捞起，和菠菜段一起加入药汁中，烧沸后加盐即可。

功效

本品可补血养心、安神助眠，适宜失眠多梦、健忘、视力下降、心律失常、虚热烦渴者适量食用。

茉莉花茶

理气和中、疏肝解郁

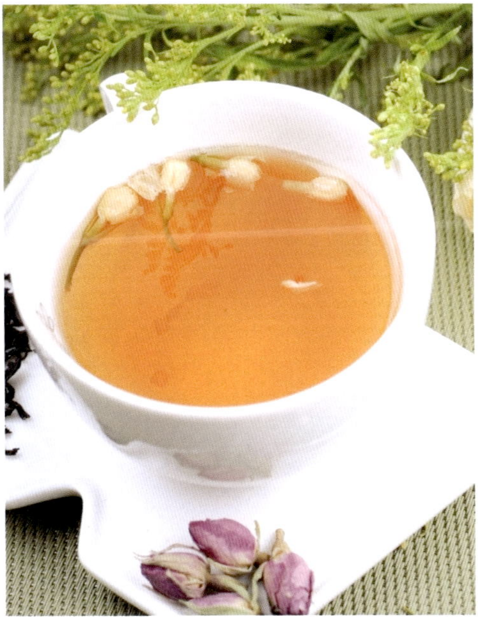

材料

茉莉花5克，玫瑰花5克，红茶3克，蜂蜜适量。

做法

1. 将茉莉花、玫瑰花、红茶放入锅中，用水煎煮。
2. 用茶漏滤取药汁，加入适量蜂蜜，即可饮用。
3. 每日1剂，不拘时。

功效

茉莉花具有理气和中、开郁辟秽的功效；玫瑰花具有疏肝、行血、解郁、止痛的功效；红茶具有利尿、消炎杀菌的良好功效。

养生提示

适宜情绪压力大、胸胁胀痛、高血压等症者饮用，也可作为防龋齿、防辐射损伤、抗癌、抗衰老的保健饮品。

本草药典

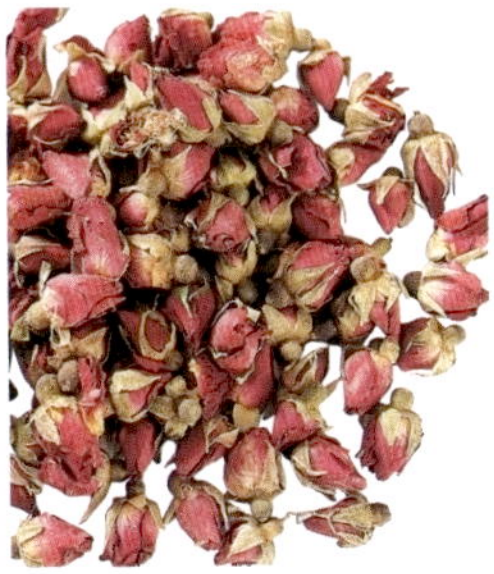

玫瑰花

别名：徘徊花。

性味：性温，味甘、微苦。

功效：行气活血、疏肝止痛、润肌养颜。

主治：肝胃气痛、吐血咯血、月经不调、赤白带下。

养生膳食

月季玫瑰红糖饮

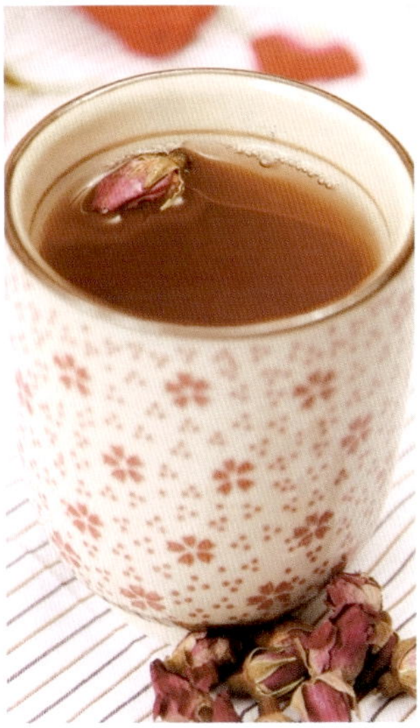

材料

月季花6克，玫瑰花5克，陈皮3克，红糖适量。

做法

1. 将月季花、玫瑰花、陈皮分别洗净，放入锅中，加适量水，以大火煮沸后转小火煮5分钟，即可关火。
2. 滤去药渣，放入红糖，搅拌均匀后，趁热饮用即可。

功效

本品可疏肝解郁、理气宽心，适宜肝气郁结引起的胸胁疼痛、抑郁等患者，面色晦暗、长色斑者也可适量饮用。

莲子茶

养心安神、益肾固精

材料

莲子 30 克，洞庭碧螺春 10 克，枸杞子 5 克，蜂蜜适量。

做法

1. 将洞庭碧螺春用开水冲泡开后，去渣取汁。
2. 将莲子用温水浸泡 2 小时后，加适量蜂蜜、枸杞子炖烂，倒入茶汁，即可饮用。
3. 每日 1 剂，代茶饮。

功效

本品具有养心安神、益肾补脾的功效。洞庭碧螺春具有生津止渴、清热消暑、消食、通便、延年益寿的良好功效；莲子具有清心醒脾、补中养神、健脾补胃、益肾固精的功效。

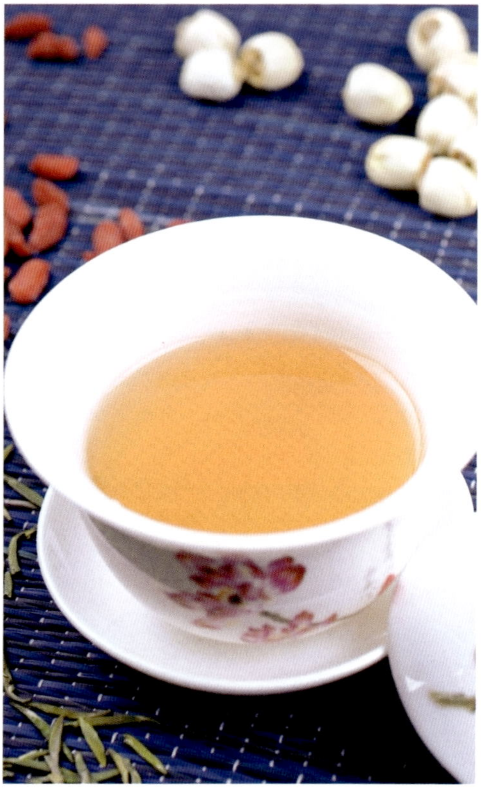

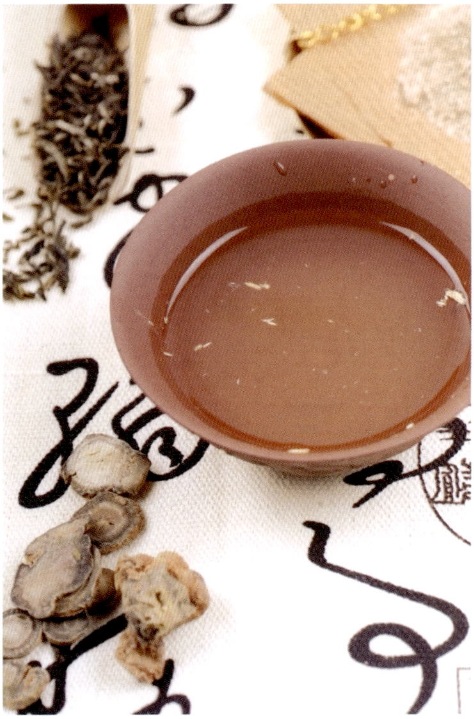

三七沉香茶

化瘀止痛、温肾纳气

材料

三七 5 克，沉香 3 克，花茶 2 克，蜂蜜适量。

做法

1. 将三七、沉香洗净，放入锅中，用水煎煮后，去渣取汁。
2. 用药汁冲泡花茶，待温热时放入适量蜂蜜，即可饮用。
3. 每日 1 剂，不拘时。

功效

三七具有止血化瘀、消肿止痛的功效；沉香具有降气温中、暖肾纳气的功效；花茶具有平肝、润肺、养颜的功效。

补血安神茶

益气补血、养心安神

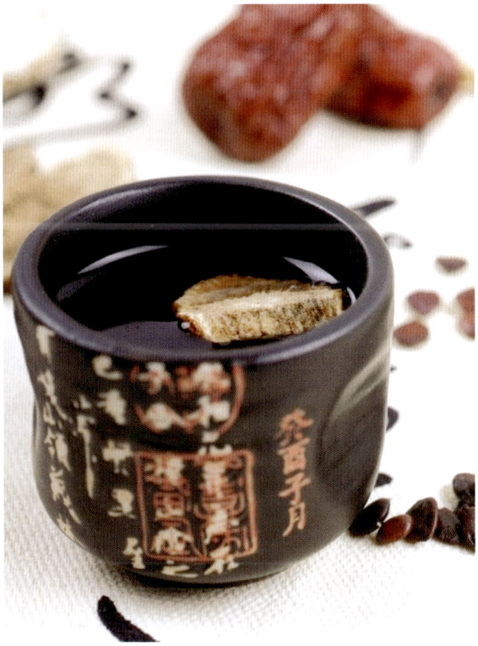

材料

黄芪 12 克，龙眼肉 12 克，酸枣仁 12 克，当归 9 克，黄茶 3 克，生姜 5 克，红枣 10 枚。

做法

❶ 将黄芪、酸枣仁、当归捣碎，再研为药末。

❷ 将药末、黄茶、生姜、红枣、龙眼肉放入杯中，用开水冲泡，闷 10 分钟，即可饮用。

❸ 每日 1 剂，不拘时。

功效

本品具有补血活血、益气生津、健脾和胃、养心安神的功效。黄芪具有益气固表、敛汗固脱、利水消肿的功效；龙眼肉具有养心安神的功效；酸枣仁具有养肝、宁心、安神的功效。

养生提示

适宜心悸怔忡、健忘失眠、虚热盗汗、厌食等症者饮用。但急性病者在患病期间不宜饮用此茶。

本草趣谈 · 当归趣闻

当归主产地甘肃岷山地区有这样一个传说，古代有位叫芹嫂的妇女，丈夫外出许久不归，芹嫂早晚都会站在崖坡上翘首以待，但一直没能等到丈夫归来。芹嫂病故后葬于崖坡，变成一株治病的“仙草”——人们取名为“当归”。在《蜀志》中有“姜维得母书并当归”的句子，意思是姜维的母亲将当归附在信中，以寄托思子之情，希望姜维早日归来。而古代医家则称其“能领诸血各归其所当之径，故名‘当归’”。

养生膳食

地黄当归鸡汤

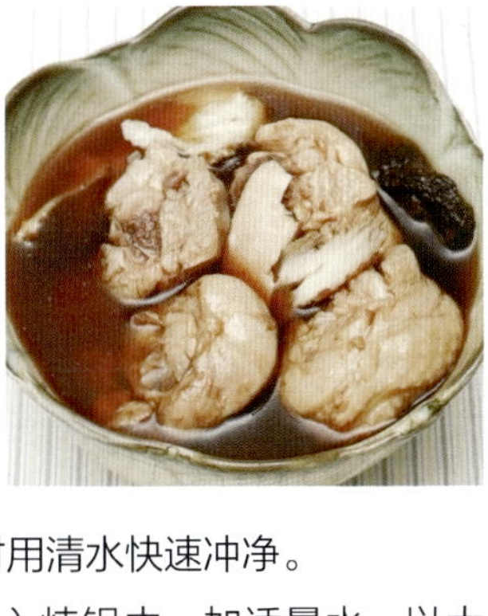

材料

熟地黄 25 克，当归 20 克，鸡腿 1 只，白芍 10 克，盐适量。

做法

❶ 鸡腿洗净，切块，放入沸水汆烫，捞起冲净；药材用清水快速冲净。

❷ 将鸡腿块和所有药材放入炖锅中，加适量水，以大火煮沸，转小火炖 30 分钟。

❸ 加盐调味即可。

功效

本品可滋阴补肾、养血补虚，适宜月经不调、痛经、贫血及肾阴虚的患者适量食用。

安神代茶饮

养心安神、宁心定惊

材料

茯神 10 克，酸枣仁 10 克，枸杞子 5 克，甘草 5 克，青茶 2 克，蜂蜜适量。

做法

❶ 将茯神、酸枣仁、甘草研成药末。

❷ 将药末、青茶、枸杞子放入杯中，用开水冲泡，闷 20 分钟后，加入蜂蜜，即可饮用。

❸ 每日 1 剂，可以频饮。

功效

茯神具有宁心、安神、利水的功效；酸枣仁具有养心、安神、敛汗的良好功效；青茶具有清心火、安神的功效。

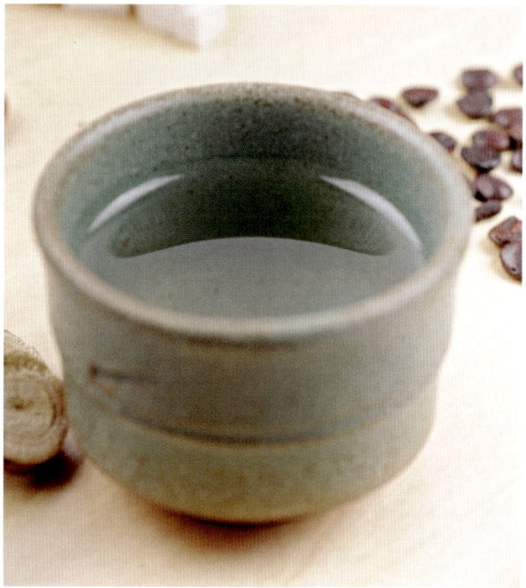

养生提示

适宜失眠、惊悸、怔忡、健忘等症者饮用，也可作为神经衰弱、更年期综合征的辅助治疗饮品。但痰热郁火者不宜饮用。

本草药典

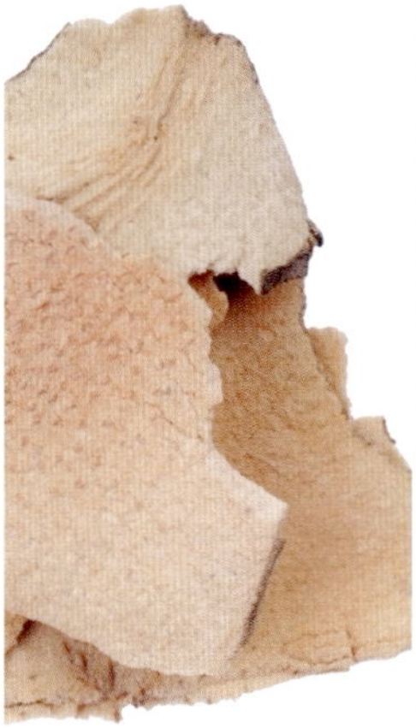

茯神

别名：伏神。

性味：性平，味甘、淡。

功效：宁心安神。

主治：心虚惊悸、健忘、失眠。

养生膳食

芹菜茯神茶

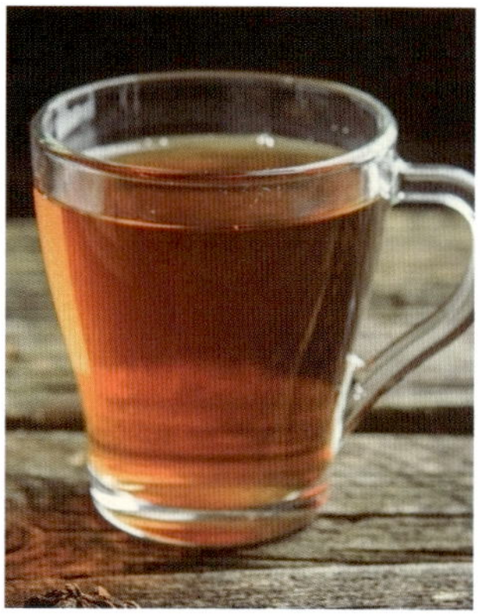

材料

芹菜 200 克，茯神 15 克，天花粉 10 克，麦冬 10 克。

做法

❶ 将茯神、天花粉、麦冬分别洗净，晒干或烘干，共研成粗末，分成 2 份，装入 2 个棉布袋中。

❷ 芹菜择洗干净，连根、茎、叶一起切碎，放入砂锅，加约 2500 毫升水，以大火煮沸后，转小火熬煮 30 分钟；滤取芹菜汁，分成 2 份，装入 2 个瓶中。

❸ 取 1 袋药粉，放入杯中；再取 1 瓶芹菜汁，烧沸后冲入杯中，稍晾，取出棉布袋即可饮用，一日 2 次。

功效

本品可以滋阴平肝、降火安神，适用于阴虚火旺型失眠症，对合并高血压者尤为适宜。

连花茶

清热燥湿、泻火解毒

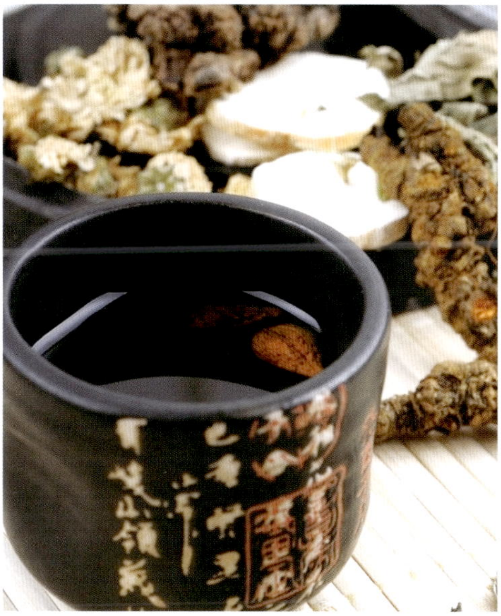

材料

黄连 15 克，天花粉 9 克，菊花 30 克，川芎 20 克，红茶 6 克，蜂蜜适量。

做法

1. 将黄连、天花粉、川芎研成粗末。
2. 将药末、菊花、红茶放入杯中，用沸水冲泡，闷10分钟后，加入蜂蜜，即可饮用。
3. 每日 3 剂，不拘时。

功效

本品具有清热燥湿、泻火解毒的功效。黄连具有清热燥湿、泻火解毒的良好功效；天花粉具有清热泻火的功效；菊花具有散风清热、平肝明目的功效。

养生提示

适宜头痛、红眼病等症患者饮用。但脾胃虚寒者不宜饮用。

本草药典

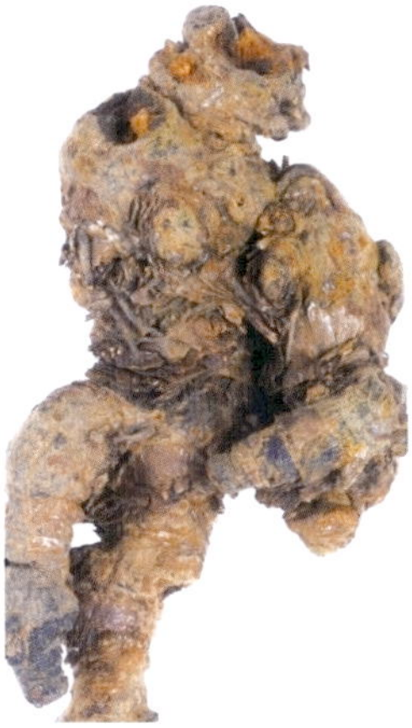

黄连

别名：川连。

性味：性寒，味苦。

功效：清热燥湿、泻火解毒。

主治：湿热痞满、呕吐吞酸、湿热泻痢、烦躁。

养生膳食

黄连茶

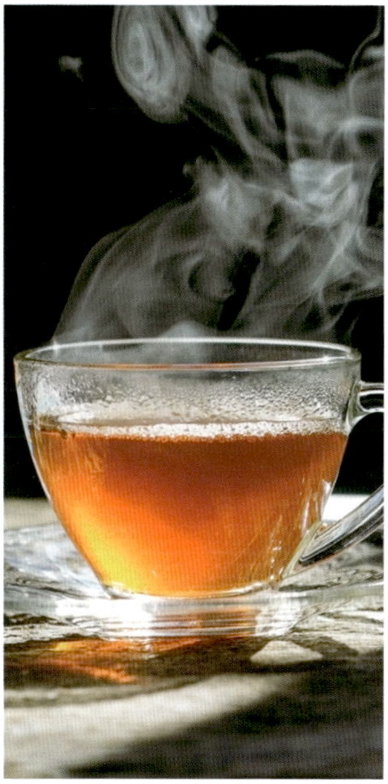

材料

黄连 10 克。

做法

1. 砂锅中注入适量清水烧开，放入洗好的黄连，搅拌均匀，盖上盖子，用小火煮 20 分钟，至药材析出有效成分。
2. 揭开盖子，再搅拌片刻，将药材及杂质捞除。
3. 关火，盛出煮好的药茶，装入杯中，待稍微放凉后即可饮用。

功效

本品具有清热解毒的功效，适合目赤肿痛、咽干舌燥者适量饮用。

薰衣草茶

平稳心绪、疏肝解压

材料

薰衣草 10 克，玫瑰花 10 克，金盏花 6 克，红茶 3 克，蜂蜜适量。

做法

❶ 将薰衣草、玫瑰花、金盏花、红茶放入杯中。

❷ 用沸水冲泡，闷 10 ~ 20 分钟后，加入蜂蜜，即可饮用。

❸ 每日 1 剂，不拘时。

功效

薰衣草具有杀菌、止痛、镇静的功效；玫瑰花具有疏肝解郁、散结止痛的功效；金盏花具有行气活血、消炎抗菌的功效。

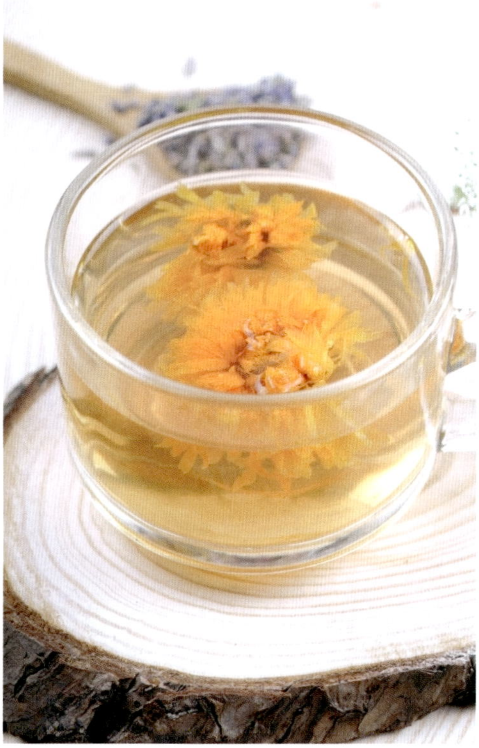

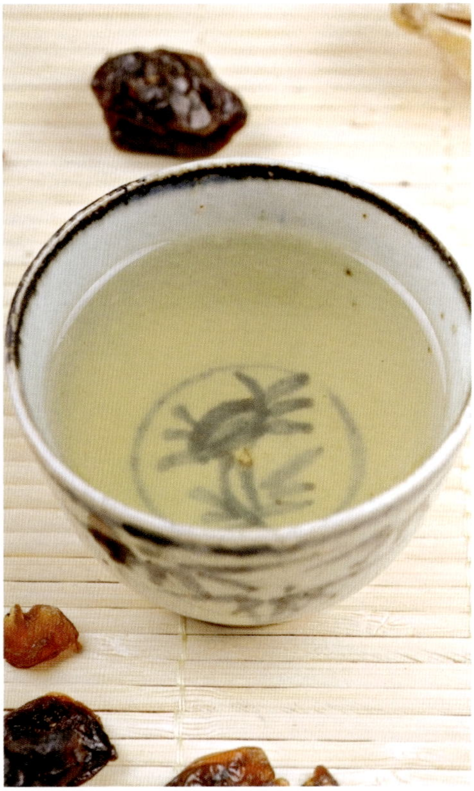

龙眼茶

补益气血、益心安神

材料

龙眼肉 10 克，生姜 6 克，枸杞子 5 克，绿茶 2 克，蜂蜜适量。

做法

❶ 将龙眼肉放入锅中，用水煎煮；生姜切丝。

❷ 将绿茶、生姜丝、枸杞子放入龙眼肉的煎煮液中，加入适量蜂蜜，即可饮用。

❸ 每日 1 剂，不拘时。

功效

龙眼肉具有益心安神的功效；生姜具有开胃止呕、化痰止咳、发汗解表的功效；枸杞子具有润肺生津、滋补肝肾、益精明目的良好功效。

四君子茶

益气强身、健脾和胃

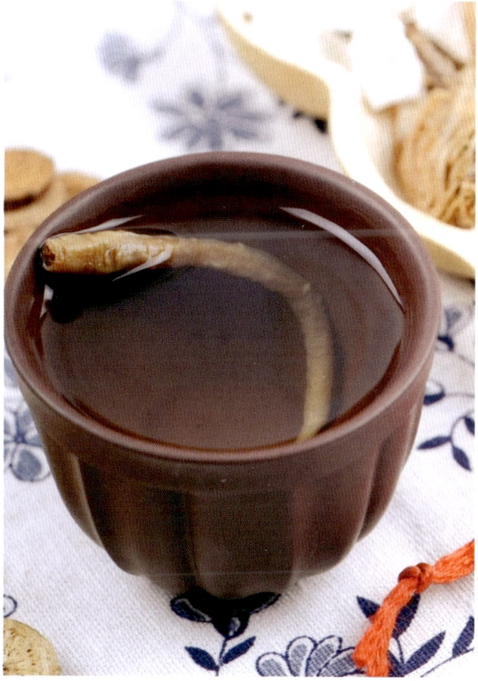

材料

白术 9 克，茯苓 9 克，人参 6 克，炙甘草 3 克，红茶 2 克，蜂蜜适量。

做法

1 将人参、白术、茯苓、炙甘草研成药末。

2 将药末与红茶放入杯中，用沸水冲泡，闷 15 ~ 20 分钟后，加入适量蜂蜜，即可饮用。

3 每日 1 剂，频频饮用。

功效

本品具有健脾和胃、益气强身的功效。人参具有大补元气、复脉固脱、补脾益肺的功效；白术具有健脾益气、燥湿利水的功效；茯苓具有渗湿利水、健脾和胃的功效；炙甘草具有补脾益胃的功效。

养生提示

适宜年老体弱、脾胃气虚、消化力弱、腹胀肠鸣者饮用。但舌苔厚腻者不宜饮用。

本草药典

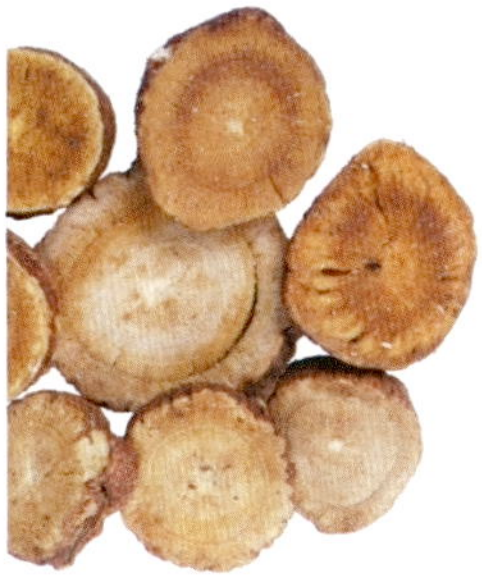

炙甘草

别名：草根、红甘草、甘草。

性味：性平，味甘。

功效：补脾和胃、益气复脉、调和诸药。

主治：脾胃虚弱、倦怠乏力、惊悸。

养生膳食

党参茯苓鸡汤

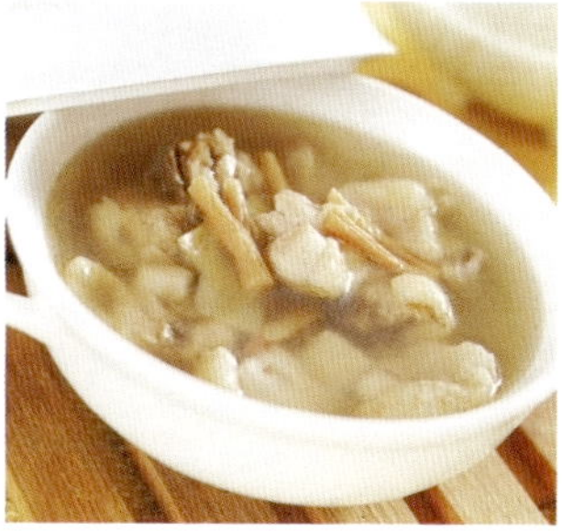

材料

党参 15 克，炒白术、炙甘草各 5 克，茯苓 10 克，鸡腿 2 只，生姜片、盐各适量。

做法

1 鸡腿洗净，切小块，汆去血水。

2 党参、炒白术、茯苓、炙甘草均洗净。

3 锅中加水煮沸，放入上述处理好的食材及生姜片，转小火煮至鸡腿熟烂，调入盐即可。

功效

本品可补气健脾、升举内脏，适宜脾胃虚弱引起的内脏下垂、神疲乏力，脾虚引起的妊娠胎动不安及病后体虚者适量食用。

茉莉菖蒲茶

理气开郁、和胃止痛

材料

茉莉花10克，菖蒲10克，青茶5克，蜂蜜适量。

做法

1. 将茉莉花、菖蒲、青茶研为药末。
2. 将药末放入杯中，用开水冲泡，闷10分钟后，加入适量蜂蜜，即可饮用。
3. 每日1剂，不拘时。

功效

茉莉花搭配开窍理气的菖蒲及除烦止渴的青茶，可使人体气机舒畅、情绪安定。茉莉花还具有理气开郁、辟秽和中的功效。

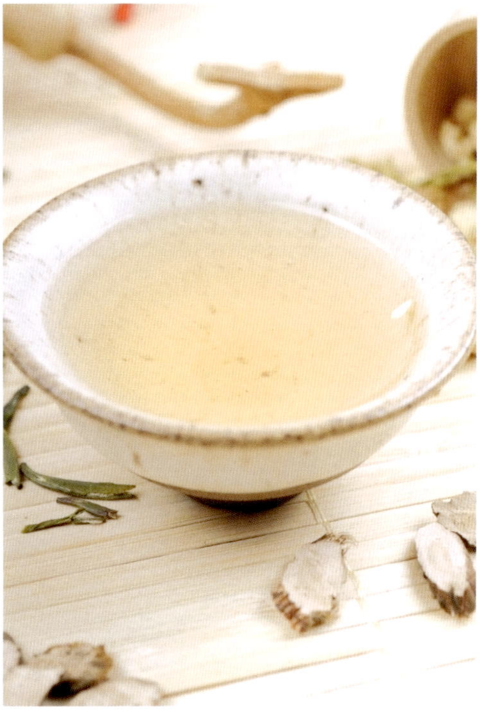

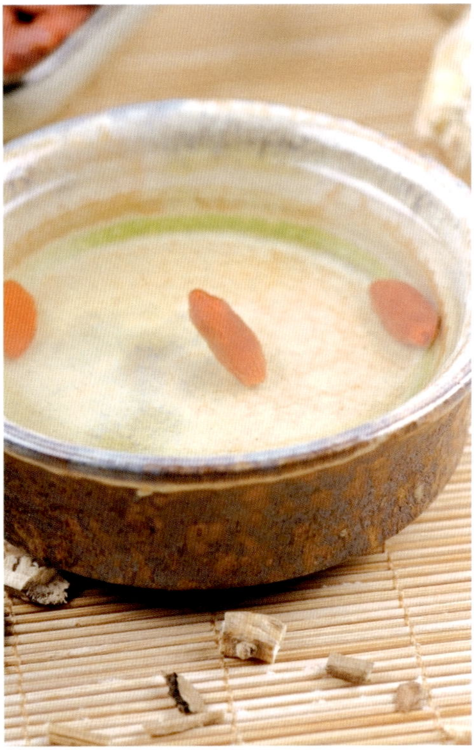

藿香茶

化湿消滞、理气醒胃

材料

藿香20克，生姜6克，枸杞子5克，红茶3克，蜂蜜适量。

做法

1. 将藿香放入锅中，用水煎煮，去渣取汁；生姜切丝。
2. 将红茶、生姜丝与枸杞子一同放入藿香汁中，浸泡10分钟后，加入适量蜂蜜，即可饮用。
3. 每日1剂，不拘时。

功效

藿香不仅能促进胃液分泌，增强消化能力，对胃肠道起到解痉作用，而且有扩张微血管、促进发汗的功效。

五香奶茶

补脾益肾、延年益寿

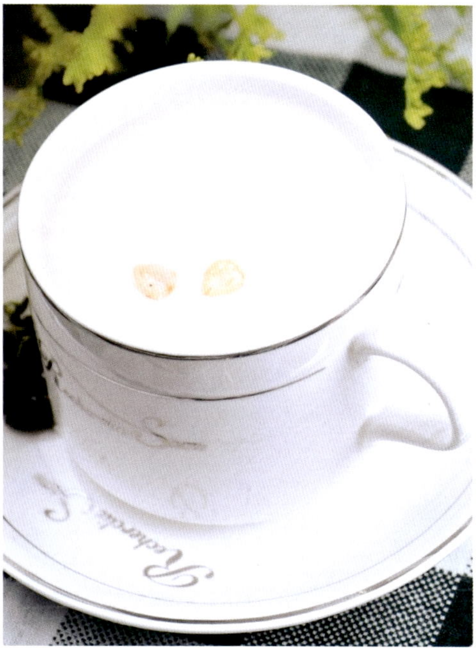

材料

洞庭碧螺春 3 克，白芝麻 15 克，杏仁 10 克，蜂蜜 5 毫升，牛奶适量。

做法

❶ 将杏仁、白芝麻研成药末；将洞庭碧螺春与牛奶熬制成奶茶。

❷ 将杏仁末、白芝麻末放入奶茶中，加入蜂蜜，即可饮用。

❸ 每日 1 剂，不拘时。

功效

本品具有延年益寿、补脾益肾的功效。牛奶具有补虚损、益肺胃、生津润肠的良好功效；白芝麻具有滋阴补肾、润肠通便、抗衰老的功效；杏仁具有润肺止咳的功效。

养生提示

适宜营养不良、身体虚弱者补益服用，也可作为中老年人抗衰老的保健饮品。

本草药典

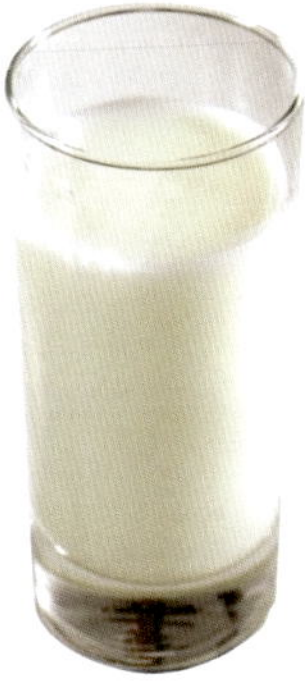

牛奶

别名：牛乳。

性味：性平、微寒，味甘。

功效：健脾益气、安神助眠、安胎。

主治：脾虚食少、失眠、胎动不安。

养生膳食

牛奶水果银耳汤

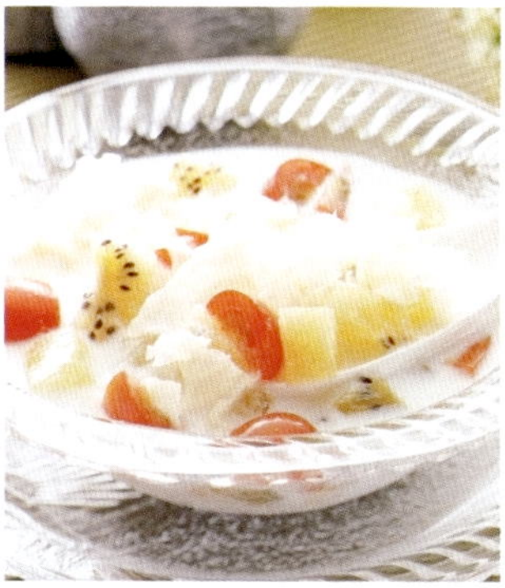

材料

牛奶 300 毫升，银耳 20 克，猕猴桃 1 个，圣女果 5 颗。

做法

❶ 银耳用清水泡软，去蒂，洗净，切成细丁；加入牛奶中，加适量开水，以小火边煮边搅拌，煮至银耳熟软，关火晾凉后装碗。

❷ 圣女果洗净，切成两半；猕猴桃削皮，切丁。将二者一起加入碗中，拌匀即可。

功效

本品可补脾健胃、滋阴润燥，一般人群皆可食用，尤其适合胃阴亏虚、食欲不振、皮肤干燥暗黄者，咽干口燥者及便秘者也适合食用。

乞力伽茶

健脾渗湿、柔肝养血

材料

白术5克，白芍3克，茯苓3克，乌龙茶3克，生姜3克，甘草3克。

做法

1. 将白术、白芍、茯苓研成药末。
2. 将生姜切丝，与药末、甘草、乌龙茶一同放入杯中，用开水冲泡，闷10分钟，即可饮用。
3. 每日1剂，不拘时。

功效

本品具有柔肝止痛、健脾燥湿的功效。白术具有健脾益气、燥湿利水、止汗、安胎的功效；白芍具有养血柔肝、缓中止痛、敛阴收汗的功效；茯苓具有利水渗湿、益脾和胃、宁心安神的功效。

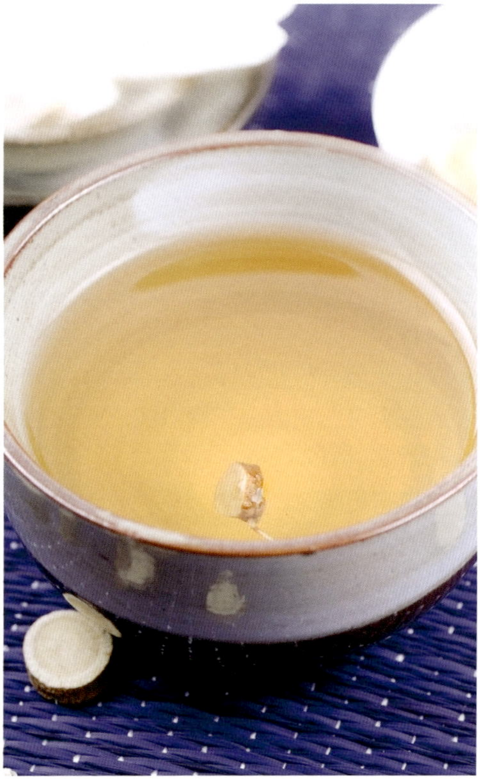

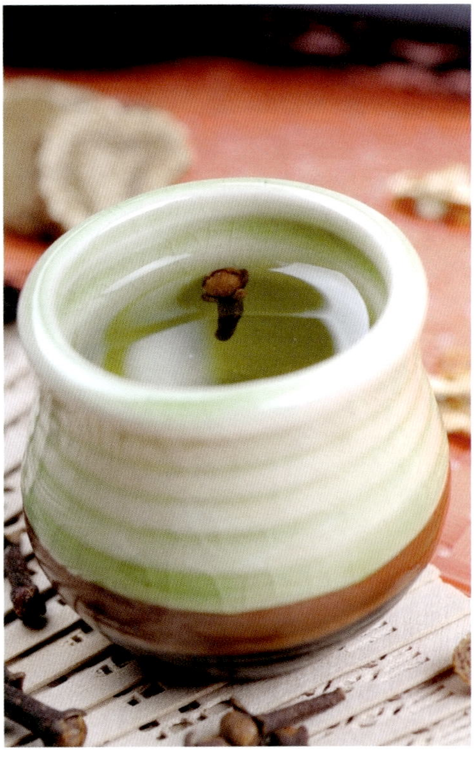

须问茶

补脾暖胃、行气疏肝

材料

红枣20克，丁香5克，陈皮3克，木香1.5克，红茶3克，生姜、甘草各适量。

做法

1. 将生姜晒干，与陈皮、丁香、木香一同研成药末。
2. 将药末、红茶、红枣、甘草一同放入杯中，用开水冲泡，闷10分钟，即可饮用。
3. 每日1剂，不拘时。

功效

本品具有补脾和胃、行气疏肝的功效。丁香具有温中、暖肾、降逆的良好功效；木香具有健脾、行气、消食的功效；陈皮具有理气健脾、燥湿化痰的功效。

红枣葱白茶

发汗散寒、养血安神

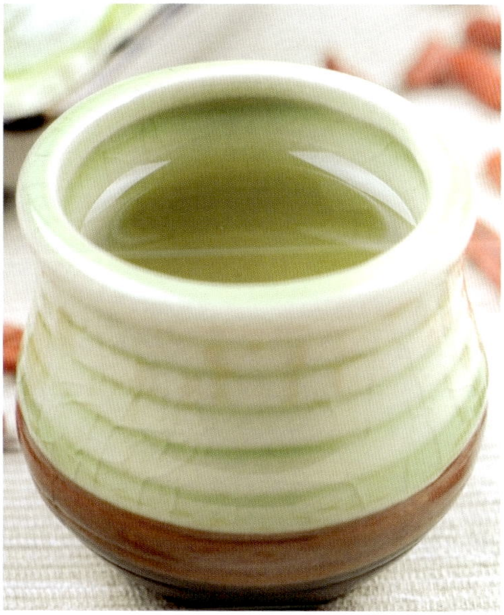

材料

红枣 20 颗，葱白 7 根，枸杞子 5 克，熟普洱 3 克，蜂蜜适量。

做法

1. 葱白去根须洗净，切成细末，备用。
2. 将红枣、葱白末、枸杞子和熟普洱一同放入杯中，用开水冲泡，闷 10 分钟后，加入适量蜂蜜，即可饮用。
3. 每日 1 剂，不拘时。

功效

红枣具有补中益气、养血安神的功效；葱白具有发汗、通阳、解毒、杀虫的功效。

养生提示

适宜心烦失眠、面色萎黄、体质虚弱、食欲不振、大便溏薄者饮用。

本草药典

葱白

别名：葱茎白、大葱白。

性味：性温，味辛。

功效：发表、通阳、解毒、杀虫。

主治：风寒感冒、二便不通、疮痈肿痛、虫积腹痛。

养生膳食

百合蜜枣排骨汤

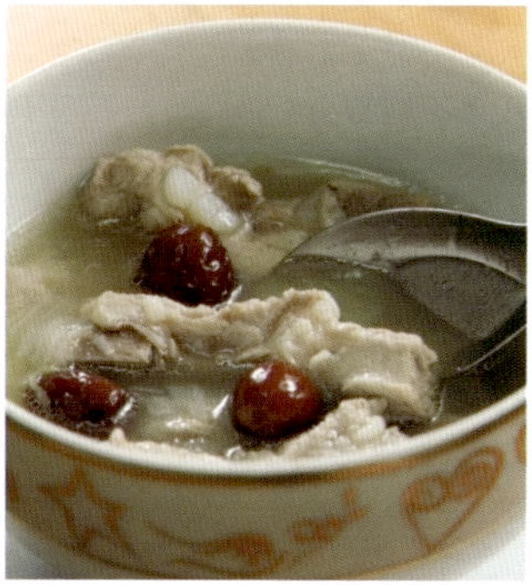

材料

猪小排 150 克，干百合 15 克，蜜枣 4 颗，老姜片 15 克，葱白 20 克，盐适量，绍兴酒 5 克，食用油适量。

做法

1. 干百合洗净，泡水约 8 小时后沥干；猪小排汆烫洗净，剁块；老姜片、葱白用牙签串起；蜜枣洗净备用。
2. 取一砂锅，放入上述准备好的所有材料，加入食用油、适量水及绍兴酒。
3. 盖上锅盖，以大火煮沸后转小火煲 1 小时，捞出老姜片、葱白，加盐调味即可。

功效

本品可滋阴清热、润肺止咳，适宜呼吸系统疾病患者，以及阴虚不足、头晕、贫血、燥咳无痰者食用。

健脾止泻茶

益气健脾、渗湿止泻

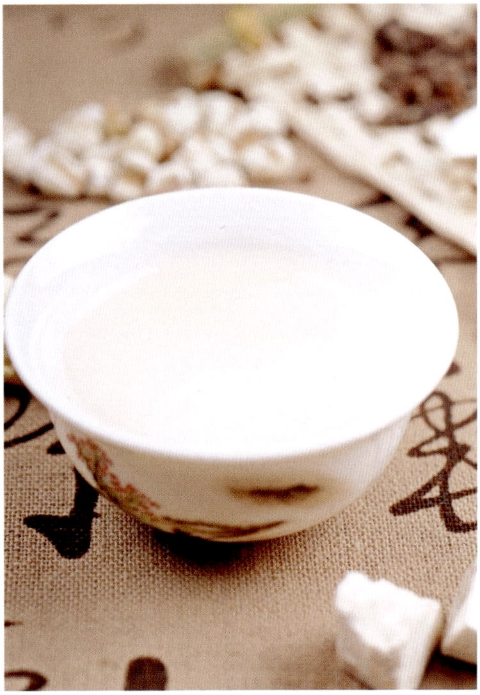

材料

莲子15克，薏苡仁9克，砂仁6克，桔梗6克，白扁豆5克，甘草5克，红茶3克。

做法

❶ 将莲子、薏苡仁、砂仁、甘草、白扁豆、桔梗研为药末。

❷ 将药末与红茶放入杯中，用沸水冲泡，10分钟后，去渣取汁，即可饮用。

❸ 每日2剂，不拘时。

功效

本品具有益气健脾、渗湿止泻的功效。莲子具有清心醒脾、补脾止泻的良好功效；薏苡仁具有健脾渗湿的功效；砂仁具有温脾止泻的功效；白扁豆具有补脾和中的功效；桔梗具有宣肺、排脓的功效。

养生提示

适宜脾虚腹泻、四肢乏力、形体消瘦、面色萎黄者饮用。但儿童不宜饮用。

本草药典

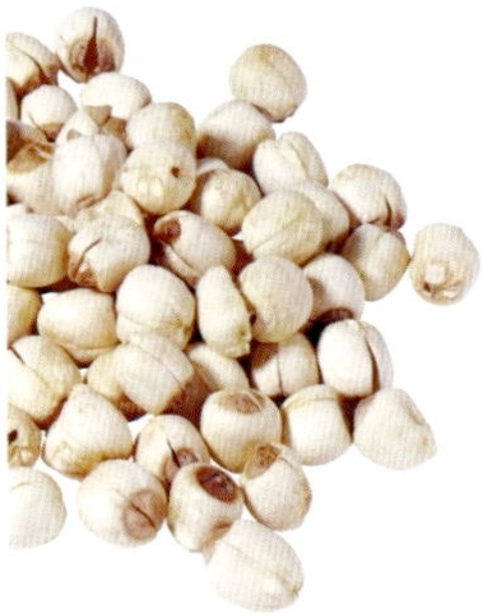

莲子

别名：莲实、莲米。

性味：性平，味甘、涩。

功效：养心安神、益肾固精、清心醒脾。

主治：心烦失眠、脾虚久泻、肾虚遗精。

养生膳食

莲子猪肚汤

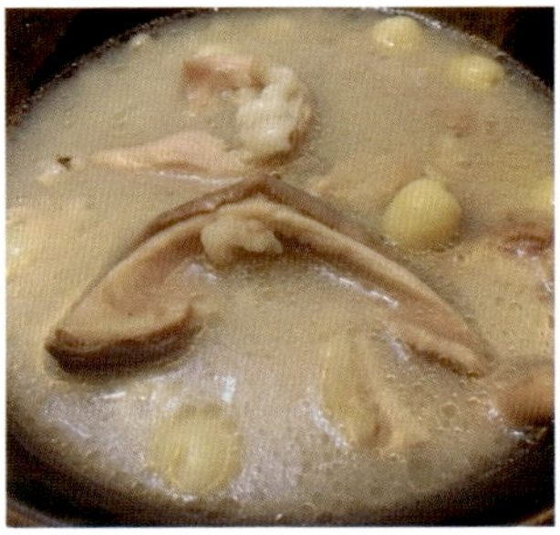

材料

猪肚1个，莲子50克，生姜片15克，盐、水淀粉各适量。

做法

❶ 莲子洗净泡发，去莲子心；猪肚用水淀粉和适量盐反复揉搓，洗净。

❷ 猪肚放入沸水中汆5分钟，捞出洗净，去掉里面的白膜，切丝。

❸ 将猪肚丝、莲子、生姜片一同放入锅内，加适量水，以大火煮沸，撇去锅中的浮沫，转小火继续煲2小时，加盐调味即可。

功效

本品可养心安神、健脾止泻，适宜心烦失眠、脾虚久泻、大便溏泄、久痢腰痛者食用。

柿钱茶

温中补脾、和胃降逆

材料

柿钱5克，丁香5克，人参3克，白茶2克，蜂蜜适量。

做法

1 将柿钱、丁香、人参研成药末，备用。

2 将药末放入杯中，放入白茶，用沸水冲泡，闷30分钟后，加入适量蜂蜜，即可饮用。

3 每日1剂，不拘时。

功效

柿钱具有降逆止呕的功效；丁香具有温中、暖肾、降逆的良好功效；人参具有大补元气、复脉固脱、补脾益肺、生津止渴、安神益智的功效。

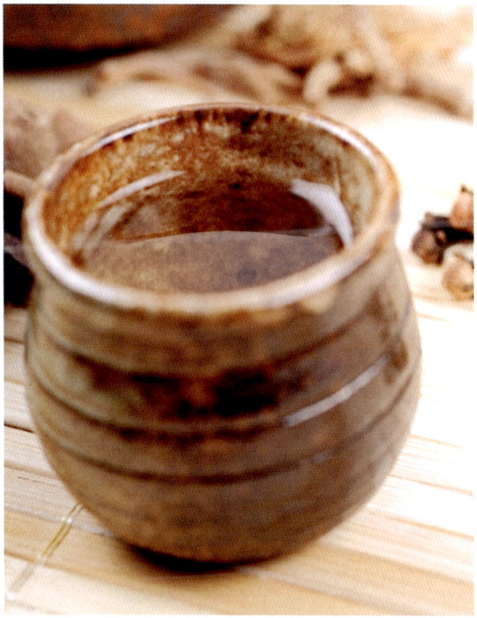

养生提示

适宜咳嗽不止、面色苍白、食欲不振、舌淡苔白、脉沉细弱者饮用。但口渴、舌苔黄腻者不宜饮用。

本草药典

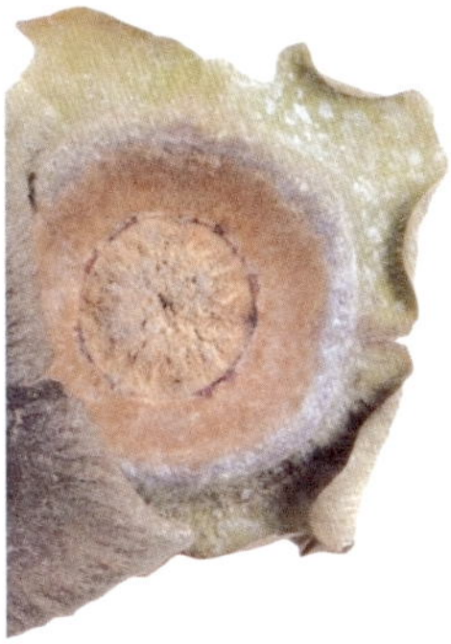

柿钱

别名：柿蒂、柿丁。

性味：性平，味苦、涩。

功效：降逆止呕。

主治：咳嗽、嗳气、反胃、呃逆。

养生膳食

止呃药茶

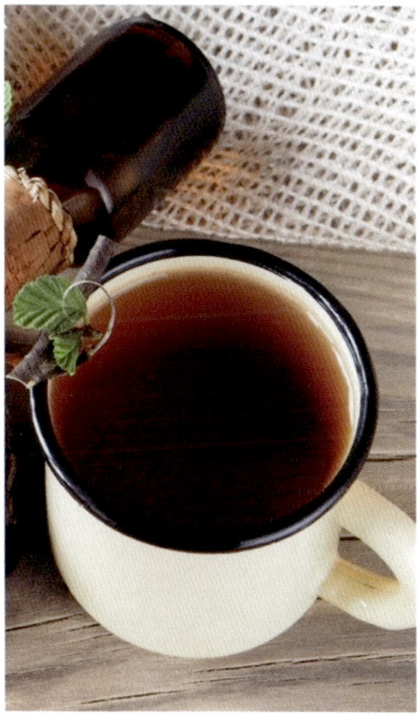

材料

灶心土150克，代赭石24克，柿钱15克，木香、公丁香各10克。

做法

1 将除灶心土之外的材料洗净，沥干后煎汤。

2 灶心土烧红，放入汤内，待澄清后即可饮用。

3 可代茶饮。

功效

本品可降逆止呃，适宜呃逆患者适量饮用。

五苓茶

化气利水、健脾祛湿

材料

茯苓5克，猪苓2克，泽泻3克，白术5克，花茶3克，桂枝3克。

做法

1. 将茯苓、猪苓、泽泻、白术、桂枝洗净放入锅中，用水煎煮，去渣取药汁。
2. 用药汁冲泡花茶。
3. 每日1剂，不拘时。

功效

茯苓具有渗湿利水、健脾和胃、宁心安神的功效；猪苓和泽泻具有利水渗湿的良好功效；白术具有健脾益气、燥湿利水、止汗、安胎的功效；桂枝具有发汗解肌、温经通脉、助阳化气、散寒止痛的良好功效。

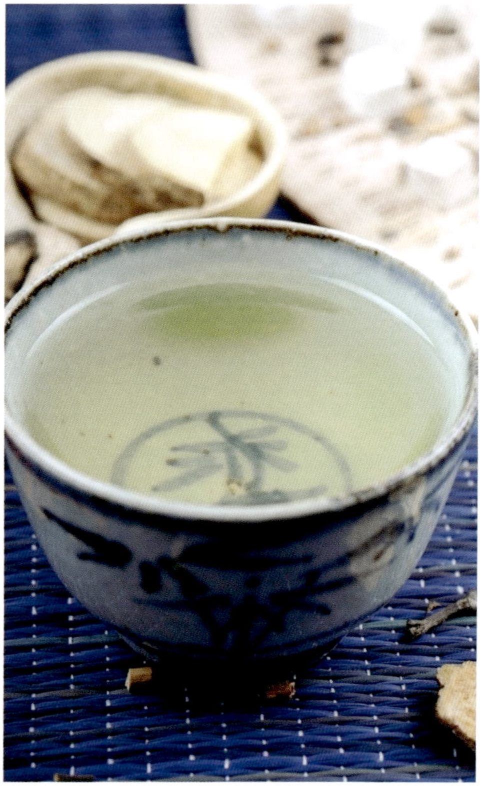

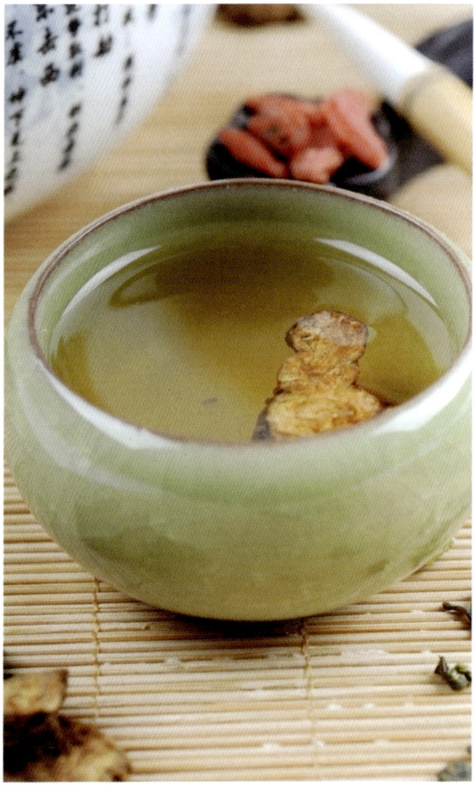

苍术茶

燥湿辟秽、滋补肝肾

材料

苍术10克，枸杞子5克，乌龙茶2克，蜂蜜适量。

做法

1. 将苍术、枸杞子洗净，放入锅中，用水煎煮，去渣取药汁。
2. 用药汁冲泡乌龙茶，待温热时加入适量蜂蜜，即可饮用。
3. 每日1剂，不拘时。

功效

苍术具有健脾燥湿、祛风散寒的功效；乌龙茶具有生津止渴、清热消暑、解毒、消食、通便、延年益寿的功效；枸杞子具有润肺生津、滋补肝肾、益精明目的功效。

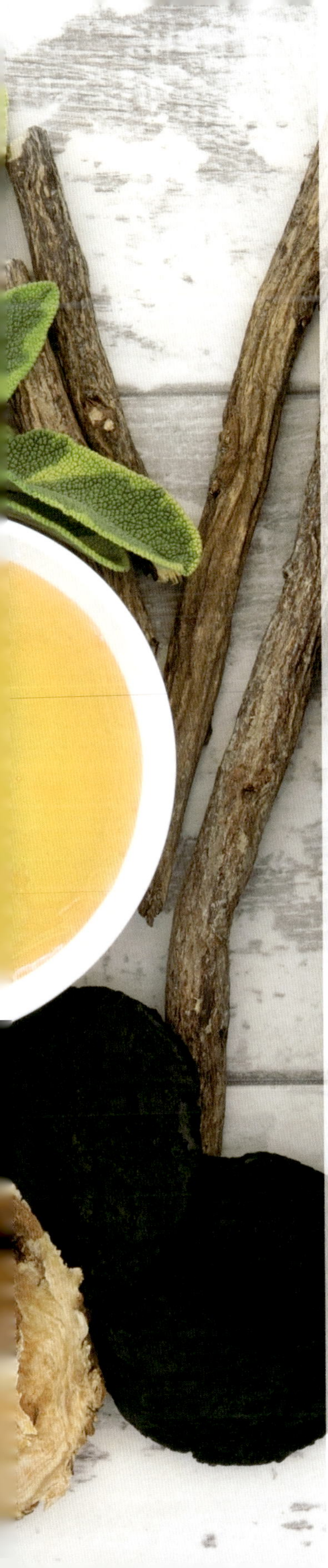

第三章

四季茶饮，滋补养生

本章以中医养生、茶饮养生的理论与实践为基础，结合四季气候变化对人体产生的影响，从家庭医疗保健的角度，精选了制作简单、功效卓越的药茶饮方，帮助读者调养身体多种疾病。内容深入浅出，可供读者在家庭日常保健中灵活使用。

蒲公英茶

清热解毒、消肿散结

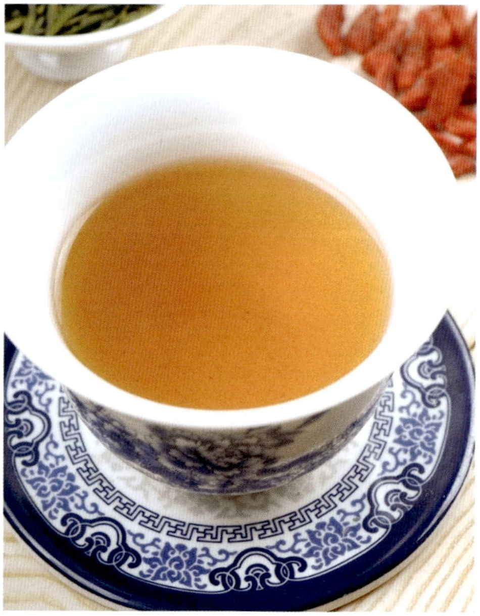

材料

蒲公英 10 克，绿茶 3 克，枸杞子 5 克，蜂蜜适量。

做法

1. 将蒲公英、枸杞子放入锅中，用水煎煮，去渣取汁。
2. 用药汁冲泡绿茶，待温热时加入蜂蜜，即可饮用。
3. 每日 1 剂，不拘时。

功效

蒲公英可清热解毒；绿茶具有生津止渴的良好功效；枸杞子具有养肝润肺的良好功效；蜂蜜具有保护肝脏、补充体力、消除疲劳的功效。

养生提示

适宜上呼吸道感染、眼结膜炎、流行性腮腺炎、乳痈肿痛、胃炎等症者饮用。

本草药典

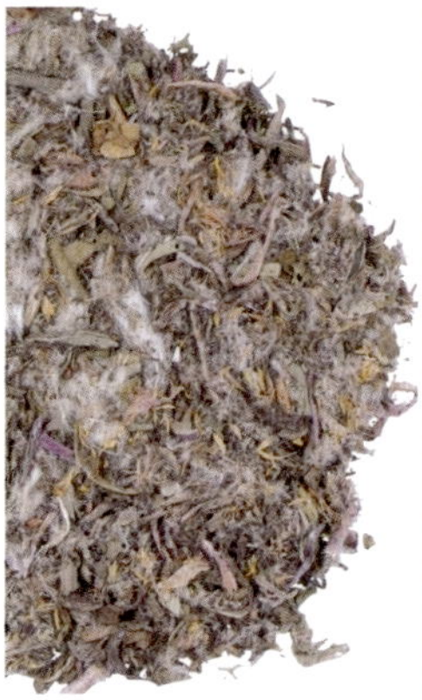

蒲公英

别名：蒲公草。

性味：性寒，味苦、甘。

功效：清热解毒、利湿通淋、消肿散结、清肝明目。

主治：咽喉肿痛、目赤肿痛、肺痈。

养生膳食

蒲公英红豆薏苡仁粥

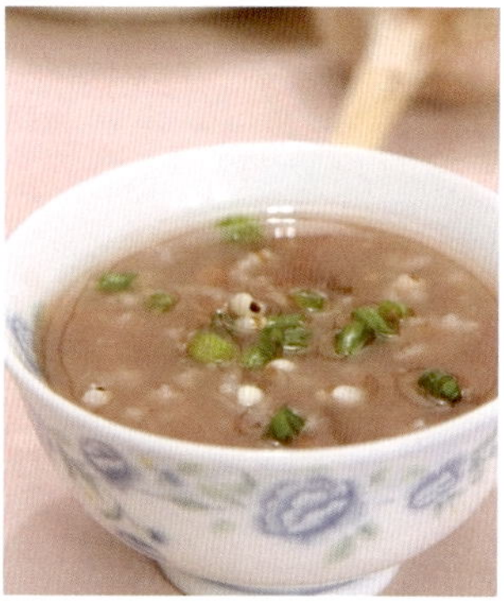

材料

糯米 50 克，红豆 30 克，薏苡仁 20 克，蒲公英 10 克，白糖 5 克，葱花 7 克。

做法

1. 糯米、红豆、薏苡仁均洗净，泡发；蒲公英洗净，煎取药汁备用。
2. 将糯米、红豆、薏苡仁放入锅中，加水，大火煮沸，转小火煮至米粒开花。
3. 倒入蒲公英汁，煮至粥呈浓稠状，撒上葱花，调入白糖拌匀即可。

功效

本品可清热解毒、利尿消肿，适宜扁桃体炎、热毒性疔疮疖肿、尿路感染、肺脓肿患者适量食用。

甘蔗红茶

清热生津、润肺益胃

材料

甘蔗500克，枸杞子5克，红茶3克，蜂蜜适量。

做法

1 将甘蔗去皮，切碎，榨汁；将甘蔗汁与红茶、枸杞子放入锅中，用水煎煮，去渣取汁。

2 当药汁温热时，放入适量蜂蜜，即可饮用。

3 每日1剂，不拘时。

功效

甘蔗有清热生津、下气润燥、润肺益胃的功效；红茶有利尿、消炎杀菌、提神消疲的功效；枸杞子有润肺生津、滋补肝肾的功效；蜂蜜有保护肝脏、补充体力、消除疲劳的功效。

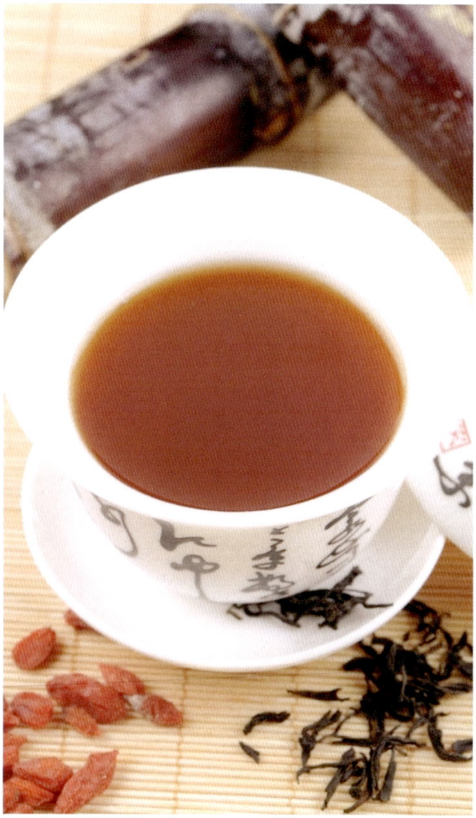

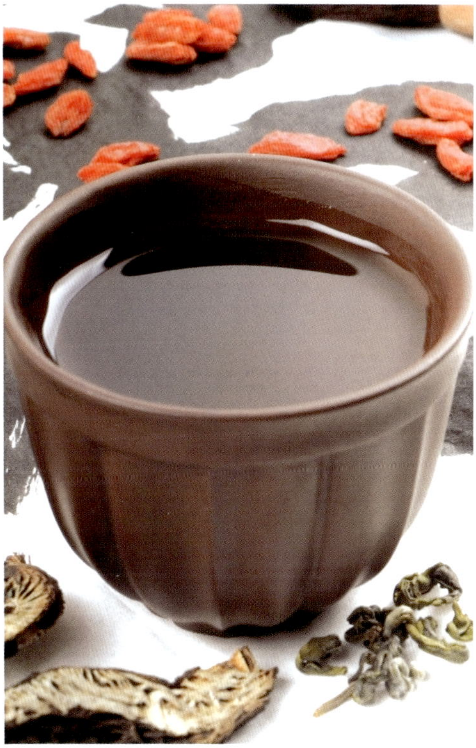

升麻茶

发表升阳、解毒透疹

材料

升麻10克，绿茶5克，枸杞子3克，蜂蜜适量。

做法

1 将升麻、枸杞子放入锅中，加适量水煎煮，去渣取汁。

2 用药汁冲泡绿茶，待药茶温热时加入蜂蜜，即可饮用。

3 每日1剂，不拘时。

功效

升麻具有发表透疹、清热解毒、升举阳气的功效；绿茶具有生津止渴、清热消暑、解毒、消食的良好功效；枸杞子具有润肺生津、滋补肝肾、益精明目的良好功效。

葱豉茶

祛风散寒、发汗解表

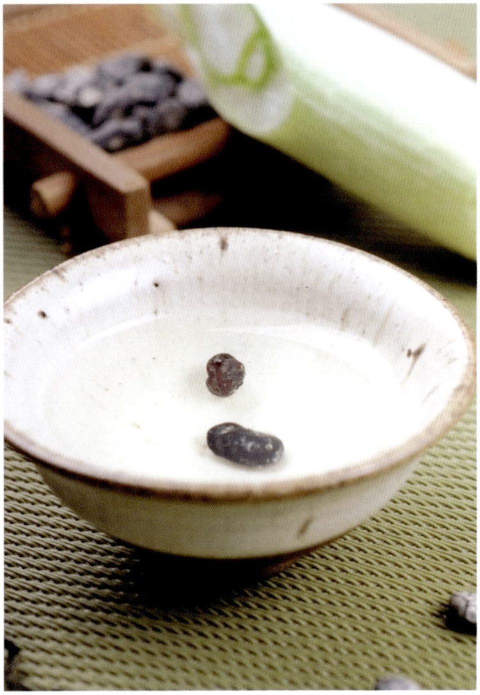

材料

淡豆豉20克，葱白1根，乌龙茶5克，蜂蜜适量。

做法

❶ 将葱白、乌龙茶放入热水杯中，用开水冲泡后，去渣取汁。

❷ 用药汁冲泡淡豆豉，待药茶温热时加入适量蜂蜜，即可饮用。

❸ 每日1剂，频频饮用。

功效

本品具有发汗解表、祛风散寒的功效。葱白具有散寒的功效；淡豆豉具有解肌发表、除烦的良好功效；乌龙茶具有生津止渴、清热消暑的良好功效；蜂蜜具有保护肝脏的功效。

养生提示

适宜风寒感冒、头痛、心烦者饮用。但风热感冒者不宜饮用。

本草药典

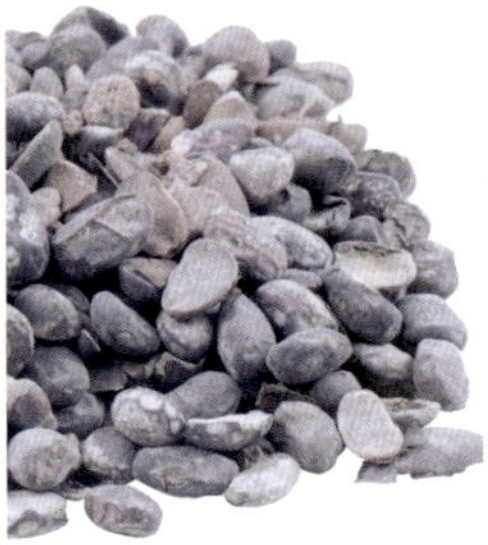

淡豆豉

别名：香豉、豉、淡豉。

性味：性凉，味苦、辛。

功效：发汗解表、宣郁除烦。

主治：寒热头痛、心烦、胸闷、虚烦不眠。

养生膳食

淡豆豉薤白茶

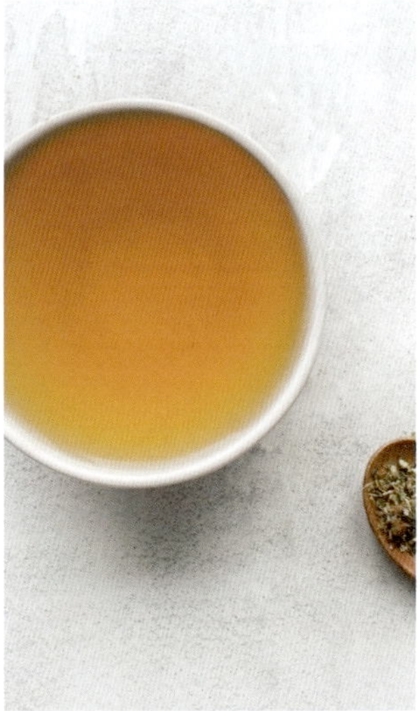

材料

淡豆豉500克，薤白300克。

做法

❶ 淡豆豉和薤白分别洗净，沥干水备用。

❷ 锅内加1500毫升水，先放入薤白，沸后再煮一会儿，加入淡豆豉。

❸ 煮至淡豆豉变黑时关火，去渣留汁，可分2次服完。

功效

本品可散寒解表、除烦、发郁热，可用以调理伤寒暴痢及腹痛等。

羌活茶

发表散寒、祛风除湿

材料

羌活 6 克，绿茶 5 克，枸杞子 3 克，蜂蜜适量。

做法

❶ 将羌活、绿茶放入锅中，用水煎煮，去渣取汁。

❷ 药茶温热时，加入适量蜂蜜和枸杞子，即可饮用。

❸ 每日 1 剂，不拘时。

功效

羌活具有解表、祛风湿、通痹止痛的功效；绿茶具有生津止渴、清热消暑、解毒、消食、通便的良好功效；枸杞子具有润肺生津、滋补肝肾、益精明目的良好功效。

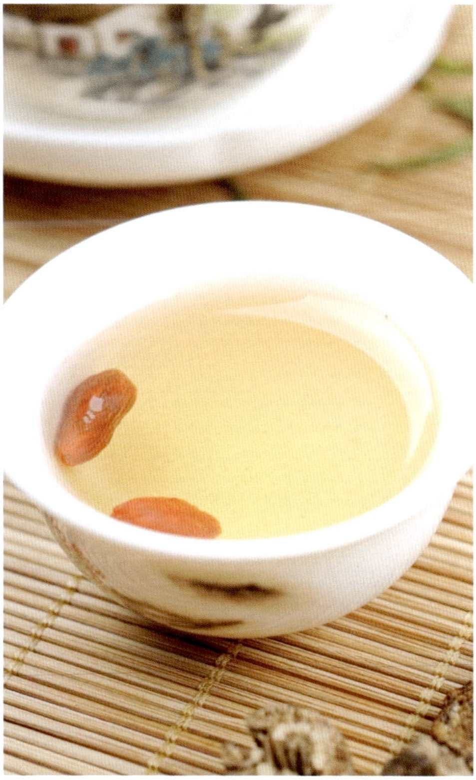

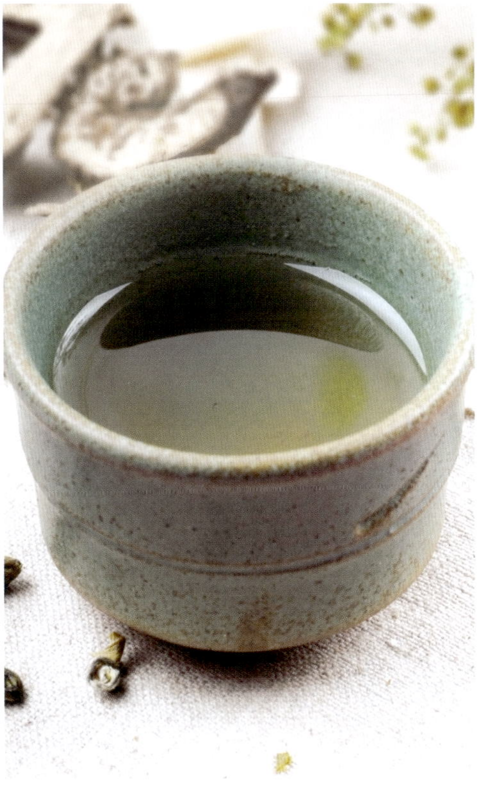

升麻葛根茶

清热升阳、解表退热

材料

升麻 5 克，葛根 3 克，白芍 3 克，绿茶 3 克，甘草 3 克，蜂蜜适量。

做法

❶ 将升麻、葛根、白芍、甘草研成药末。

❷ 将药末、绿茶一同放入杯中，用开水冲泡，10 分钟后，加入适量蜂蜜，即可饮用。

❸ 每日 1 剂，不拘时。

功效

升麻具有清热解毒、升举阳气的功效；葛根具有解表退热、生津的良好功效；白芍具有养血柔肝、缓中止痛的功效；绿茶具有生津止渴、清热消暑的良好功效。

核桃葱姜茶

补肾润肺、发汗解表

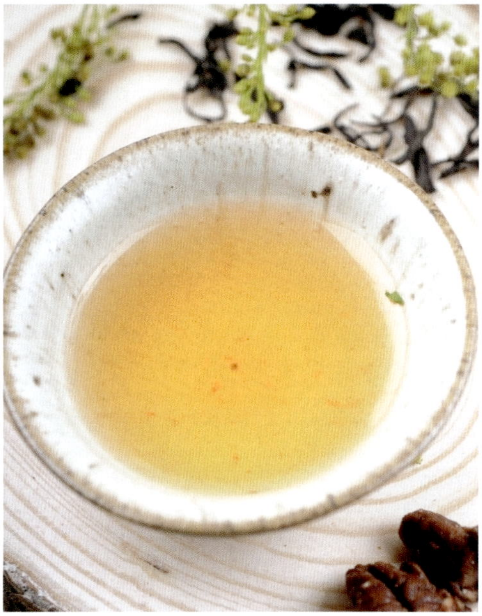

材料

葱白 20 克，生姜 25 克，核桃仁 10 克，红茶 15 克，蜂蜜适量。

做法

1 将核桃仁捣烂；将葱白、生姜切成丝，与核桃仁一同放入锅中，煎煮 5 分钟。

2 加入红茶，续煎 5 分钟，滤去药渣；将药汁倒入茶盏，加入适量蜂蜜即可。

3 每日 1 剂，不拘时。

功效

本品具有发汗解表、补肾润肺的功效。核桃仁具有补肾润肺、润肠通便的功效；葱白具有发表的功效；生姜具有温胃止呕的功效；红茶具有利尿、消炎杀菌的良好功效。

养生提示

适宜肺气虚弱、慢性咳嗽气喘、外感风寒、全身酸痛、鼻流清涕等症者饮用。但上火、体质阴虚者不宜饮用。

本草趣谈 · 生姜趣闻

相传“八仙”之一的吕洞宾，行医到浙江萧山采药，目睹一青年在岩缝中捉到一只“夹板乌龟”，说要给其老母亲煮食以补力气。吕洞宾想：“夹板乌龟”是极毒的，一旦吃下，那还了得？奇怪的是，当他找到这位青年家中，见其年迈的老母亲却神情自若地在纺纱。吕洞宾迫不及待地询问老大娘。原来在烹调时，青年将几片厚生姜塞进乌龟肚里，又用生姜水烹饪，从而避免了食物中毒。我国古代的药典中也确实记载了生姜有解毒作用。

养生膳食

姜丝猪肝汤

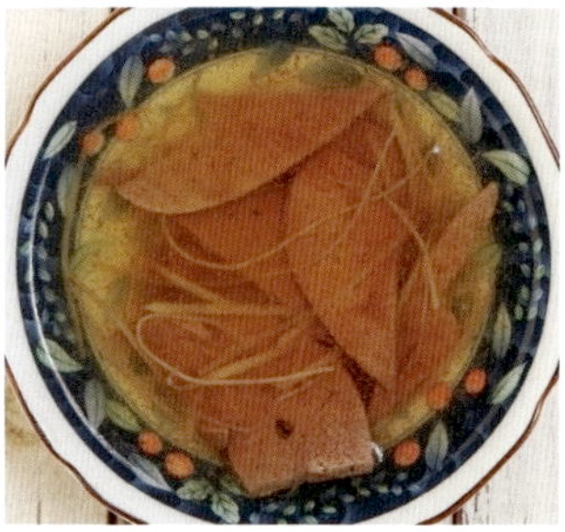

材料

猪肝 200 克，生姜丝 20 克，枸杞子 3 克，盐 7 克，米酒 80 毫升。

做法

1 猪肝洗净，去除筋膜，切成厚约 0.5 厘米的片。

2 煮一锅水，水沸后将猪肝片下锅氽烫约 20 秒捞出，用冷水洗净，沥干备用。

3 将猪肝片放入炖锅，加入适量水、米酒、生姜丝及枸杞子，盖上锅盖，用大火炖 30 分钟后转小火炖 1 小时，最后加盐调味即可。

功效

本品可补气益血、养心安神，适宜体虚、贫血及心悸患者适量食用。

桑菊淡豆豉茶

清热解表、清肺润燥

材料

桑叶3克，菊花3克，淡豆豉6克，梨皮3克，红茶3克，蜂蜜适量。

做法

1. 将桑叶、菊花、淡豆豉、梨皮洗净，与红茶一起放入锅中，用水煎煮。
2. 用茶漏斗滤取药汁，待温热时加入适量蜂蜜，即可饮用。
3. 每日1剂，不拘时。

功效

本品具有清热解表、清肺润燥的功效。桑叶具有疏散风热、清肺润燥的功效；菊花具有散风清热、平肝明目的功效；淡豆豉具有解肌发表的良好功效；梨皮具有清心润肺的功效。

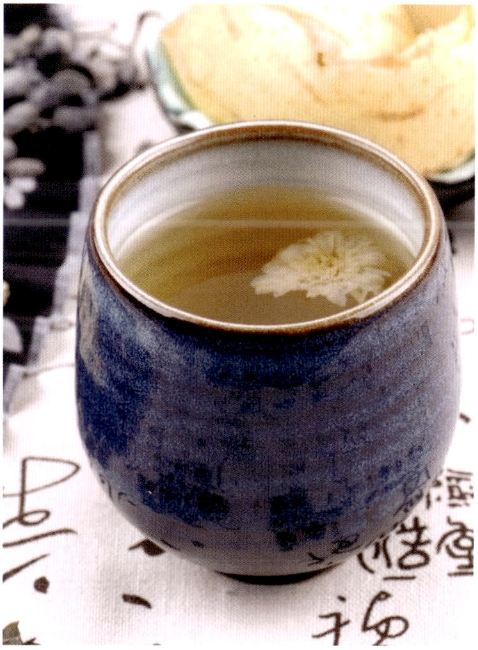

养生提示

适宜风寒头痛、咳嗽少痰、咽喉肿痛等症者饮用。

本草药典

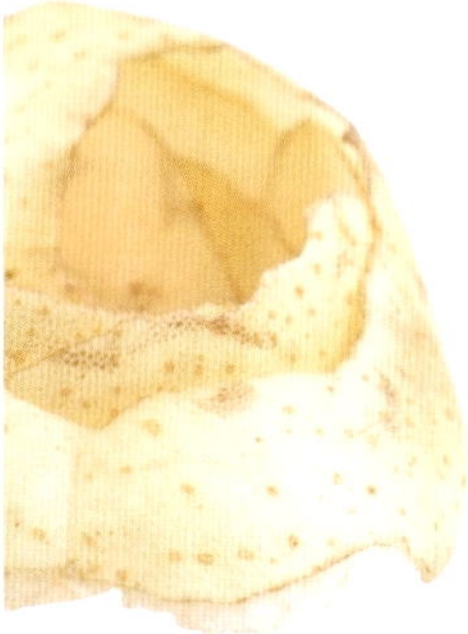

梨皮

别名：无。

性味：性凉，味甘、涩。

功效：清心润肺、降火生津、和胃止咳。

主治：中暑、咳嗽、吐血、心烦失眠。

养生膳食

雪梨猪腱汤

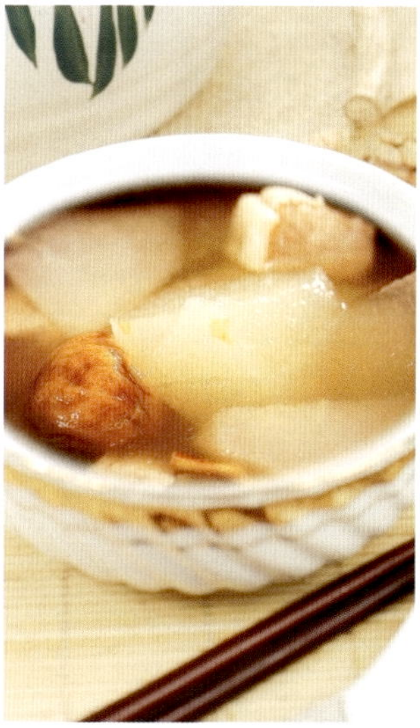

材料

猪腱500克，雪梨1个，无花果8个，盐5克。

做法

1. 猪腱洗净，切块；雪梨去皮，洗净，切块；无花果用清水浸泡，洗净。
2. 把上述处理好的材料放入瓦锅，加适量水，以大火煮沸后转小火煲2小时，加盐调味即可。

功效

本品可润肺祛燥、滋阴生津，适宜咳嗽痰黄、热病口渴、大便干结、饮酒过度者适量食用。

葛根茶

升阳解肌、除烦止渴

材料

葛根10克，绿茶5克，枸杞子3克，蜂蜜适量。

做法

❶ 将葛根、绿茶、枸杞子放入锅中，用开水冲泡。

❷ 将药汁去渣取汁后，加入适量蜂蜜，即可饮用。

❸ 每日1剂，不拘时。

功效

葛根具有解表退热的良好功效；绿茶具有生津止渴的良好功效；枸杞子具有润肺生津、滋补肝肾、益精明目的良好功效；蜂蜜具有保护肝脏的功效。

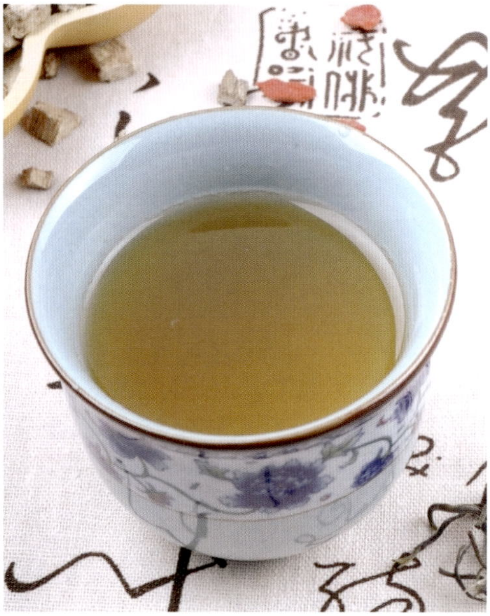

养生提示

适宜患有高脂血症、高血压、高血糖、冠心病、神经性头痛等症者饮用。

本草药典

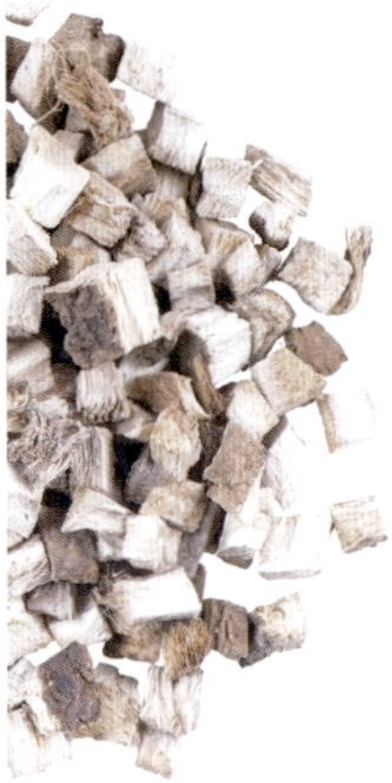

葛根

别名：甘葛。

性味：性凉，味甘、辛。

功效：解表退热。

主治：发热头痛、高血压、高脂血症。

养生膳食

葛根猪瘦肉汤

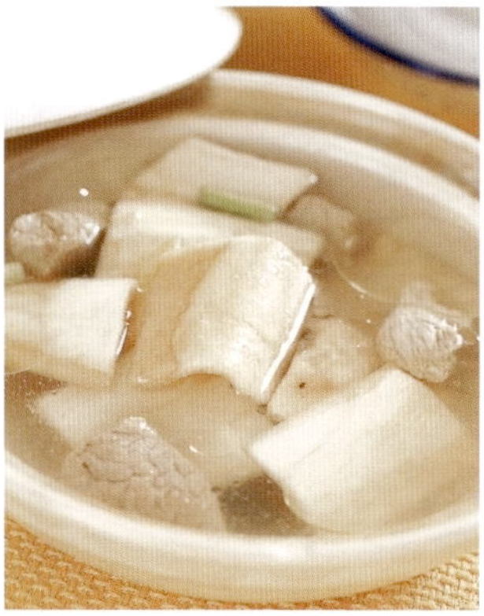

材料

葛根40克，牛蒡20克，猪瘦肉250克，葱、盐、鸡精、胡椒粉、香油各适量。

做法

❶ 将猪瘦肉洗净，切块后汆水；葛根、牛蒡均洗净，切块；葱洗净，切段。

❷ 将猪瘦肉块放入加了适量水的砂锅中，煮熟后加入葛根块、牛蒡块、盐、鸡精、葱段、香油，稍煮片刻，撒上胡椒粉即可。

功效

本品可生津止渴、疏散风热，适宜阴虚体质者，以及肺热咳嗽、风热感冒、高血压、冠心病、糖尿病、流行性感冒患者适量食用。

黄芪升麻茶

益气升阳、透疹解毒

材料

黄芪30克，郁李仁10克，升麻5克，防风3克，乌龙茶2克，蜂蜜适量。

做法

1. 将黄芪、升麻、郁李仁、防风研为药末。
2. 将药末与乌龙茶用沸水冲泡，闷20分钟后，加入适量蜂蜜，即可饮用。
3. 每日1剂，频频饮服。

功效

黄芪具有益气固表、敛汗固脱、利水消肿的功效；升麻具有发表透疹、清热解毒、升举阳气的功效；防风具有祛风解表、止痉定搐的良好功效；郁李仁具有润燥滑肠、下气利水的功效。

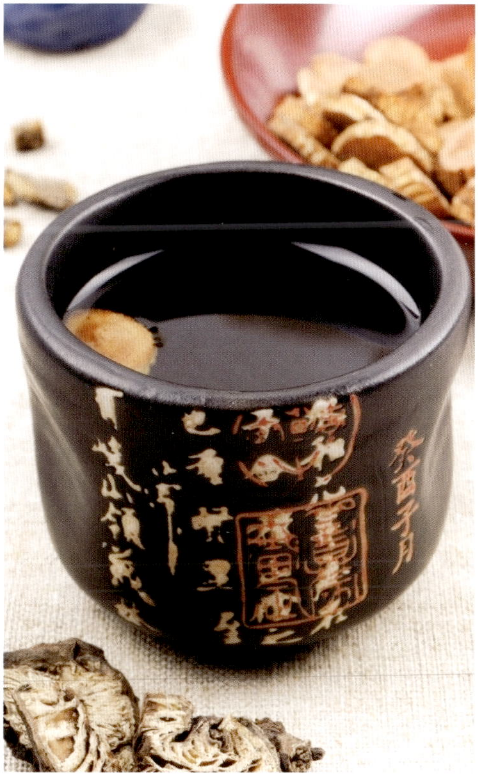

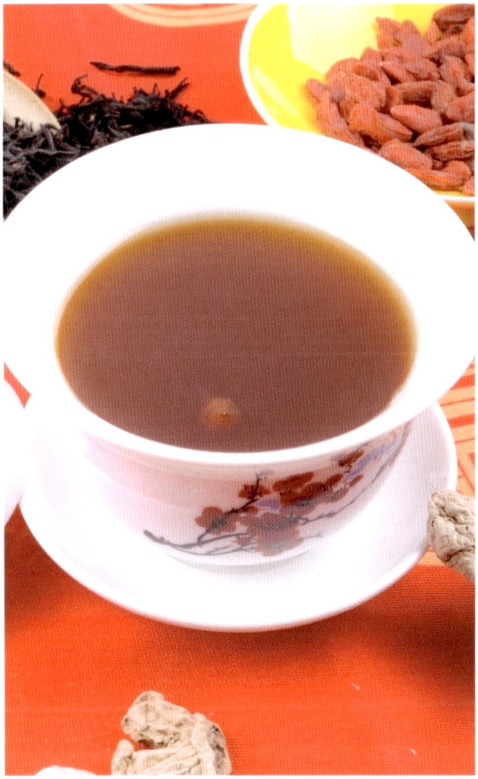

生姜茶

温胃止呕、化痰止咳

材料

生姜10克，红茶3克，枸杞子5克，蜂蜜适量。

做法

1. 将生姜、枸杞子放入锅中，用水煎煮，去渣取汁。
2. 用药汁冲泡红茶，待药茶温热时，加入适量蜂蜜，冲饮至味淡。
3. 每日1剂，不拘时。

功效

生姜具有温胃止呕、化痰止咳、发汗解表的功效；红茶具有利尿、消炎杀菌、提神消疲的良好功效；枸杞子具有润肺生津、滋补肝肾、益精明目的良好功效。

乌梅茶

敛肺止咳、生津止渴

材料

乌梅 20 克，甘草 6 克，生姜 5 克，黄茶 3 克，蜂蜜适量。

做法

1. 将乌梅放入清水中浸泡 1 小时后，上蒸笼蒸 30 分钟。
2. 将蒸完的乌梅及甘草、生姜一起放入杯中，放入黄茶，用沸水冲泡，加入适量蜂蜜，即可饮用。
3. 每日 1 剂，不拘时。

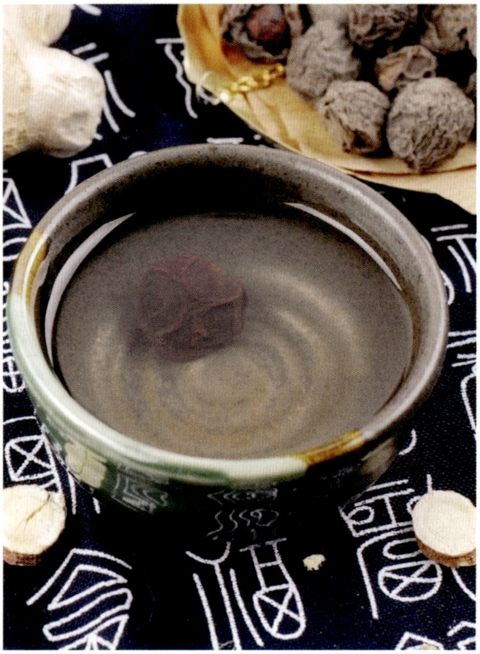

功效

乌梅含有柠檬酸、苹果酸、琥珀酸、碳水化合物等成分，具有抗菌、抗过敏、解暑热的功效；生姜可以温中祛寒，具有温运脾胃的功效。

养生提示

适宜口渴、咽干、咳嗽等人群饮用。但慢性胃炎而引起胃酸分泌过多者不宜服饮。

本草药典

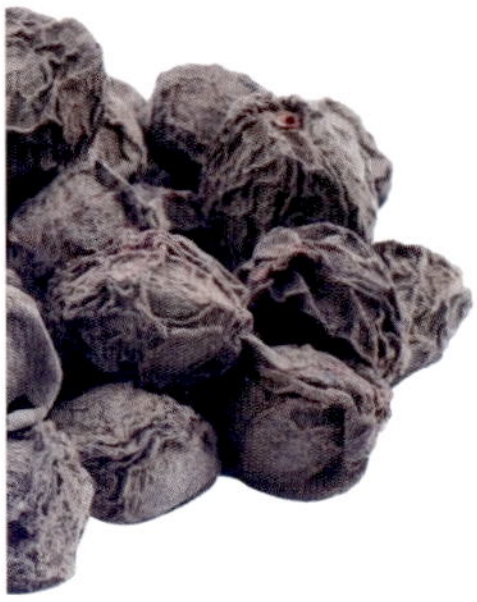

乌梅

别名：熏梅、梅实。

性味：性平，味酸、涩。

功效：生津止渴、敛肺涩肠。

主治：肺虚久咳、虚热烦渴、久泻久痢。

养生膳食

乌梅当归鸡汤

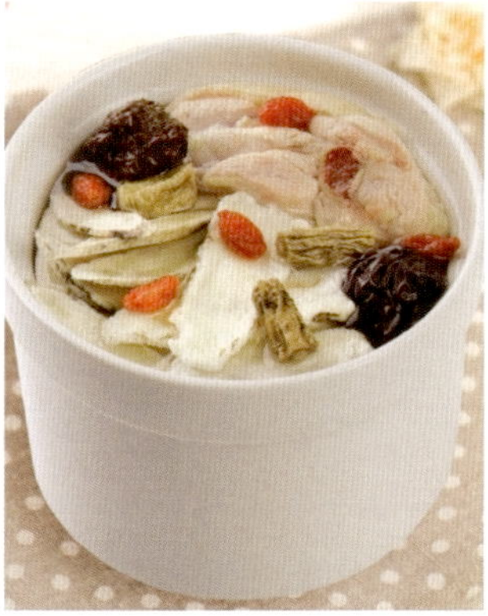

材料

当归 15 克，鸡肉 300 克，乌梅 6 颗，枸杞子、党参各 10 克，盐 5 克。

做法

1. 鸡肉洗净，切块，汆水；当归、枸杞子、党参分别洗净。
2. 砂锅中加适量水，置于火上，大火煮沸后，放入除盐外的所有材料，转小火煲 2 小时，加盐调味即可。

功效

本品可滋阴补血、益气补虚，适宜贫血者，以及体质虚弱、面色萎黄无华、胃酸分泌过少者适量食用。

菠菜根茶

清热润燥、养血止血

材料

菠菜根100克，甘草5克，枸杞子4克，生姜3克。

做法

1. 将菠菜根、甘草、枸杞子、生姜洗净，放入锅中，用水煎煮。
2. 用茶漏滤取药汁，即可饮用。
3. 每日1剂，不拘时。

功效

菠菜根具有利五脏、通血脉、止渴、润肠的功效；甘草具有补脾益气、清热解毒、祛痰止咳、缓急止痛、调和诸药的功效；生姜具有温胃止呕、发汗解表的功效。

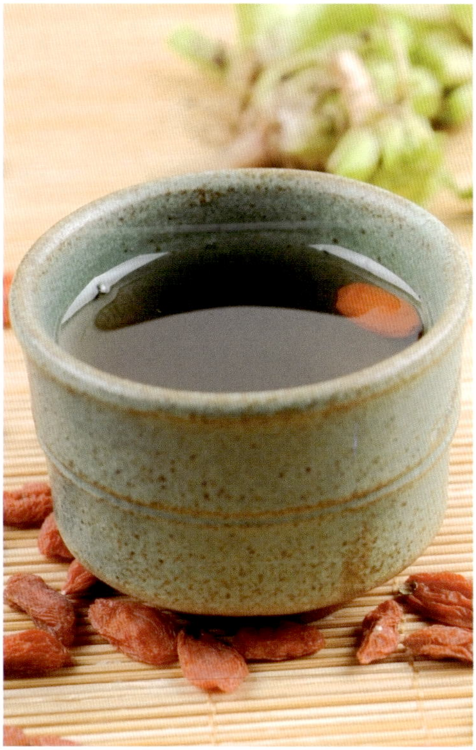

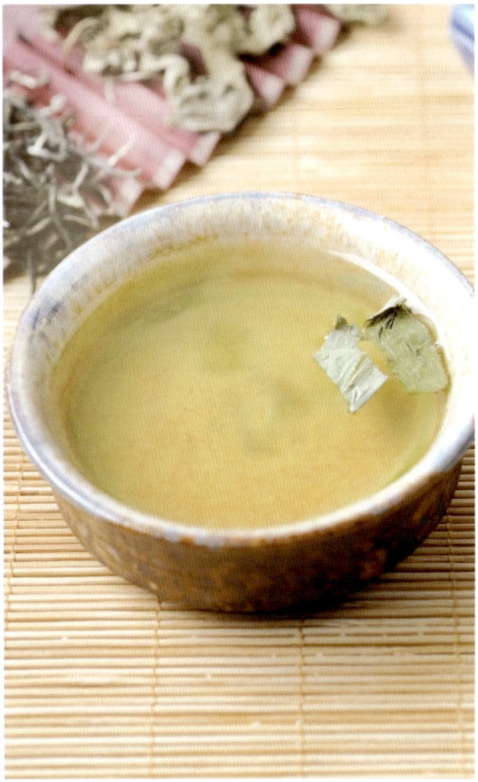

竹叶薄荷茶

利咽润喉、清热消暑

材料

竹叶10克，薄荷5克，绿茶3克，蜂蜜适量。

做法

1. 将竹叶、薄荷洗净，放入锅中，用水煎煮，去渣取汁。
2. 用药汁冲泡绿茶后，加入适量蜂蜜，即可饮用。
3. 每日1剂，不拘时。

功效

本品具有清热消暑、利咽润喉的功效。竹叶具有清热除烦、生津利尿的良好功效；薄荷具有疏散风热、清利头目的功效；蜂蜜具有保护肝脏、补充体力、消除疲劳的功效。

双荷饮

消暑降脂、化瘀止血

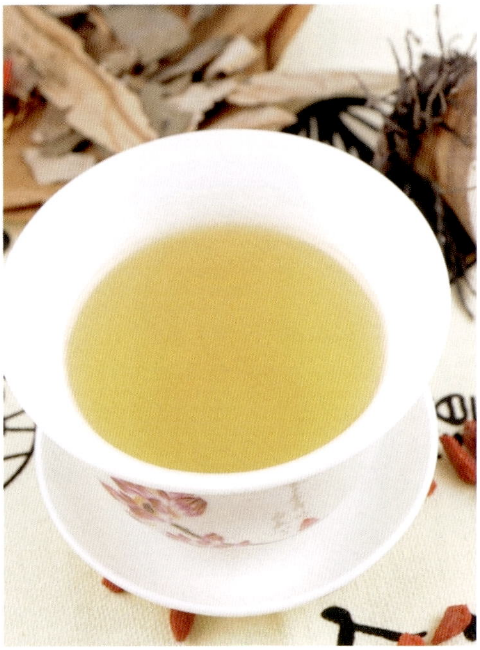

材料

藕节37克，荷叶20克，枸杞子5克，花茶3克，蜂蜜适量。

做法

1. 将藕节、荷叶、枸杞子捣碎，备用。
2. 将捣碎后的药材放入杯中，与花茶一起用沸水冲泡，闷15分钟；将药汁过滤，倒入杯中，加入适量蜂蜜，即可饮用。
3. 每日1~2剂，不拘时频饮。

功效

本品具有清热消暑、调节血脂、化瘀止血的功效。藕节具有凉血止血的功效；荷叶具有消暑利湿的功效；枸杞子具有养肝润肺的良好功效；蜂蜜具有保护肝脏的功效。

养生提示

适宜吐血、衄血、尿血、崩漏等症者饮用。

本草药典

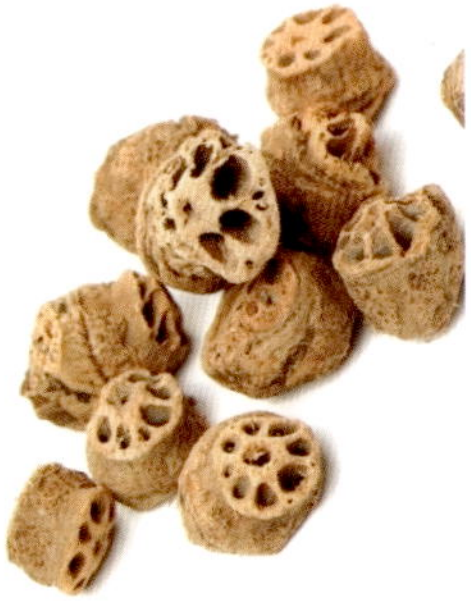

藕节

别名：光藕节、藕节巴。

性味：性平，味甘、涩。

功效：清热除烦、收敛止血、散瘀。

主治：虚渴、烦闷、眼热赤痛、大便下血。

养生膳食

红枣莲藕排骨汤

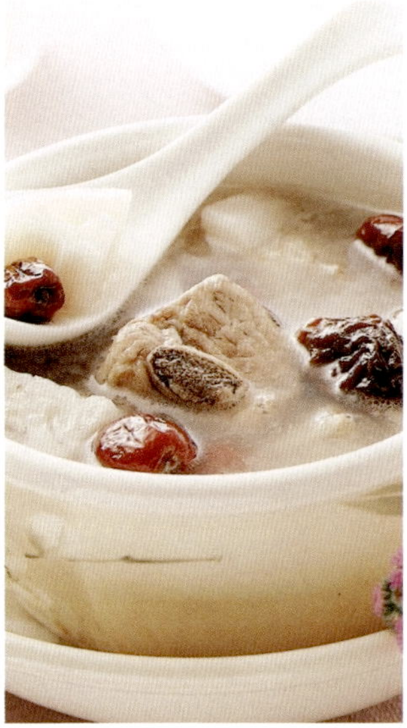

材料

莲藕2节，猪排骨250克，红枣、黑枣各10颗，盐6克。

做法

1. 猪排骨洗净，切块汆水。
2. 莲藕削皮，洗净，切块；红枣、黑枣洗净。
3. 将上述材料盛入砂锅内，加适量水，煮沸后转小火煲40分钟，加盐调味即可。

功效

本品可养血滋阴、健脾益气，适宜老年人、更年期女性及骨质疏松、胃虚食少、气血不足、营养不良者食用。

西瓜荷斛茶

清热解暑、生津止渴

材料

西瓜肉100克，荷叶5克，石斛5克，绿茶3克，蜂蜜适量。

做法

1. 将西瓜肉、荷叶、石斛洗净，放入锅中，用水煎煮，去渣取汁。
2. 用药汁冲泡绿茶后，加入适量蜂蜜，即可饮用。
3. 每日1剂，不拘时。

功效

西瓜肉具有清热解暑、利尿、解酒的功效；荷叶具有消暑利湿的功效；石斛具有益胃生津的功效；绿茶具有生津止渴的良好功效。

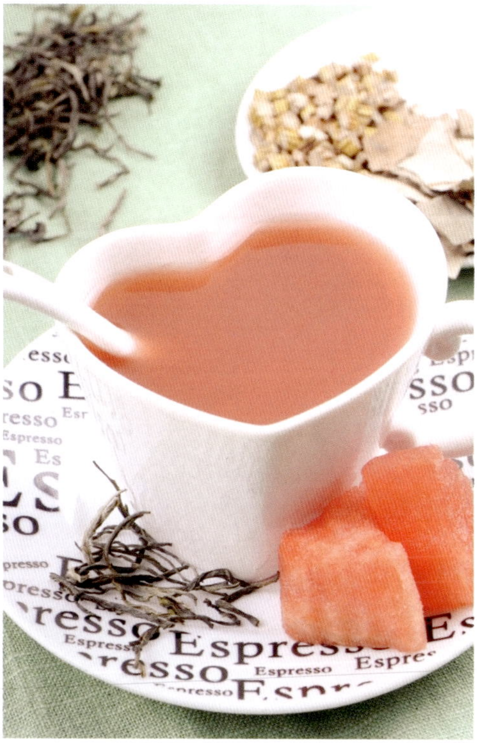

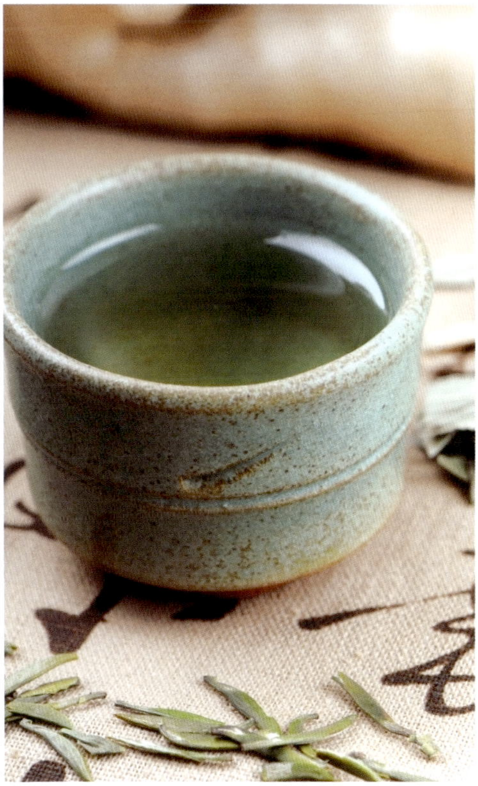

淡竹叶茶

消暑清肺、生津止渴

材料

淡竹叶30克，绿茶15克，生姜6克，蜂蜜适量。

做法

1. 将淡竹叶、生姜洗净，放入锅中，用水煎煮，去渣取汁。
2. 用药汁泡绿茶，待温热时放入适量蜂蜜，即可饮用。
3. 每日1剂，不拘时。

功效

淡竹叶具有消暑清肺、生津解热的良好功效；生姜具有温胃止呕、止咳化痰、发汗解表的功效；蜂蜜具有保护肝脏、补充体力、消除疲劳、增强抵抗力的功效。

天花粉茶

生津止渴、降火润燥

材料

天花粉 10 克，绿茶 5 克，甘草 3 克，蜂蜜适量。

做法

1. 将天花粉、甘草洗净，放入锅中用水煎煮，去渣取汁。
2. 用药汁冲泡绿茶后，加入适量蜂蜜，即可饮用。
3. 每日 1 剂，不拘时。

功效

天花粉具有清热泻火、生津止渴、消肿排脓的功效；绿茶具有生津止渴、清热消暑、解毒、消食、通便的良好功效；甘草具有补脾益气、清热解毒、祛痰止咳的功效。

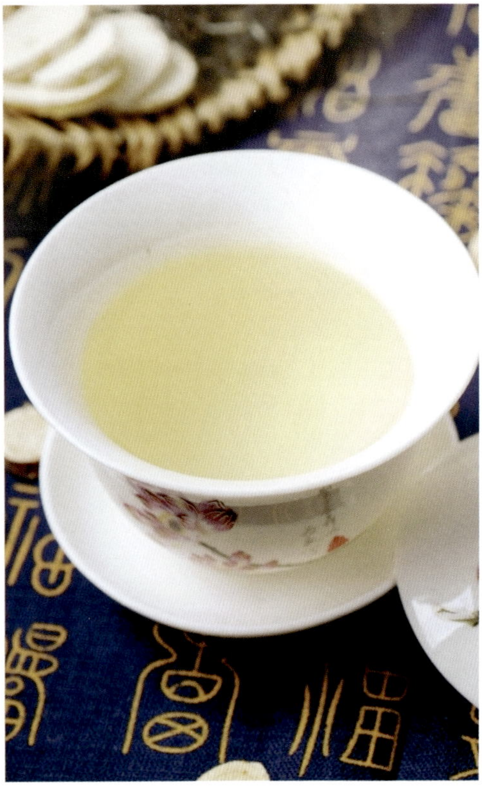

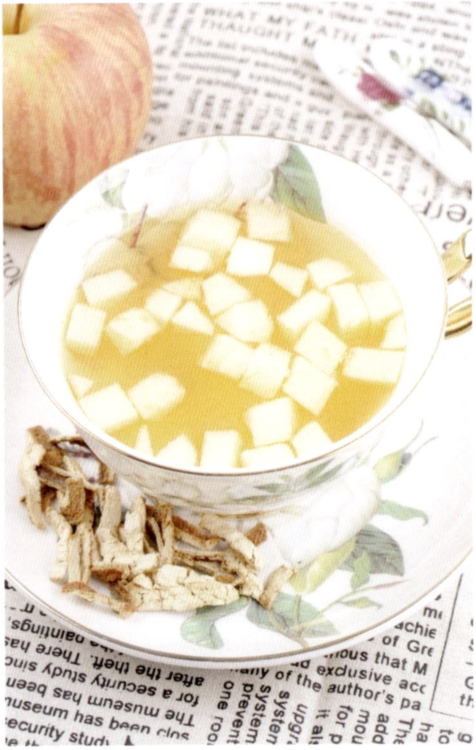

苹果陈皮茶

解暑开胃、理气化痰

材料

陈皮 5 克，苹果 1 个，绿茶 3 克，蜂蜜适量。

做法

1. 将苹果去皮、切丁后，与陈皮、绿茶一同放入锅中，用水煎煮。
2. 用茶漏斗滤去陈皮和绿茶后，往药汁中加入适量蜂蜜，即可饮用。
3. 每日 1 剂，不拘时。

功效

苹果具有生津、益胃、通便的功效；陈皮具有理气、健脾、化痰的功效；绿茶具有生津止渴、清热消暑的良好功效。

柠檬茶

生津止渴、利尿解暑

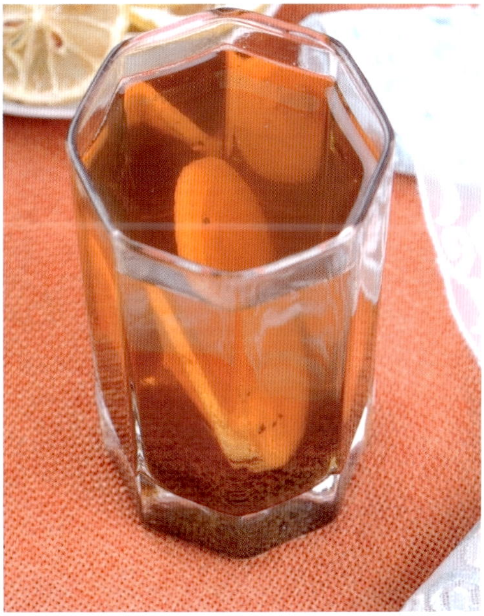

材料

红茶 30 克，柠檬 2 片，甘草 5 克，蜂蜜适量。

做法

❶ 将柠檬切片后与甘草一起放入锅中，用水煎煮，去除甘草后取药汁。

❷ 用药汁冲泡红茶后，加入适量蜂蜜，即可饮用。

❸ 每日 1 剂，不拘时。

功效

柠檬具有化痰止咳、生津止渴的功效；红茶具有利尿、消炎杀菌、提神的良好功效。

养生提示

适宜糖尿病、高血压、感冒、风湿病、肾结石等患者饮用。

本草药典

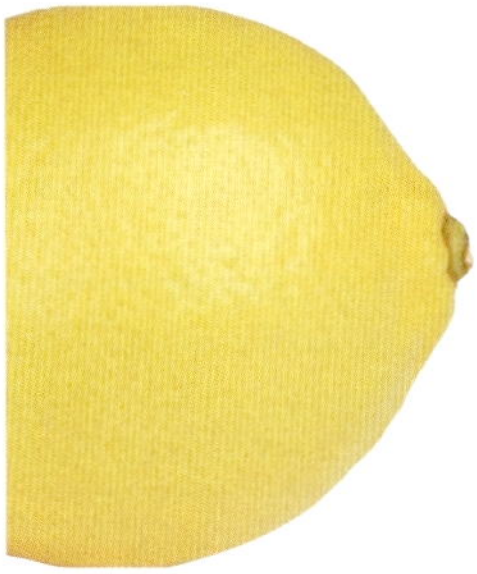

柠檬

别名：宜母子、黎檬子。

性味：性凉，味酸、甘。

功效：健脾开胃、生津止渴、化痰止咳。

主治：食欲不振、烦渴、百日咳、维生素 C 缺乏症。

养生膳食

薄荷柠檬茶

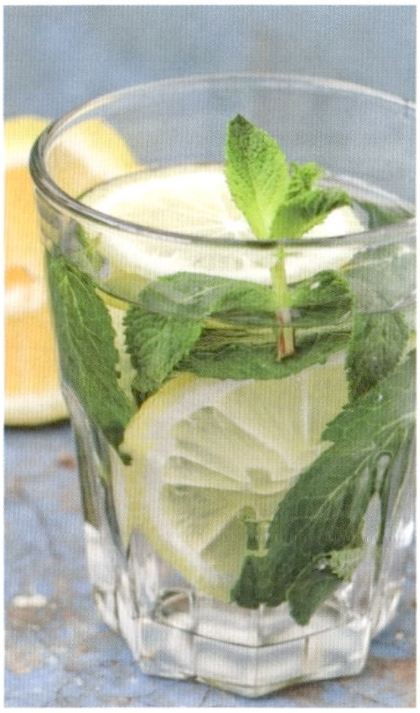

材料

鲜薄荷叶 20 克（干品 5 克），柠檬片 2 片（干、鲜品均可）。

做法

❶ 鲜薄荷叶与柠檬片分别洗净，沥干水备用。

❷ 鲜薄荷叶与柠檬片 起放入杯中，冲入沸水，闷泡 10 分钟后，代茶频饮。

功效

本品可抗菌消炎、清利头目，还能散热解毒、缓解疼痛，适合夏季饮用。

菊花茶

明目提神、疏风散热

材料

菊花9克，乌龙茶3克，枸杞子3克，蜂蜜适量。

做法

❶ 将菊花、枸杞子洗净，放入锅中，用水煎煮，取汁。

❷ 用药汁冲泡乌龙茶后，加入蜂蜜，即可饮用。

❸ 每日1剂，不拘时。

功效

菊花具有散风清热、平肝明目的功效；乌龙茶具有生津止渴、清热消暑的良好功效；枸杞子具有润肺生津、滋补肝肾、益精明目的良好功效。

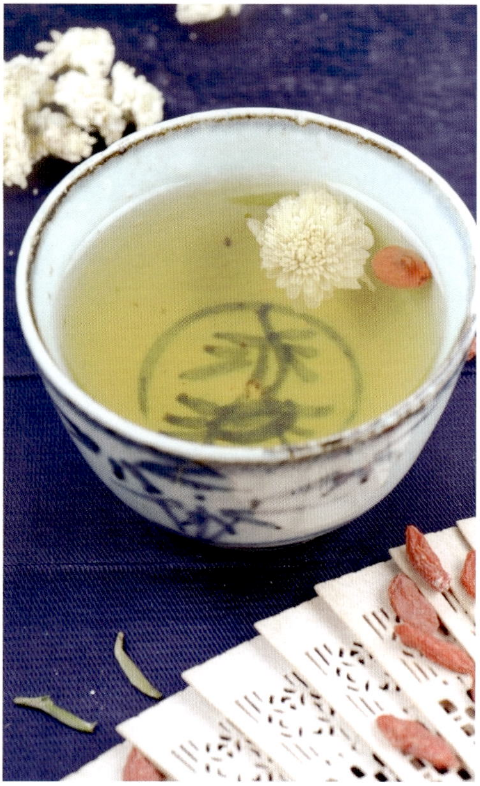

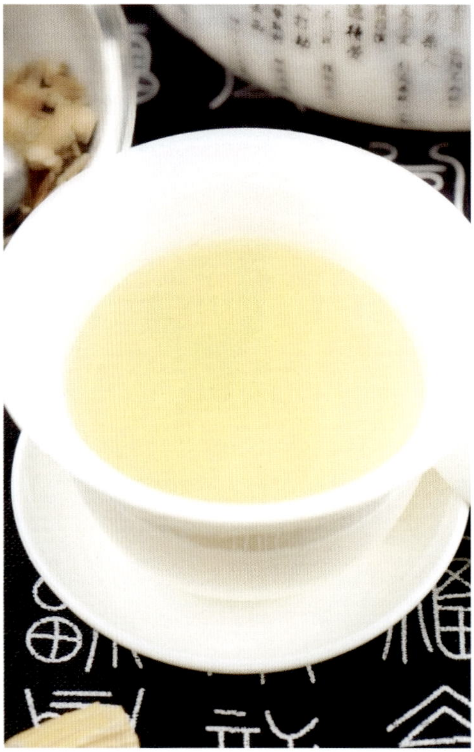

三鲜解暑茶

芳香化浊、清凉解暑

材料

荷叶50克，藿香15克，芦根10克，蜂蜜适量。

做法

❶ 将藿香、荷叶、芦根研成药末。

❷ 将药末放入杯中，用开水冲泡，10分钟后，加入适量蜂蜜，即可饮用。

❸ 每日1剂，不拘时。

功效

本品具有芳香化浊、清凉解暑的功效。藿香具有止呕止泻、发汗解表的功效；荷叶具有消暑利湿、健脾升阳、散瘀止血的功效；芦根具有清热泻火、生津止渴、除烦止呕、利尿的功效。

百合阿胶茶

补肺润燥、清心安神

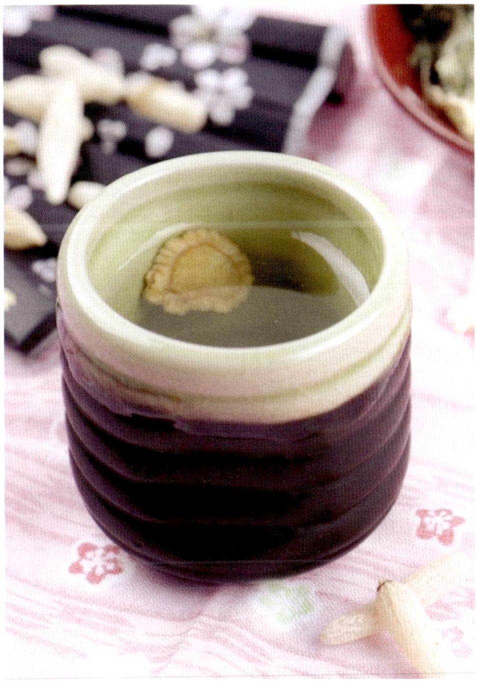

材料

百合32克，阿胶10克，桔梗9克，麦冬6克，桑叶10克，红茶3克，蜂蜜适量。

做法

1. 将阿胶放入锅中蒸化；将百合、桔梗、麦冬、桑叶、红茶研成药末。
2. 将药末倒入阿胶汁中，搅拌均匀后，加入适量蜂蜜，即可饮用。
3. 每日1剂，不拘时。

功效

本品具有清心安神、补肺润燥的功效。百合具有润肺止咳、清心安神的功效；阿胶具有滋阴补血的功效；桔梗具有宣肺的功效；麦冬具有滋阴益肺的良好功效；桑叶具有疏散风热的功效。

养生提示

适宜慢性支气管炎、干咳、口干舌燥者饮用。

本草药典

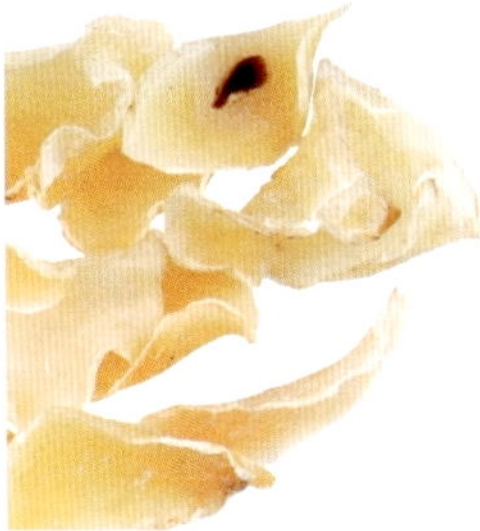

百合

别名：重迈、中庭、重箱。

性味：性微寒，味甘。

功效：润肺止咳、清心安神、清热祛痰。

主治：肺痨久咳、咳嗽痰血、心烦失眠。

养生膳食

百合绿豆凉薯汤

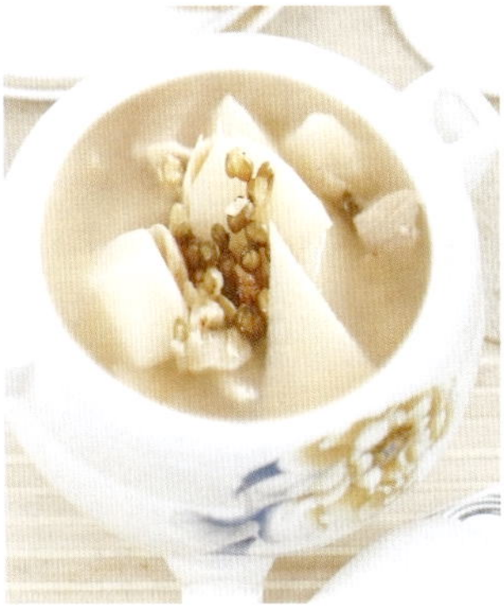

材料

百合150克，绿豆60克，凉薯1个，猪瘦肉1块，盐3克，鸡精2克。

做法

1. 百合洗净，泡发；猪瘦肉洗净，切成块。
2. 凉薯洗净，去皮，切成大块；绿豆洗净。
3. 将除盐和鸡精外的所有材料放入砂锅中，以大火煮沸，转小火煲15分钟，加入盐和鸡精调味即可。

功效

本品可清热解暑、滋阴润肺，适宜暑热烦渴、湿热泄泻、水肿腹胀者适量食用。

梨冬茶

清除肺热、止咳化痰

材料

麦冬5克，梨1个，绿茶3克，蜂蜜适量。

做法

1. 将梨去皮，切块。
2. 用水煎煮梨块、麦冬后，去渣取药汁。
3. 用药汁冲泡绿茶，加入适量蜂蜜后，即可饮用。
4. 每日1剂，不拘时。

功效

梨具有生津润燥、清热化痰的功效；麦冬具有滋阴润肺、益胃生津的良好功效；绿茶具有生津止渴、清热消暑、解毒、消食的良好功效；蜂蜜具有保护肝脏、补充体力、消除疲劳的功效。

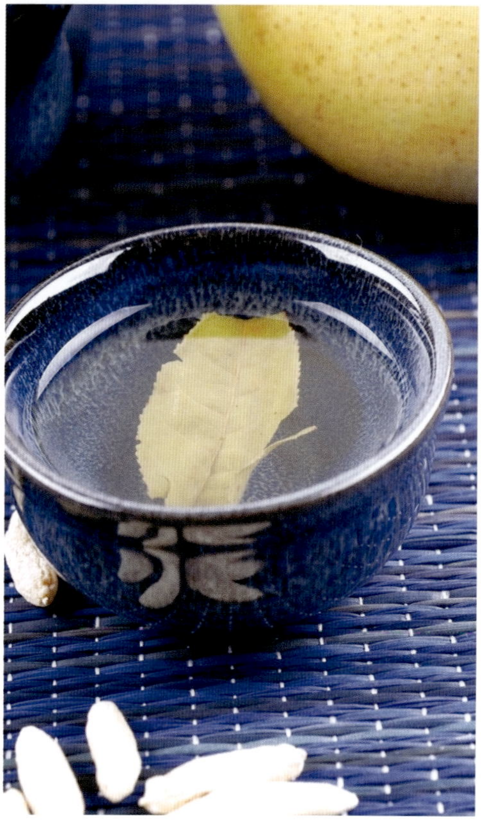

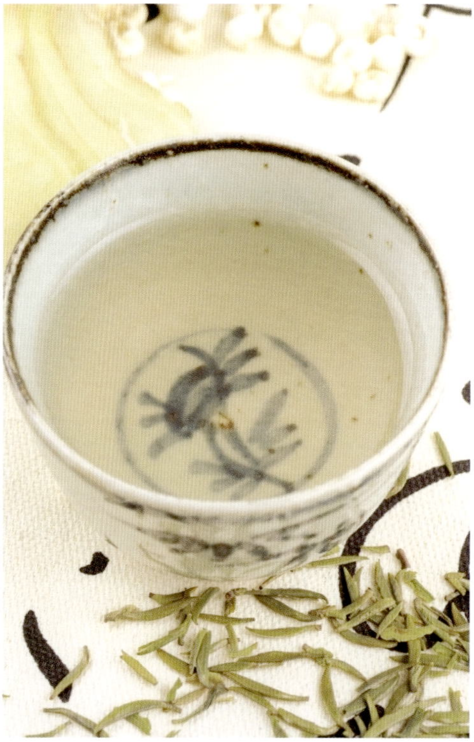

川贝茶

清肺润肺、化痰止咳

材料

绿茶6克，川贝母5克，生姜3克，蜂蜜适量。

做法

1. 将川贝母、生姜洗净，放入锅中，用水煎煮，去渣取药汁。
2. 用药汁冲泡绿茶，加入适量蜂蜜后，即可饮用。
3. 每日1剂，不拘时。

功效

川贝母具有清热润肺、化痰止咳的功效；绿茶具有生津止渴、清热消暑的良好功效；生姜具有温胃止呕、化痰止咳、发汗解表的功效。

三子养亲茶

降气化痰、消食宽膈

材料

紫苏子3克，白芥子3克，莱菔子2克，红茶2克，蜂蜜适量。

做法

❶ 将紫苏子、白芥子、莱菔子研成药末。

❷ 将药末与红茶放入杯中，用沸水冲泡，10分钟后，加入适量蜂蜜，即可饮用。

❸ 每日1剂，不拘时。

功效

本品具有降气化痰、消食宽膈的功效。紫苏子具有降气消痰、平喘、润肠的功效；白芥子具有温肺利气、散结通络的功效；莱菔子具有消食除胀、降气化痰的功效。

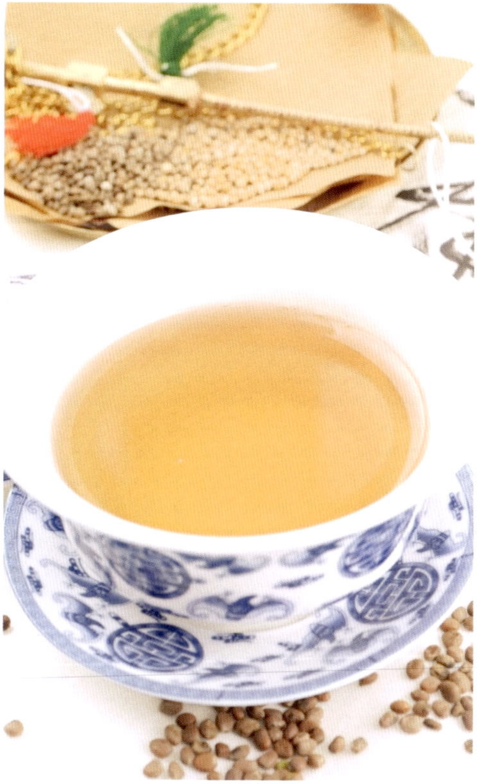

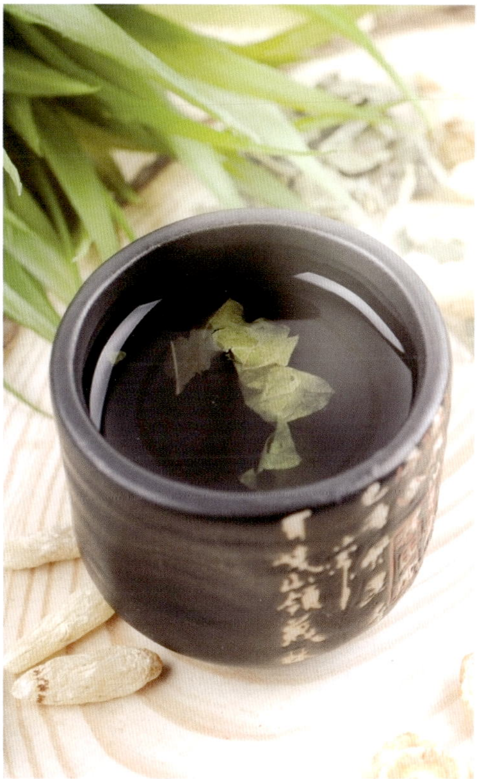

沙参麦冬茶

润肺祛燥、生津止渴

材料

沙参8克，麦冬6克，桑叶6克，白茶2克，蜂蜜适量。

做法

❶ 将沙参、麦冬、桑叶研成药末。

❷ 将药末与白茶放入杯中，用沸水冲泡，15分钟后，加入适量蜂蜜，即可饮用。

❸ 每日1剂，不拘时频饮。

功效

本品具有润肺清燥、退热止渴的功效。沙参具有清热养阴、润肺止咳的功效；麦冬具有滋阴润肺、益胃生津、清心除烦的良好功效；桑叶具有疏散风热、清肺润燥、平抑肝阳、清肝明目的功效。

梨膏茶

润肺止咳、利咽生津

材料

款冬花15克，百合20克，麦冬6克，川贝母6克，梨1个，红茶2克，蜂蜜适量。

做法

1. 将梨洗净，去皮，切块；将梨块、款冬花、百合、麦冬、川贝母、红茶放入锅中，用水煎煮后，去渣取汁。
2. 待药茶温热时，加入适量蜂蜜，即可饮用。
3. 每日2剂，不拘时。

功效

梨具有生津润燥、清热化痰的功效；款冬花具有润肺下气、化痰止嗽的功效；百合具有润肺止咳、清心安神的良好功效；麦冬具有滋阴润肺、益胃生津、清心除烦的良好功效；川贝母具有清热润肺、化痰止咳的功效。

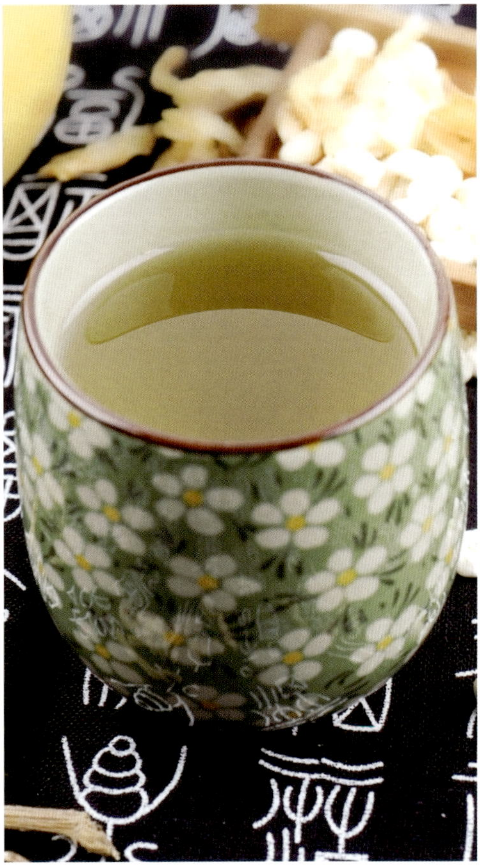

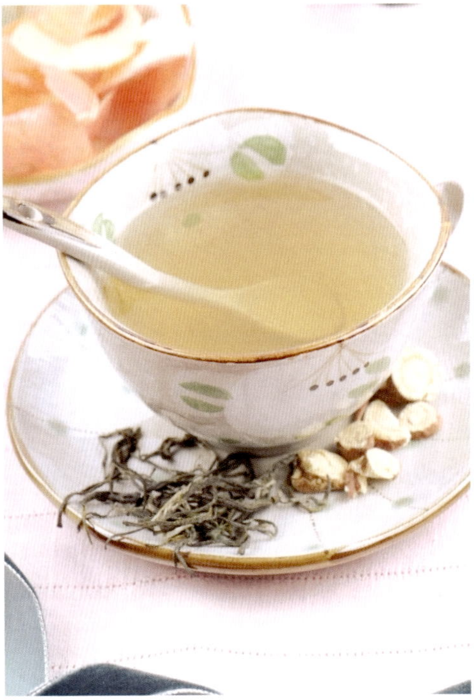

苹果皮茶

生津止渴、健脾消食

材料

苹果皮20克，绿茶1克，甘草9克，蜂蜜适量。

做法

1. 将苹果皮洗净。
2. 将苹果皮、甘草、绿茶一同放入杯中，用开水冲泡，闷5分钟后，加入适量蜂蜜，即可饮用。
3. 每日1剂，不拘时。

功效

苹果皮具有健脾消食的良好功效；蜂蜜具有保护肝脏、补充体力、消除疲劳的功效；甘草具有止咳化痰的功效。

荷叶翘苓茶

清热解毒、健脾除湿

材料

荷叶5克，连翘3克，茯苓3克，陈皮3克，佩兰3克，绿茶5克，蜂蜜适量。

做法

❶ 将荷叶、连翘、茯苓、陈皮、佩兰置锅内，用水煎煮后，去渣取汁。

❷ 用药汁冲泡绿茶后，加入适量蜂蜜，即可饮用。

❸ 每日1剂，不拘时。

功效

荷叶具有消暑利湿的功效；连翘有清热解毒、散结消肿的功效；茯苓具有渗湿利水、健脾和胃、宁心安神的功效；陈皮具有理气、健脾、化痰的功效；佩兰具有芳香化湿、醒脾开胃的功效。

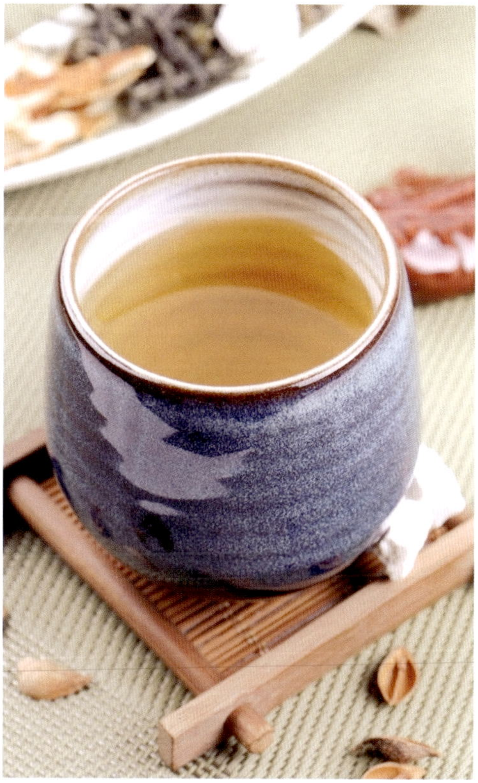

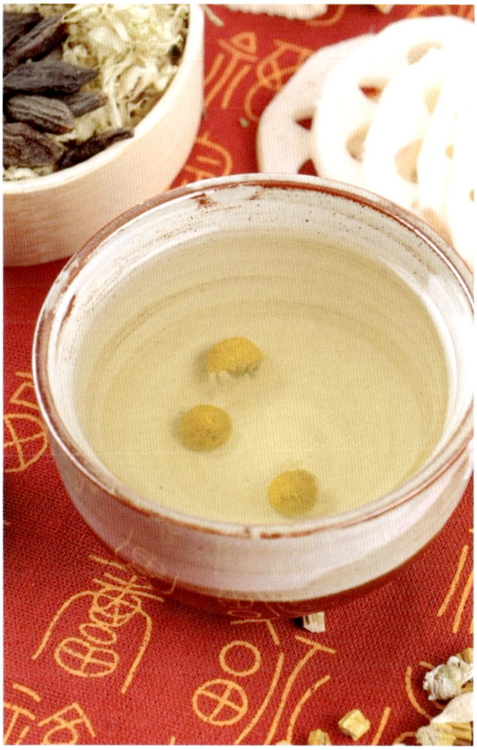

生津茶

生津润燥、清热解毒

材料

麦冬9克，金石斛6克，竹茹4克，青果5个，红茶2克，梨1个，荸荠2个，蜂蜜适量。

做法

❶ 将梨、荸荠洗净，去皮，切块；将青果、金石斛、竹茹、麦冬、梨块、荸荠块、红茶放入锅中煎煮，去渣取汁。

❷ 待药茶温热时，加入适量蜂蜜，即可饮用。

❸ 每日1剂，不拘时。

功效

本品具有生津润燥、清热解毒的功效。金石斛具有益胃生津的功效；荸荠具有清热止渴的功效。

天冬红糖茶

清热生津、润燥止渴

材料

天冬 40 克，红糖 5 克，生姜 3 克，乌龙茶 3 克，甘草 3 克，蜂蜜适量。

做法

1. 将天冬、生姜、甘草洗净，与乌龙茶一起放入锅中，用水煎煮。
2. 用茶漏斗滤取药汁，放入红糖和适量蜂蜜，即可饮用。
3. 每日 1 剂，不拘时。

功效

天冬具有养阴清热、润燥生津的功效；红糖具有润心肺、和中、缓肝气的功效；生姜具有温胃止呕、化痰止咳、发汗解表的功效；甘草具有补脾益气、清热解毒的功效。

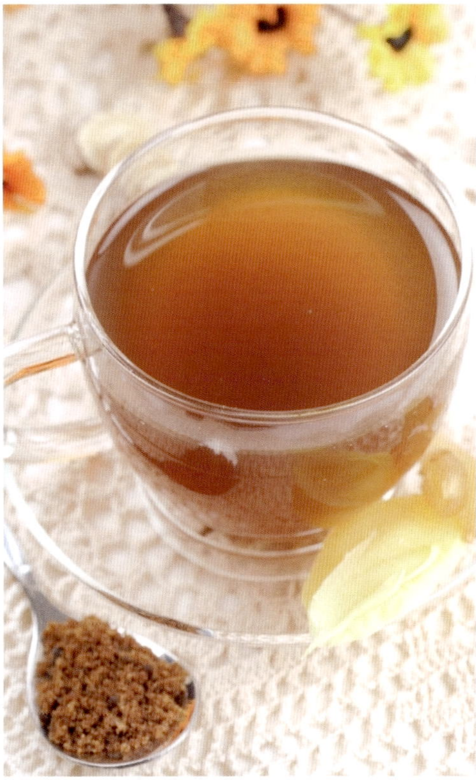

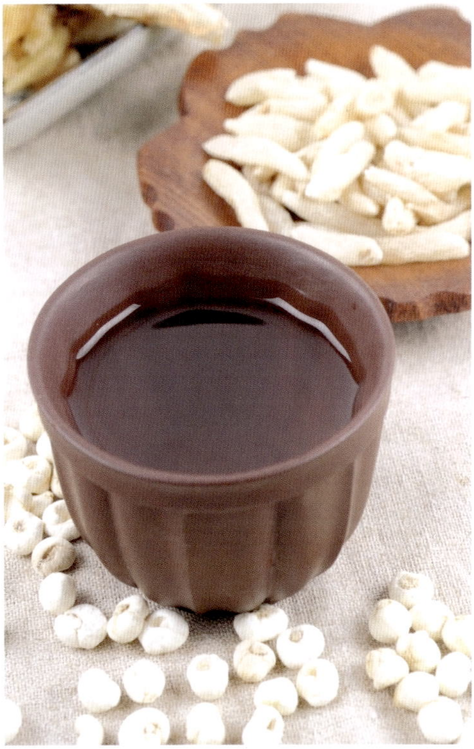

二冬二母茶

润肺止咳、清热化痰

材料

麦冬 6 克，天冬 4 克，知母 2 克，川贝母 3 克，白茶 2 克，蜂蜜适量。

做法

1. 将麦冬、天冬、知母、川贝母研成药末。
2. 将药末与白茶放入杯中，用沸水冲泡，闷 15 分钟后，加入适量蜂蜜，即可饮用。
3. 每日 1 剂，分 2~3 次饮用。

功效

麦冬具有滋阴润肺、益胃生津的良好功效；天冬具有养阴清热、润燥生津的功效；知母具有清热泻火、生津润燥的功效。

杜仲茶

补益肝肾、增强免疫

材料

杜仲6克，黑茶5克，生姜6克，蜂蜜适量。

做法

❶将杜仲、黑茶、生姜放入锅中用水煎煮。

❷用茶漏斗滤取药汁，加入适量蜂蜜，即可饮用。

❸每日1剂，不拘时。

功效

杜仲具有补肝肾、强筋骨的功效；黑茶具有增强免疫的功效；生姜具有温胃止呕的功效；蜂蜜具有保护肝脏的功效。

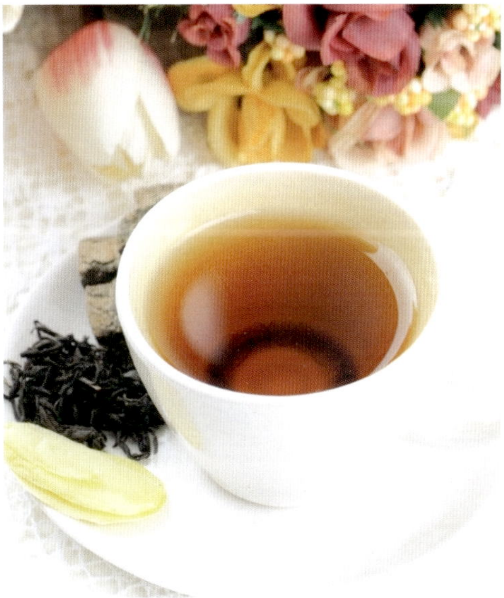

养生提示

适宜腰脊酸痛、足膝痿弱、小便余沥、高血压、冠心病者饮用。

本草药典

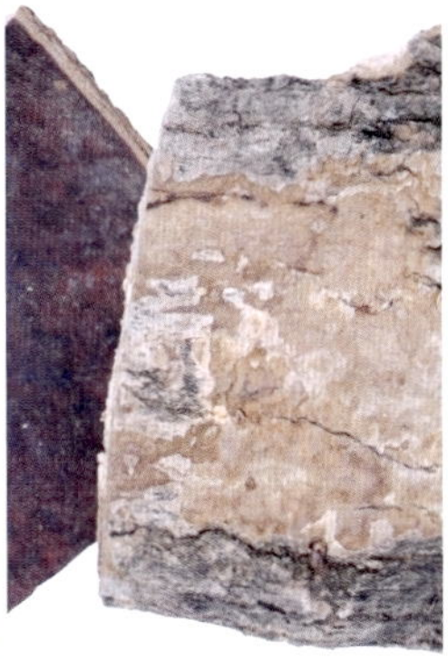

杜仲

别名：思仙、思仲。

性味：性温，味甘。

功效：补益肝肾、强筋骨、安胎、调节血脂。

主治：肾虚腰痛、胎动胎漏、高脂血症。

养生膳食

五味子杜仲羊腰汤

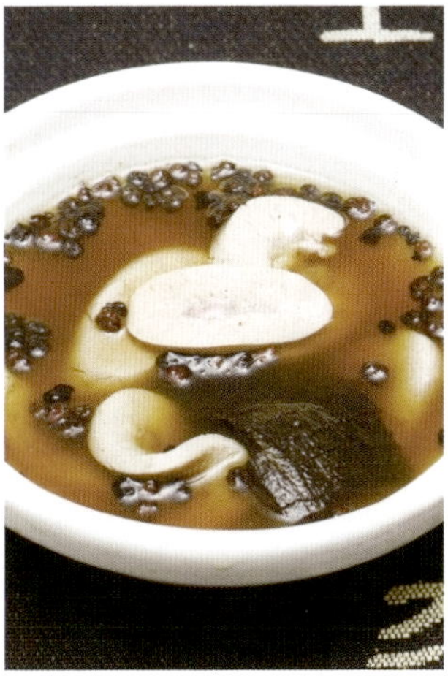

材料

羊腰500克，杜仲15克，五味子6克，葱花、蒜末、食用油、盐、淀粉各适量。

做法

❶杜仲、五味子洗净，放入锅中，加水煎药汁，滤渣取汁。

❷羊腰洗净，切小块，用淀粉裹匀。

❸炒锅放油，油热后爆炒羊腰花，熟后，放入葱花、蒜末、盐，兑入药汁和适量水，煮至羊腰花熟透即可。

功效

本品可补肾固精、强腰壮骨，适宜腰脊疼痛、头晕耳鸣、听力减退、尿频或遗尿者适量食用。

香朴茶

调和脾胃、祛湿化浊

材料

香薷5克，厚朴3克，白扁豆3克，茯神3克，甘草3克，红茶2克。

做法

1. 将香薷、厚朴、白扁豆、茯神、甘草洗净，放入锅中煎煮，去渣取药汁。
2. 用药汁冲泡红茶后，即可饮用。
3. 每日1剂，不拘时。

功效

本品具有调和脾胃、祛湿化浊的功效。香薷具有发汗解暑的功效；厚朴具有行气消积的良好功效；白扁豆具有补脾和中的功效；茯神具有宁心、安神、利水的功效。

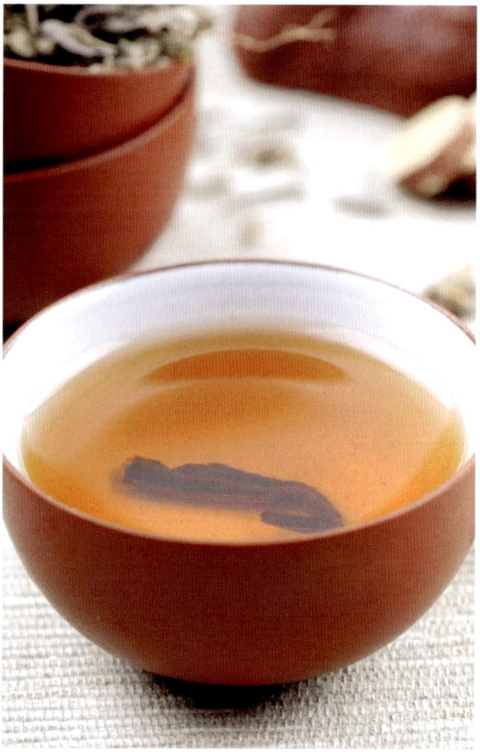

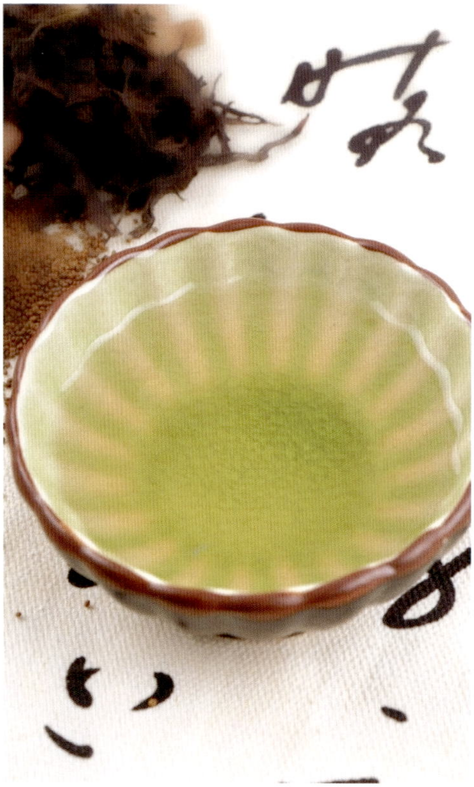

白术菟茶

健脾补肾、燥湿利水

材料

白术5克，菟丝子5克，乌龙茶3克，蜂蜜适量。

做法

1. 将白术、菟丝子放入锅中煎煮，去渣取药汁。
2. 用药汁冲泡乌龙茶后，加入适量蜂蜜，即可饮用。
3. 每日1剂，不拘时。

功效

白术具有健脾益气、燥湿利水、止汗、安胎的功效；菟丝子具有补肾益精、养肝明目、固胎止泻的良好功效；乌龙茶具有提神益思、消除疲劳、利尿消肿的良好功效。

刺五加茉莉花茶

祛风除湿、理气和中

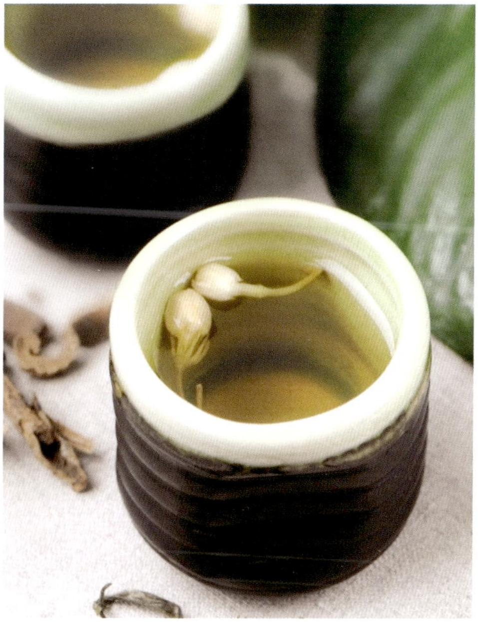

材料

刺五加 5 克，茉莉花 5 克，洞庭碧螺春 5 克，蜂蜜适量。

做法

1 将刺五加、洞庭碧螺春放入锅中煎煮。

2 用茶漏斗滤取药汁后，加入茉莉花、适量蜂蜜，即可饮用。

3 每日 1 剂，不拘时。

功效

本品具有祛风除湿、理气和中的功效。刺五加具有祛风湿的功效；茉莉花具有理气和中、开郁辟秽的功效。

养生提示

适宜神经衰弱、失眠、肾功能减退、体质虚弱、气短乏力、神疲怠倦等人群饮用。

本草药典

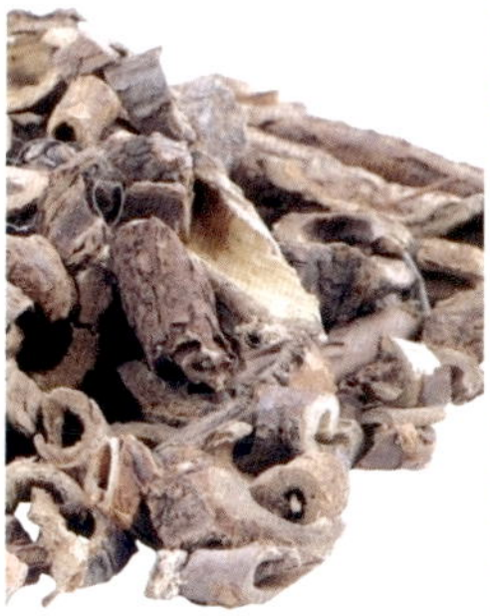

刺五加

别名：刺拐棒。

性味：性温，味甘、微苦。

功效：健脾益气、补肝肾、强筋骨。

主治：体倦乏力、久咳虚喘、肾虚、失眠、腰酸。

养生膳食

刺五加茶

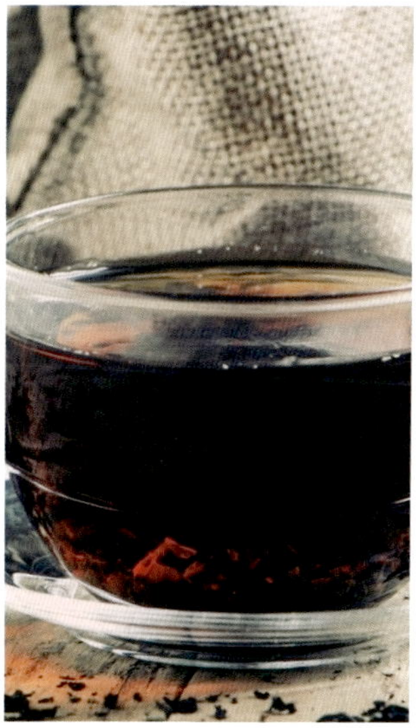

材料

刺五加 8 克，红茶 3 克，红糖 10 克。

做法

1 将刺五加碾碎，放入茶杯中。

2 杯中放入红茶和红糖，用沸水冲泡，加盖闷泡 15 分钟即可。

功效

本品可健脾益气、补肝肾，适合脾肾气虚致体倦乏力、不思饮食、久咳虚喘者及肾虚致腰膝酸痛等人士适量饮用。

锁阳桑葚茶

温补肾阳、润肠通便

材料

锁阳 20 克，桑葚 20 克，生姜 6 克，熟普洱 3 克，蜂蜜适量。

做法

❶ 将锁阳、桑葚、生姜捣碎成药末，备用。

❷ 将药末与熟普洱放入杯中，用沸水冲泡，15 分钟后，加入适量蜂蜜，即可饮用。

❸ 每日 1 剂，不拘时。

功效

锁阳具有补肾润肠的功效；桑葚具有滋阴、养血、生津的良好功效；生姜具有温胃止呕、化痰止咳的功效；蜂蜜具有保护肝脏、补充体力的功效。

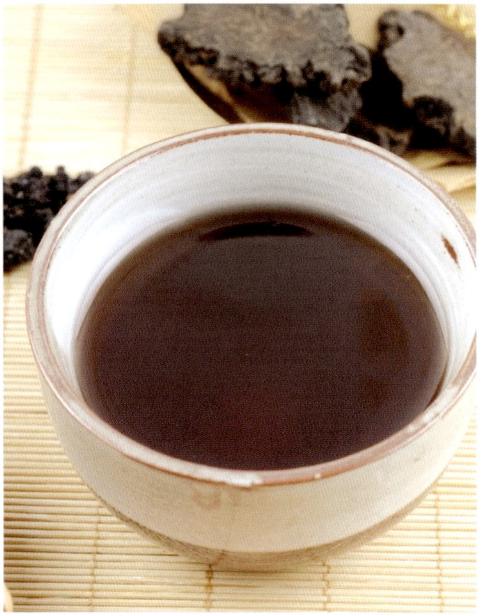

养生提示

适宜年老体弱、腰膝酸软无力、肠燥便秘等人群饮用。但大便稀溏者不宜饮用。

本草药典

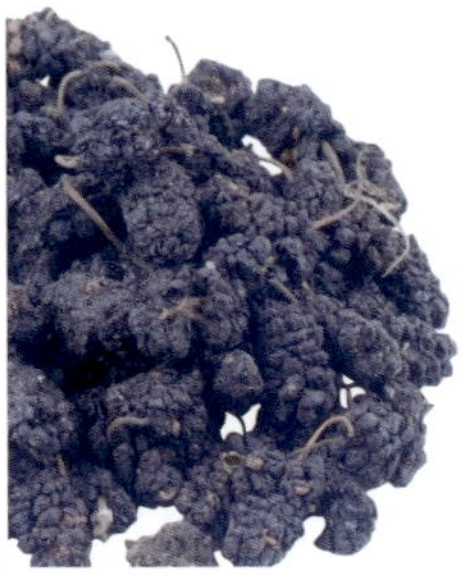

桑葚

别名：桑实、葚、乌椹。

性味：性寒，味甘、酸。

功效：滋阴养血、生津止渴、润肠通便。

主治：头晕目眩、腰酸耳鸣、须发早白、失眠多梦。

养生膳食

桑葚牛排骨汤

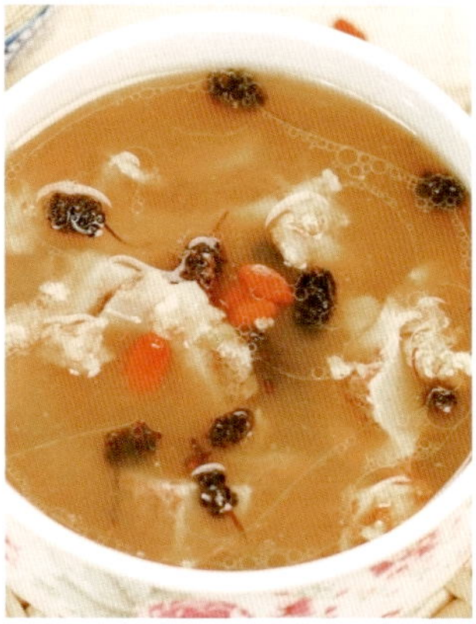

材料

牛排骨 350 克，桑葚、枸杞子各 30 克，生姜丝 5 克，盐适量。

做法

❶ 牛排骨洗净，斩块汆水；桑葚、枸杞子洗净，泡软。

❷ 汤锅中加适量水，放入牛排骨块、生姜丝，以大火煮沸后撇去浮沫。

❸ 加入桑葚、枸杞子，转小火煲 2 小时，加盐调味即可。

功效

本品可滋补肝肾、壮骨、明目，适宜肝肾亏虚引起的两目干涩、头晕耳鸣、须发早白者，以及胃阴亏虚所致咽干口燥、烦渴喜饮者适量食用。

滋胃和中茶

清热化痰、行气消滞

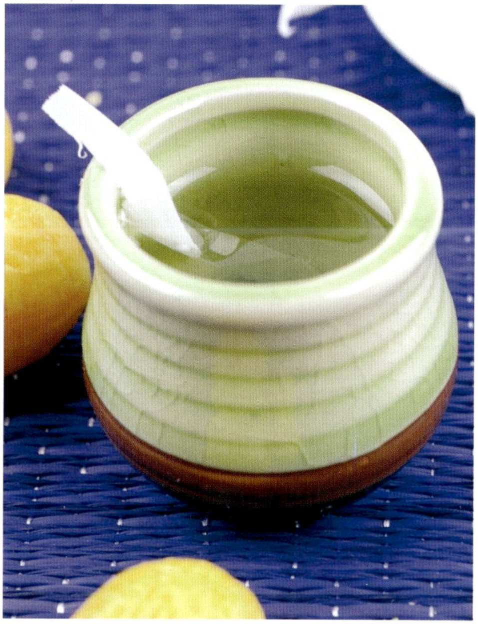

材料

竹茹 3 克，川朴花 1.5 克，羚羊角 1.5 克，橄榄 1 克，乌龙茶 2 克，蜂蜜适量。

做法

1. 将竹茹、橄榄、川朴花、羚羊角研为药末。
2. 将药末与乌龙茶放入杯中，用开水冲泡，闷 10 分钟后，加入适量蜂蜜，即可饮用。
3. 每日 1 剂，不拘时。

功效

本品具有清热化痰、行气消滞、和胃健脾的功效。竹茹具有缓解呕吐的功效；橄榄具有清肺利咽、生津止渴、解毒的良好功效；川朴花具有理气、化湿、消滞的功效。

养生提示

适宜年老气虚、肺热咽干、咳嗽、痰多黄稠、胃热气滞，症见口渴口苦、脘腹胀满、纳食不香等症者饮用。但体质虚寒、脾虚腹泻者不宜服用。

本草药典

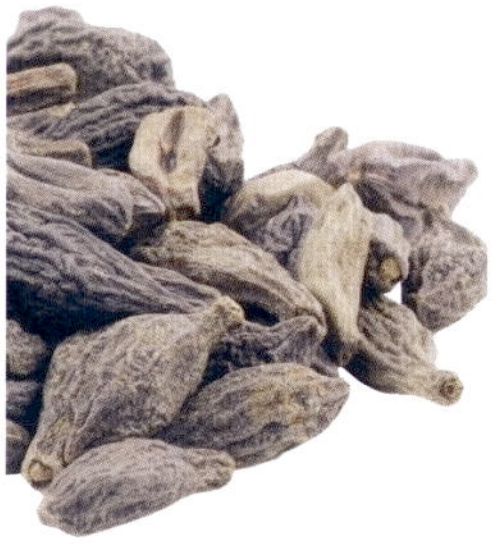

橄榄

别名：青果。

性味：性平，味甘、酸、涩。

功效：清热解毒、生津止渴、利咽化痰。

主治：肺胃热盛、咽喉肿痛、胃热口渴、饮酒过度。

养生膳食

罗汉果橄榄茶

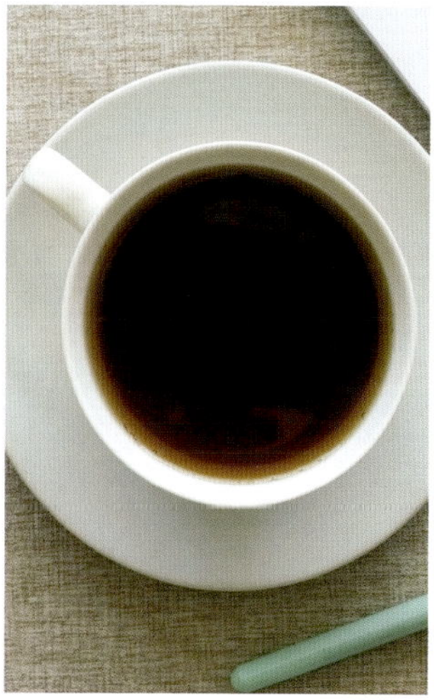

材料

罗汉果 1 个，橄榄 4 颗。

做法

1. 罗汉果洗净，沥干后捣碎；橄榄洗净备用。
2. 二者装入茶杯内，注入 300 毫升沸水，盖好盖子，闷泡半小时。
3. 每日 1 剂，代茶饮。

功效

本品可清热解毒，适合夏季饮用，也适宜肺热咳嗽、咽喉疼痛者适量饮用。

虾仁茶

提神镇静、补益肝肾

材料

虾仁 50 克，洞庭碧螺春 2 克，枸杞子 5 克，韭菜子 6 克，蜂蜜适量。

做法

1. 将虾仁洗净；与洞庭碧螺春、韭菜子一同放入锅中煎煮。
2. 用茶漏斗滤取药汁后，加入枸杞子和适量蜂蜜，即可饮用。
3. 每日 1 剂，不拘时。

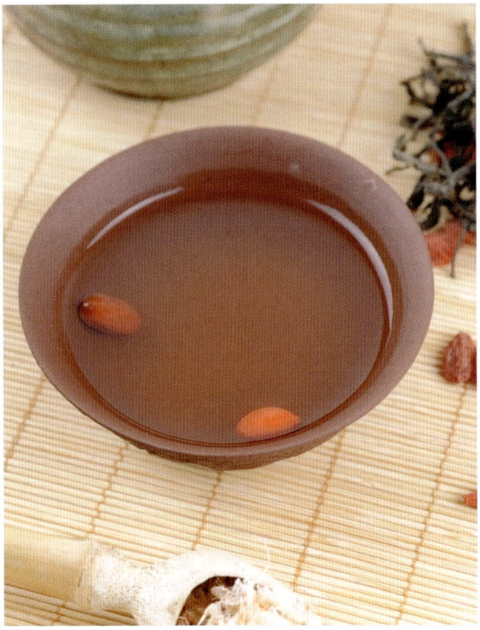

功效

虾仁具有强身健体、补益肝肾的功效；洞庭碧螺春具有生津止渴、清热消暑的良好功效。

养生提示

适宜男子患阳痿、精冷清稀等症者饮用，可起到强身健体的功效。

本草药典

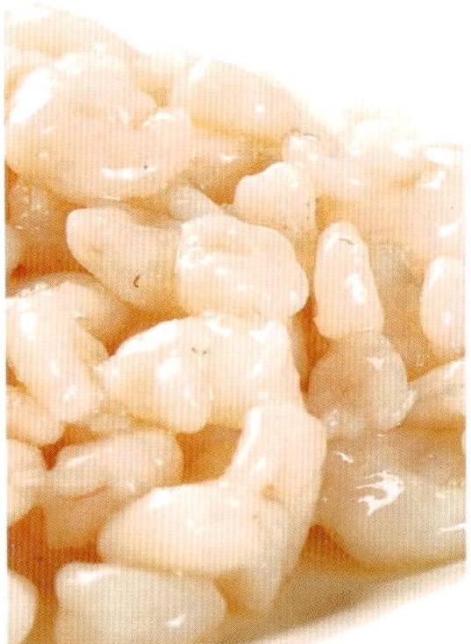

虾仁

别名：虾米、海米、金钩。

性味：性温，味甘、咸。

功效：补肾壮阳、益气补虚、通乳。

主治：肾虚阳痿、男性不育症、腰脚无力。

本草趣谈 · 虾仁趣闻

相传乾隆皇帝六下江南，路经保定府时来到白洋淀一农家，因农夫家境贫寒，就想去淀里打一条鱼来招待他们。可说来也怪，当天打捞了很久也就捞着一点虾。农夫拿着渔网往回走，半道看见荷花开得正好，就顺手摘了一朵。回到家中农夫也不知道怎么办，就随意将荷花和虾仁炒在一起，做了一道菜来招待乾隆。乾隆吃后对这道菜赞不绝口，说此菜香滑细腻、唇齿留香，赐名“荷花虾仁”。

如何挑选优质虾仁

优质虾仁的表面略带青灰色或有桃仁网纹，前端粗圆、后端尖细，呈弯钩状，色泽鲜艳；而水泡虾仁体发白或微黄，甚至轻度红变，呈半透明，露出的肠线较鲜虾粗大或已散开。优质虾仁有虾腥味，体软透明，用手轻按，弹性较小；而水泡虾仁富有弹性，无虾腥味或有碱味，将虾肉顺肠线剥开，臭味明显。

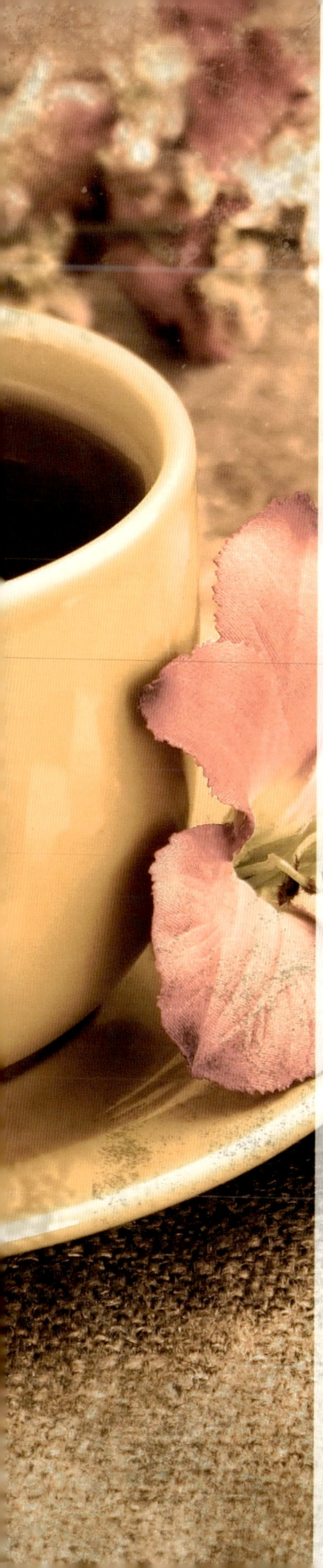

第四章

美颜瘦身，茶魅无限

本章为您选用合适的药茶配方，适量饮用，能令机体气血通畅，促进新陈代谢，达到排毒养颜的目的。让您在饮茶的同时，享受来自药茶的“美颜 SPA”。

双花除痘茶

清热解毒、散结消肿

材料

连翘10克，金银花5克，菊花3克，白茶2克，蜂蜜适量。

做法

1. 将连翘、金银花洗净，放入锅中，与白茶一起用水煎煮。
2. 用茶漏斗滤取药汁后，加入菊花和适量蜂蜜，即可饮用。
3. 每日1剂，不拘时。

功效

连翘具有清热解毒、散结消肿的功效；金银花具有疏散风热的功效；菊花具有平肝明目的功效；蜂蜜具有保护肝脏、消除疲劳的功效。

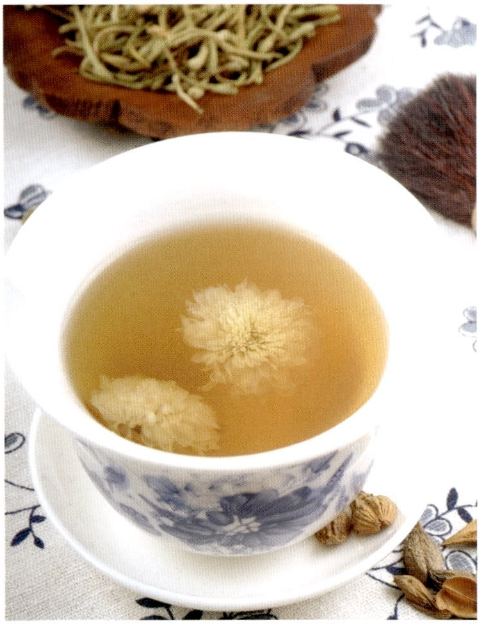

养生提示

适宜青春痘、暗疮、粉刺等人群饮用，尤其适宜女性饮用。

本草趣谈·金银花的传说

传说江南有一对善良的夫妻生了一双可爱的孪生女儿，取名金花和银花。姐妹俩生得十分俊俏，不仅容貌长得一样，且感情很好。她们刚长到18岁，求亲的人便接踵而至。可是姐妹俩谁也不肯出嫁，生怕从此分离。不料好景不长，一天，金花突然浑身发热，病势凶猛，医生说是得了热毒病，无法医治。银花听后哭得死去活来。金花叫她赶快离开，免得被传染。银花不舍姐姐，坚决不肯离开。几天后，银花也卧病不起。她俩对爹妈说："我们死后，定要变成一棵治热毒病的草药，挽救病人！"后来俩人离世，父母含泪把她们合葬在山坡上。

第二年春夏之交，姐妹俩的坟上生出一棵绿叶小藤，藤蔓茂盛，夏天开出先白后黄、黄白相间的花朵。人们采花入药，果然对热毒病有奇效。从此，人们就把这种花称为"金银花"。

养生膳食

金银花水鸭枸杞子汤

材料

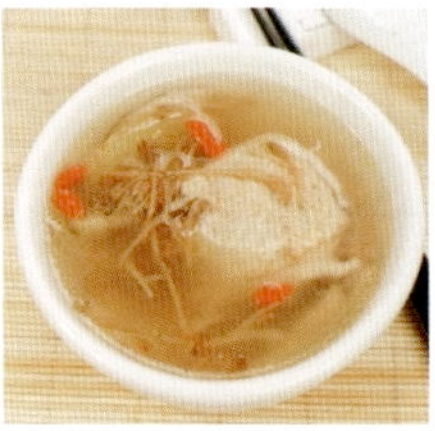

水鸭350克，金银花、枸杞子各20克，石斛8克，盐4克，鸡精3克。

做法

1. 水鸭收拾干净，斩成块状；金银花、石斛、枸杞子洗净，浸泡。
2. 锅内加适量水，大火烧沸后放入水鸭块、石斛和枸杞子，转小火。
3. 煲1小时后放入金银花，再煲1小时，加盐和鸡精调味即可。

功效

本品可以清热解毒、养胃生津，适宜阴虚燥热所致的口干咽燥、口舌生疮者。

润肌养颜茶

清热凉血、消积化滞

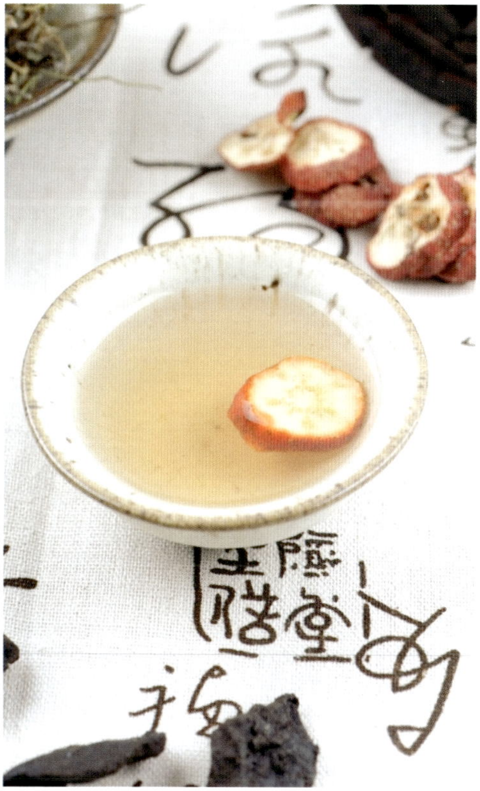

材料

积雪草13克，生地黄10克，山楂9克，红茶5克，蜂蜜适量。

做法

❶ 将生地黄、积雪草、山楂捣为药末。

❷ 将药末与红茶放入杯中，用开水冲泡，10分钟后，加入适量蜂蜜，即可饮用。

❸ 每日1剂，不拘时。

功效

本品具有清热凉血、消积化滞的功效。茶中的生地黄具有清热生津、滋阴养血的功效；积雪草具有清热解毒、利湿消肿的良好功效；山楂具有开胃消食、消积化滞、化痰行气的功效。

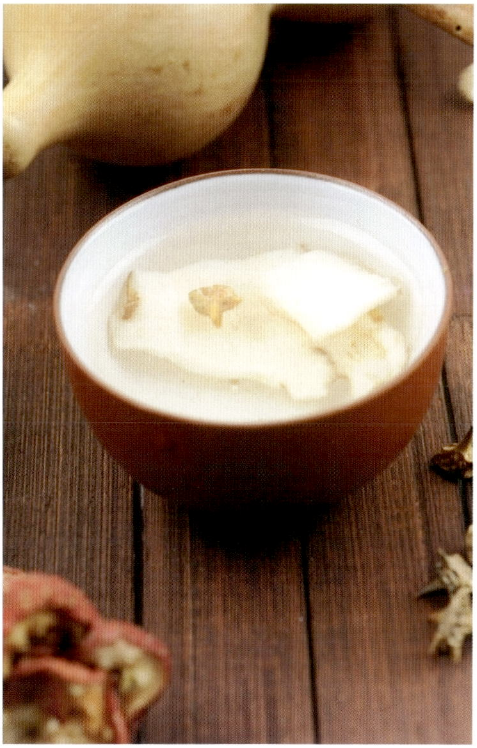

净面美颜茶

养血调肝、燥湿止痒

材料

当归10克，白鲜皮9克，白蒺藜7克，山楂5克，白茶3克，蜂蜜适量。

做法

❶ 将当归、山楂、白蒺藜洗净，放入锅中，与白茶一起用水煎煮。

❷ 用茶漏滤取药汁后，加入白鲜皮、适量蜂蜜，即可饮用。

❸ 每日1剂，不拘时。

功效

本品具有养血调肝、燥湿止痒的功效。当归具有抗氧化、美容、活血补血的功效；山楂具有活血散瘀、化痰行气的功效；白鲜皮可以燥湿止痒。

慈禧珍珠茶

润泽肌肤、延缓衰老

材料

珍珠 5 克，红茶 5 克，枸杞子 5 克，蜂蜜适量。

做法

❶ 将珍珠研成细粉，备用。

❷ 将红茶、枸杞子放入杯中，用开水冲泡后，去渣取汁。

❸ 用药汁冲泡珍珠粉后，加入适量蜂蜜，即可饮用。

❹ 每日 1 剂，不拘时。

功效

珍珠具有定惊安神、养阴熄风、清热化痰、润泽肌肤、延缓衰老、解毒生肌的功效。

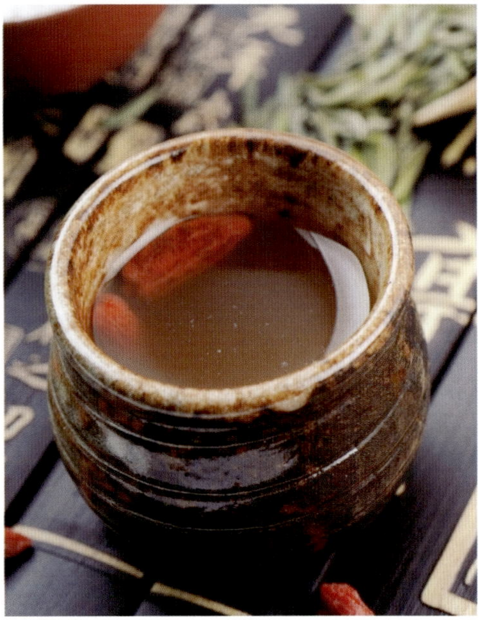

养生提示

适宜面部皮肤发黄、惊悸、怔忡、癫痫等人群饮用。

本草药典

珍珠

别名：真朱、真珠。

性味：性寒，味甘、咸。

功效：定惊安神、解毒生肌、养颜润肤。

主治：惊悸、怔忡、癫痫、皮肤色斑、面色发黄。

养生膳食

黄精珍珠茶

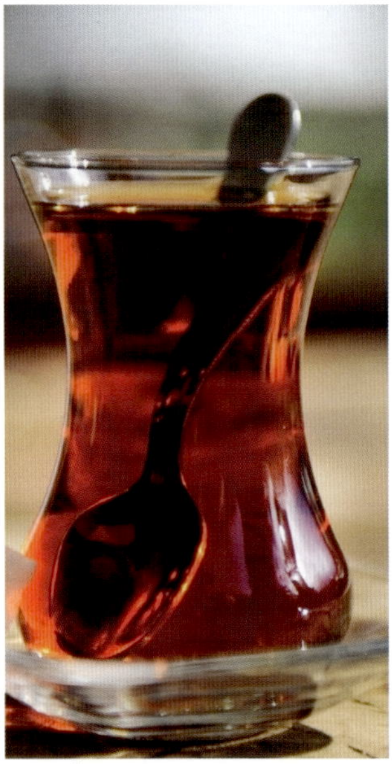

材料

黄精 15 克，珍珠母 20 克，枸杞子 10 克，菊花 5 克，陈皮 6 克，红糖适量。

做法

❶ 将除红糖外的材料洗净，放入砂锅中，加清水浸泡 30 分钟。

❷ 用大火煮沸，转小火煎 20 分钟，去渣取汁，调入红糖，搅拌均匀即可。

❸ 每日 1 剂，可代茶饮。

功效

本品可补肝益肾、定惊安神、润泽肌肤，适用于肝肾亏虚型老年白内障患者及面色发黄、无光泽的人士适量饮用。

养血养颜茶

养血滋阴、红润肤色

材料

青果5克，龙眼肉10克，枸杞子3克，绿茶3克，蜂蜜适量。

做法

❶ 将青果、龙眼肉洗净，与绿茶一起放入锅中煎煮。

❷ 用茶漏斗滤取药汁后，加入枸杞子、适量蜂蜜，即可饮用。

❸ 每日1剂，不拘时。

功效

本品具有养血滋阴、红润肤色的功效。茶中的青果具有清热利咽、生津解毒的功效；枸杞子具有润肺生津、滋补肝肾、滋养肌肤的良好功效；蜂蜜有润泽肌肤的功效；龙眼肉可以养血、红润肤色。

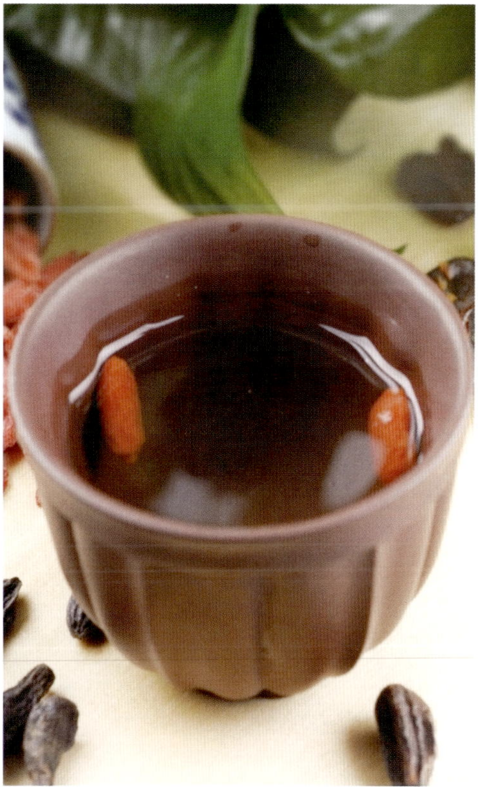

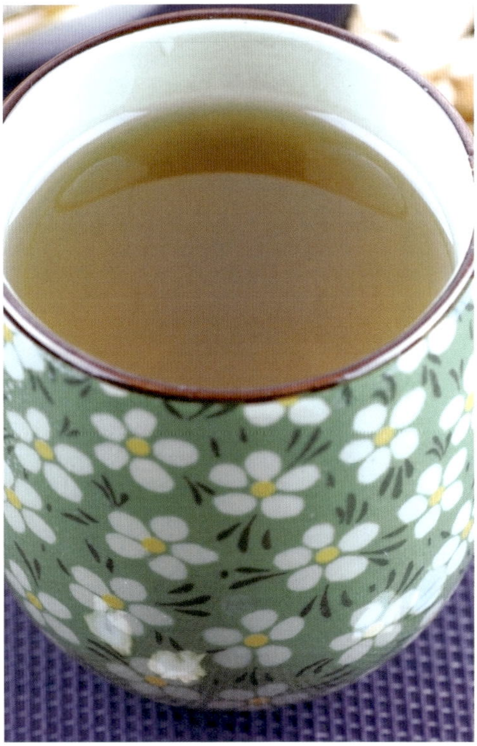

玉竹洋参茶

美白肌肤、防衰祛斑

材料

玉竹15克，西洋参10克，郁金10克，白芷10克，白茶2克，蜂蜜适量。

做法

❶ 将玉竹、西洋参、郁金、白芷洗净，与白茶一起放入锅中煎煮。

❷ 用茶漏斗滤取药汁后，加入蜂蜜，即可饮用。

❸ 每日1剂，不拘时。

功效

本品具有美白肌肤、防衰祛斑的功效。玉竹具有滋阴润肺的功效；西洋参具有补气养阴、防衰抗老的良好功效；白芷具有美白肌肤的功效。

防风银花茶

除痘杀菌、化瘀消肿

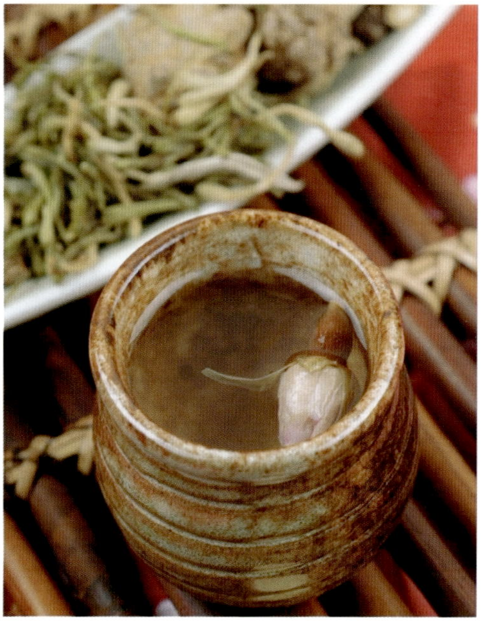

材料

金银花14克，三七10克，防风7克，甘草8克，玫瑰花5克，乌龙茶2克。

做法

❶ 将金银花、防风、三七、玫瑰花、甘草洗净后，与乌龙茶一起放入锅中煎煮。

❷ 用茶漏斗滤取药汁后，即可饮用。

❸ 每日1剂，不拘时。

功效

本品具有除痘杀菌、消肿排毒的功效。金银花具有清热解毒、疏散风热的功效；防风具有祛风解表的良好功效；三七具有化瘀消肿的功效；玫瑰花具有行气、活血的功效。

养生提示

适宜患有皮肤肿胀、风疹瘙痒、风湿痹痛、月经不调等症者饮用。

本草药典

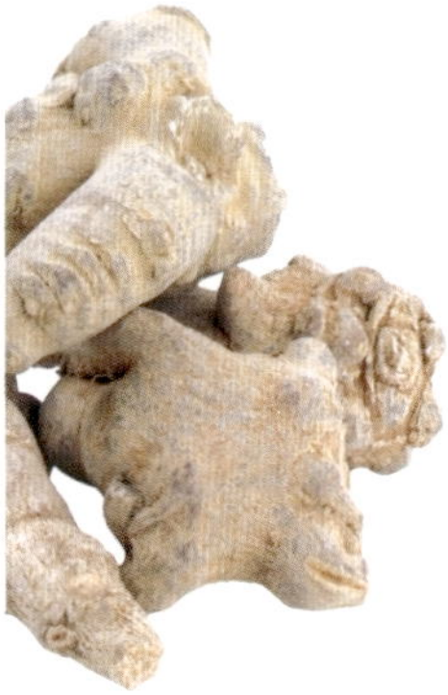

三七

别名：洋藤三七、落葵、藤子三七。

性味：性温，味甘、微苦。

功效：化瘀止血、补肾益肝。

主治：高血压、高脂血症、瘀血腹痛。

养生膳食

土牛膝三七茶

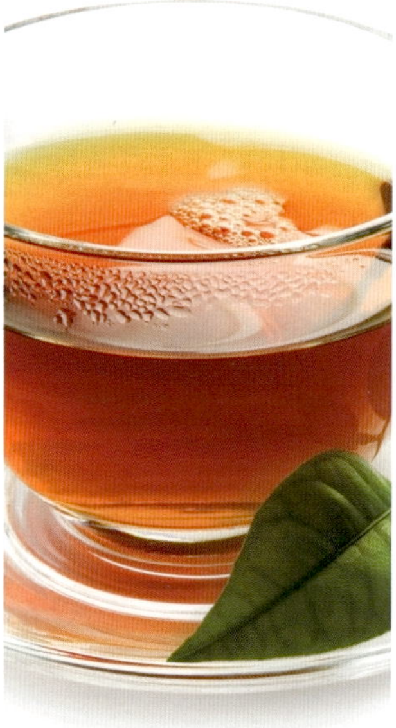

材料

土牛膝、三七各20克，甜菊叶8克，红茶8克。

做法

❶ 将前三味药材用水洗净，沥干水后放入茶杯中。

❷ 将红茶放入茶杯中，倒入沸水，加盖闷泡20分钟，过滤取汁饮用。

功效

本品具有利尿排毒、活血止痛、滋阴养颜的作用，月经不调的女性也可以适量饮用。

百合莲藕茶

美白焕采、润肤美颜

材料

百合20克，莲藕10克，西洋参6克，玉竹5克，白茶2克，蜂蜜适量。

做法

1. 将百合、莲藕、西洋参、玉竹洗净，与白茶一起放入锅中煎煮。
2. 用茶漏斗滤取药汁后，加入适量蜂蜜，即可饮用。
3. 每日1剂，不拘时。

功效

本品具有美白焕采、润肤美颜的功效。茶中的百合具有润肺止咳、润肤美颜的良好功效；莲藕具有清热生津、凉血散瘀、补脾开胃的良好功效；西洋参具有补气养阴、清热生津的良好功效；玉竹具有滋阴润肺、美白生津的功效。

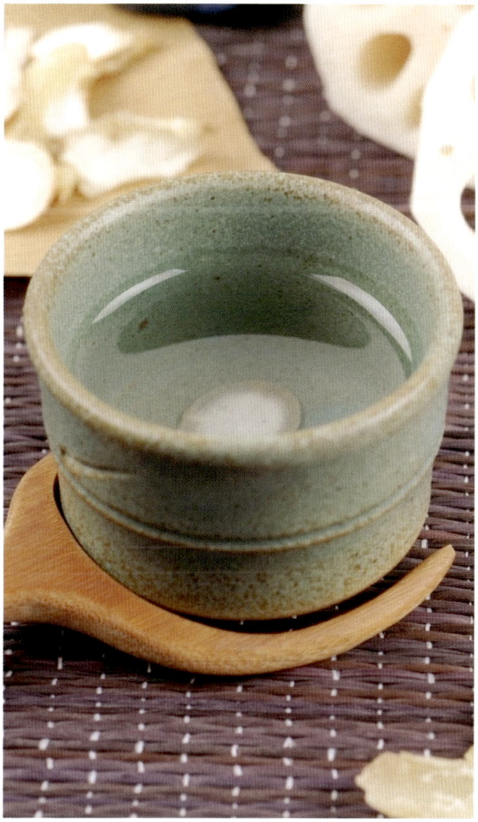

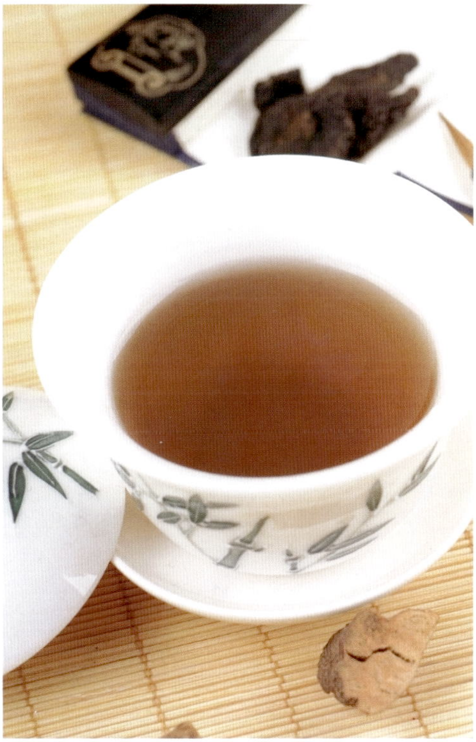

首乌益发茶

补益气血、乌发美容

材料

生地黄30克，何首乌15克，黑茶3克，白酒、蜂蜜各适量。

做法

1. 将何首乌、生地黄洗净，与黑茶一起放入锅中煎煮。
2. 用茶漏滤取药汁后，加入适量蜂蜜及白酒，即可饮用。
3. 每日1剂，不拘时。

功效

何首乌具有补益气血、乌发美容的功效；生地黄具有清热生津、滋阴养血的功效；白酒具有通血脉、御寒气、醒脾温中、行药势的功效。

桂花润肤茶

化痰止咳、润肤养颜

材料

乌龙茶5克，干桂花3克，蜂蜜适量，枸杞子适量。

做法

❶ 将干桂花、枸杞子、乌龙茶混合，放入杯中。

❷ 用沸水冲泡，5分钟后，加入适量蜂蜜，即可饮用。

❸ 每日1剂，不拘时。

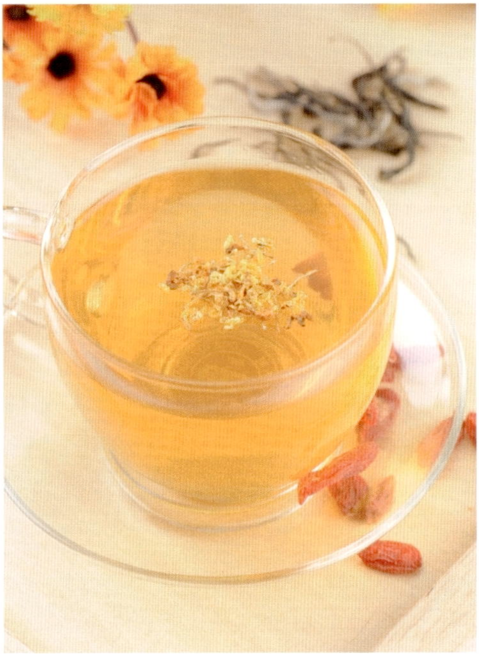

功效

干桂花具有润肤美颜、化痰止咳的良好功效；枸杞子具有滋阴养肝的良好功效；蜂蜜具有保护肝脏、润肤养颜的功效。

养生提示

适宜皮肤干裂、声音沙哑的人士饮用，也可作为秋冬北风干燥季节的润喉饮品。

本草药典

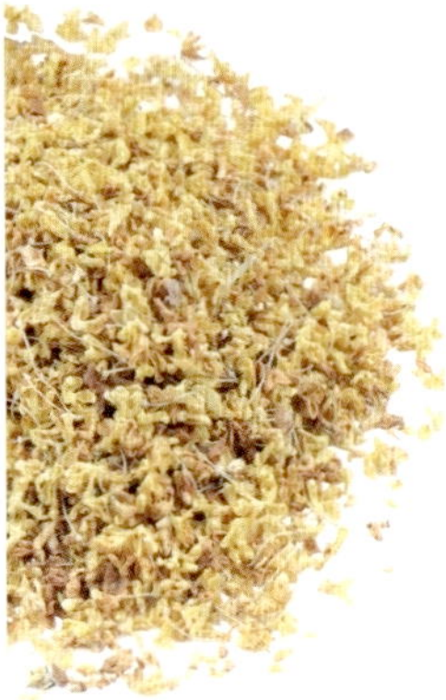

桂花

别名：月桂、木樨。

性味：性温，味辛。

功效：行气破结、化痰止咳、散寒止痛。

主治：牙痛、咳喘痰多、经闭腹痛。

养生膳食

杏仁桂花茶

材料

南杏仁10克，桂花2克。

做法

❶ 将南杏仁和桂花一起放入杯中，冲入沸水。

❷ 盖上盖子闷泡约10分钟后饮用。

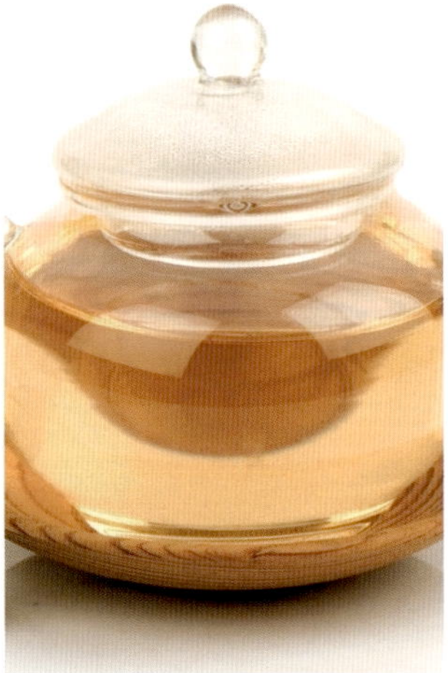

功效

这款茶饮非常适合秋季饮用，可润肺化痰。南杏仁有润燥补肺、镇咳化痰、滋养肌肤的作用；桂花可以散寒止痛、化痰止咳。本饮品适宜咳喘痰多、声音沙哑者饮用。

容颜常驻茶

淡化色斑、抗衰驻颜

材料

生姜50克，红枣25克，茴香20克，沉香5克，丁香5克，甘草3克，乌龙茶3克。

做法

1. 将生姜、红枣、沉香、丁香、茴香、乌龙茶、甘草捣成粗末，放入锅中。
2. 用水煎煮5分钟后去渣取汁，即可饮用。
3. 每日1剂，不拘时。

功效

本品具有淡化色斑、延缓衰老的功效。红枣具有补中益气、养血安神、淡化色斑的功效；沉香具有暖肾纳气的功效；丁香具有温中降气的功效；茴香具有开胃消食、理气散寒的功效。

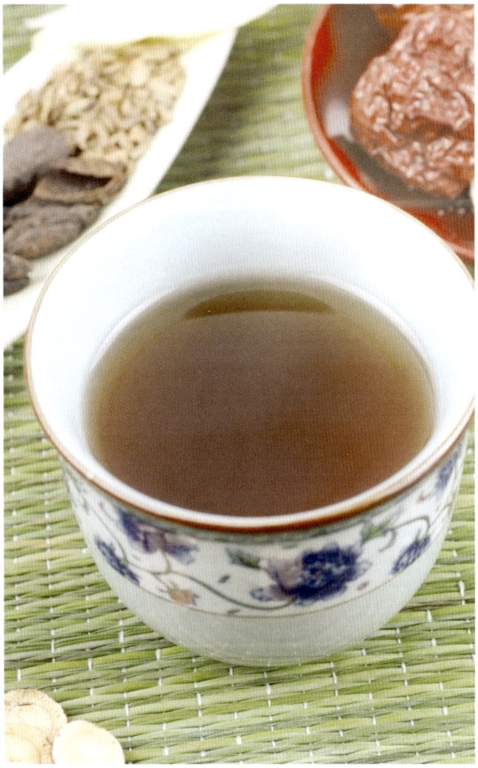

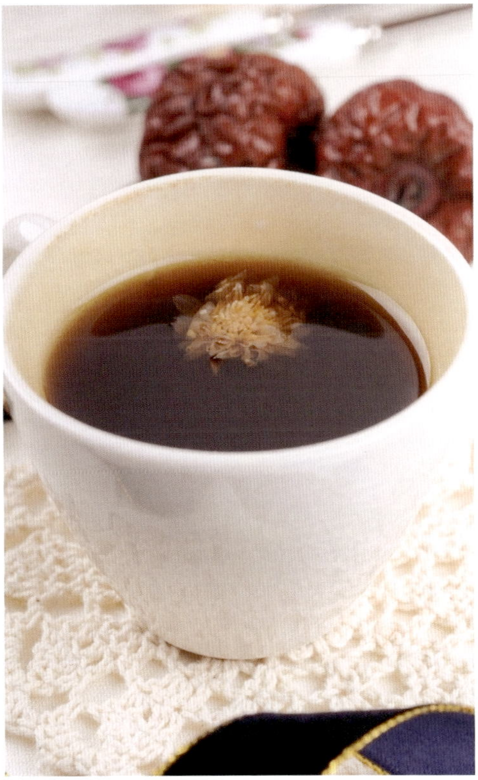

红枣菊花茶

红润肤色、驻颜美容

材料

红枣50克，菊花15克，生姜6克，红茶3克，红糖适量。

做法

1. 将红枣、菊花、生姜、红茶一同放入锅内，用水煎煮后，去渣取汁。
2. 待药茶温热时放入适量红糖，即可饮用。
3. 每日1剂，不拘时。

功效

本品具有健脾养血、清热解毒的作用。红枣具有红润肤色、驻颜美容的功效；菊花具有散风清热、平肝明目的功效；姜具有温胃止呕的功效；红糖具有润心肺、和脾胃、缓肝气的良好功效。

西红柿玫瑰饮

生津止渴、美白肌肤

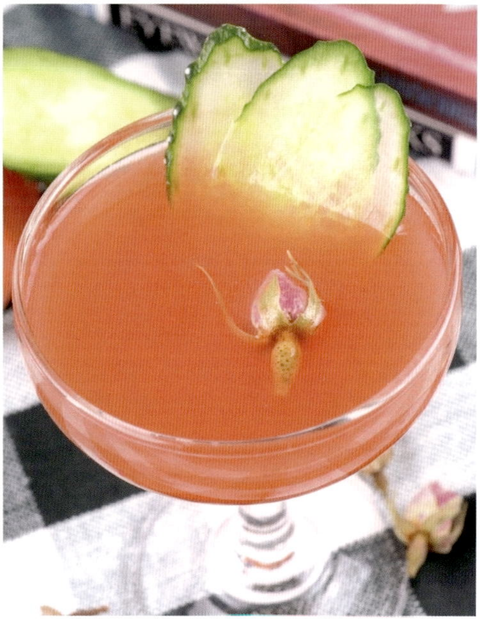

材料

玫瑰花 5 克，西红柿 1 个，黄瓜 1 根，白茶 2 克，柠檬汁适量，蜂蜜适量。

做法

❶ 将西红柿去皮，切块；将黄瓜洗净，切片备用。

❷ 将西红柿块、黄瓜片、玫瑰花、白茶放入杯中，用热水冲泡后，去渣取汁；加入适量柠檬汁、蜂蜜即可。

❸ 每日 1 剂，不拘时。

功效

本品具有生津止渴、美白肌肤的功效。茶中的西红柿具有生津止渴、健胃消食的功效；玫瑰花具有活血、调经、止痛的功效；柠檬汁具有美白肌肤的功效。

养生提示

一般人群均可饮用，尤其适宜女性饮用，可促进皮肤代谢、使色素减退，从而使肌肤更加细腻、白嫩。

本草药典

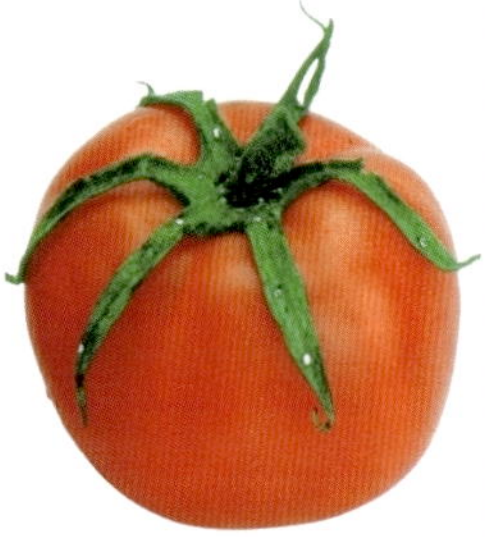

西红柿

别名：小金瓜。

性味：性微寒，味甘、酸。

功效：健胃消食、清热止渴、养阴凉血。

主治：食欲不振、发热口渴、贫血。

养生膳食

西红柿排骨汤

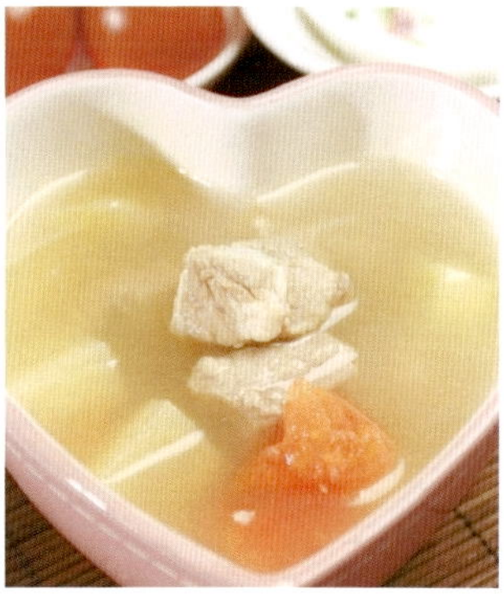

材料

猪排骨 500 克，土豆、西红柿各 200 克，盐、鸡精、食用油各适量。

做法

❶ 猪排骨洗净，剁块；土豆去皮，洗净，切块。

❷ 将猪排骨块放入碗中，撒上盐拌匀腌渍。

❸ 西红柿洗净，切块，倒入炒锅，放油炒熟后出锅。

❹ 将猪排骨块、土豆块和西红柿块放入电饭锅，加水调至煲汤档，煮好后加盐和鸡精调味即可。

功效

本品可健脾益胃、养阴凉血，适宜消化不良、习惯性便秘、神疲乏力、慢性胃痛、关节疼痛、皮肤湿疹者适量食用。

二香养颜茶

行气淡斑、活血美肤

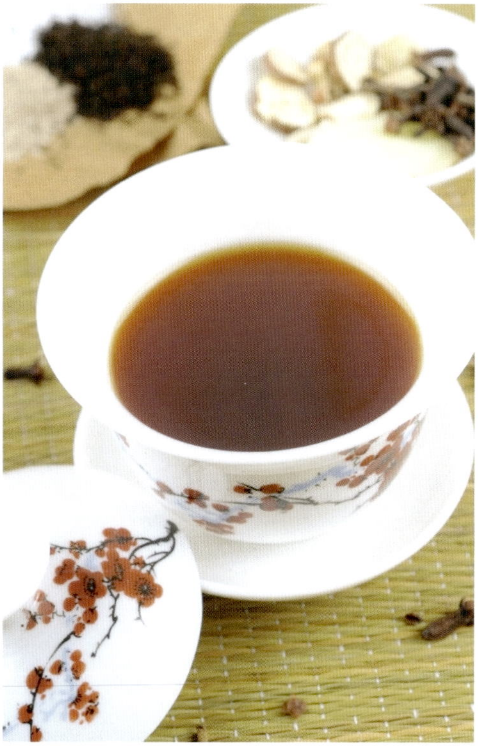

材料

生姜 20 克，丁香 25 克，沉香 15 克，红茶 10 克，甘草 15 克。

做法

❶ 将丁香、沉香、生姜、红茶、甘草捣成粗末，用开水冲泡，闷 10 分钟。

❷ 用茶漏斗滤取药汁液，即可饮用。

❸ 每日 1 剂，不拘时。

功效

丁香具有行气、淡斑的良好功效；沉香具有活血美肤的功效；生姜具有温胃止呕、化痰止咳、发汗解表的功效；红茶具有消炎杀菌、提神消疲的良好功效。

美肤蔬果茶

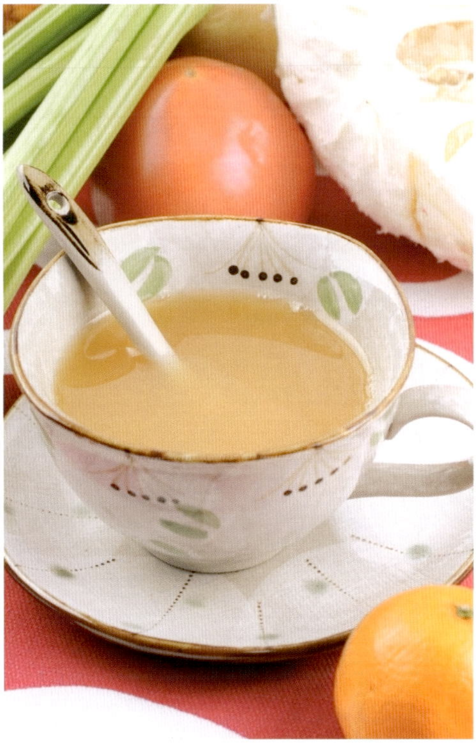

丰肌泽肤、淡化皱纹

材料

葡萄 5 颗，花椰菜 2 朵，芹菜 1 根，西红柿 1 个，牛奶、蜂蜜各适量。

做法

❶ 将芹菜、花椰菜、西红柿一同榨汁，葡萄单独榨汁备用。

❷ 将葡萄汁与蔬果汁混合在一起，搅拌均匀，加入适量牛奶和蜂蜜，即可饮用。

❸ 每日 1 剂，不拘时。

功效

芹菜具有丰肌泽肤、淡化皱纹的功效；花椰菜具有健脾养胃的良好功效；西红柿具有生津止渴、美白肌肤的功效；葡萄具有抗氧化的功效。

核桃牛乳茶

养血润肤、淡斑生发

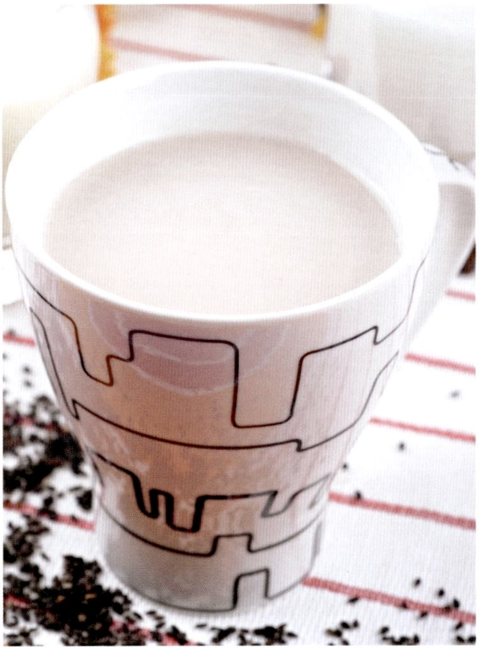

材料

牛奶160毫升，豆浆100毫升，核桃仁20克，黑芝麻10克，熟普洱3克，蜂蜜适量。

做法

❶将核桃仁、黑芝麻、熟普洱研磨成粗末，备用。

❷将牛奶和豆浆混匀，倒入粗末后，加入适量蜂蜜，即可饮用。

❸每日1剂，不拘时。

功效

核桃仁具有淡斑生发的功效；牛奶具有养血润肤、生津润肠的功效；豆浆具有补虚清热的功效；黑芝麻具有养血生发的功效。

养生提示

适宜黄褐斑、脱发等症者饮用，尤其适宜女性饮用。

本草药典

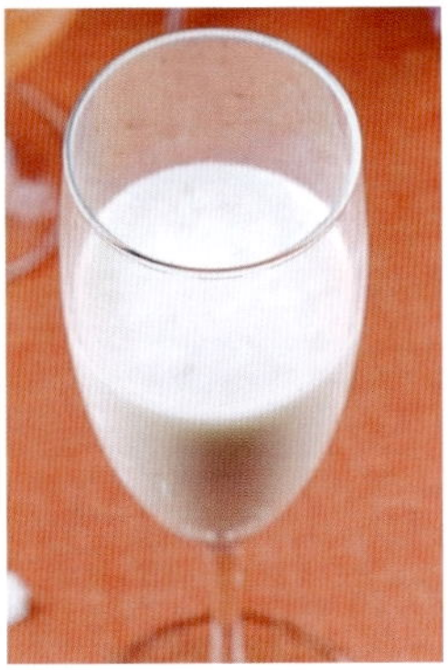

豆浆

别名：无。

性味：性平，味甘。

功效：补虚、清热、通淋、和胃健脾。

主治：身体虚弱、营养不良、肺痿肺痈、口干咽痛。

养生膳食

红枣花生豆浆

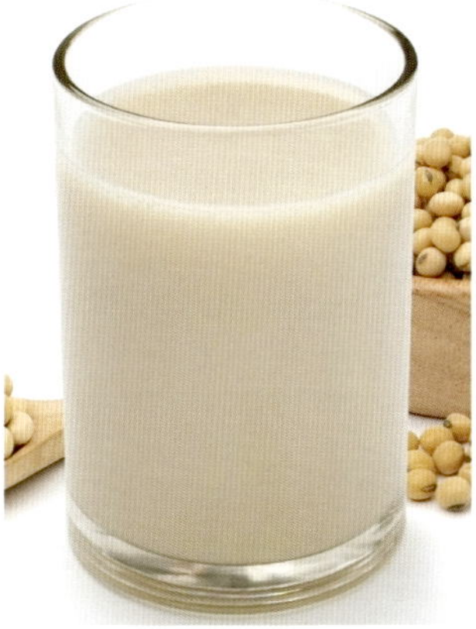

材料

水发红豆45克，花生米50克，去核红枣10克，白糖10克。

做法

❶将已浸泡4小时的红豆倒入碗中，放入花生米，加适量水，洗净后沥干。

❷把红豆、花生米、去核红枣倒入豆浆机中，注水至水位线，按下豆浆键，制作豆浆。

❸豆浆做好后，滤入杯中，加白糖拌匀，撇去浮沫即可。

功效

本品可养血润燥，对机体有补益作用，尤其适合老年人和儿童饮用。

薏苡仁茶

淡化黑斑、美白肌肤

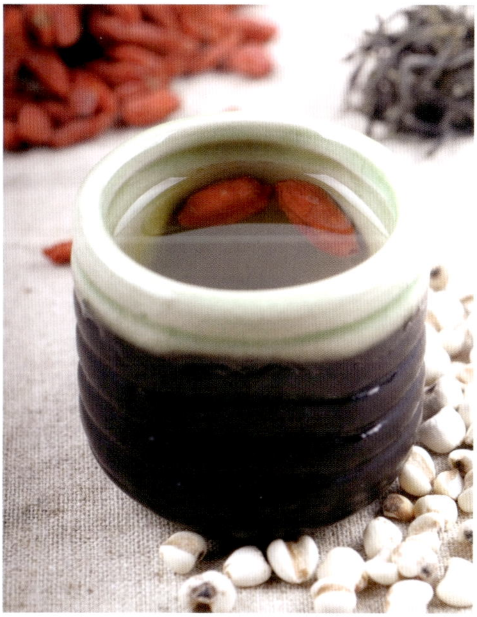

材料

薏苡仁 10 克，洞庭碧螺春 5 克，枸杞子 3 克，蜂蜜适量。

做法

1. 将薏苡仁、洞庭碧螺春、枸杞子放入锅中，用水煎煮。
2. 用茶漏斗滤取药汁，待温热时放入适量蜂蜜，即可饮用。
3. 每日 1 剂，不拘时。

功效

薏苡仁具有淡化黑斑、美白肌肤的功效；洞庭碧螺春具有生津止渴、清热消暑的良好功效。

养生提示

适宜有黑斑、雀斑者及皮肤暗黄者饮用，尤其适宜女性饮用。

本草趣谈 · 薏苡仁趣闻

相传隋末唐初，秦王李世民率兵转战至豫南地带，因天气炎热、连日降雨，他患了脚气，膝胫肿痛，行走不便。一天路过一座庙宇，李世民正想进去休息片刻，见一位道士手持拂尘立于门外，口中喃喃地说：“壮士有疾，何不医治？”李世民回答：“我的脚十分痛痒，请道长赐予良方。”道士告诉他，将寺内的薏苡仁加东壁的黄土，炒后用水熬成膏状，贴敷于患部即可。李世民依法用后，果然痊愈。后来李世民当上皇帝，派人探寻那位道长，始终没能找到，便下令让群众广泛种植薏苡仁，以示怀念。直到现在，陕西、鄂北及黄河中游多省仍旧是薏苡仁的主产区。

养生膳食

百合半夏薏苡仁汤

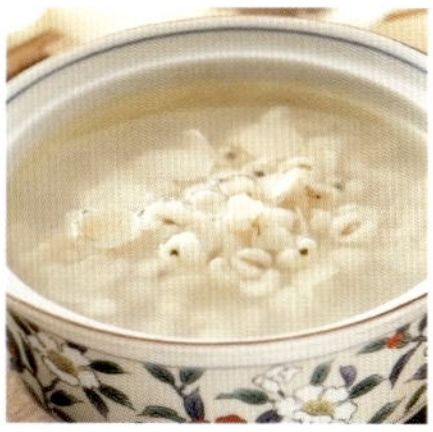

材料

半夏 15 克，薏苡仁 1 杯，百合 10 克，冰糖适量。

做法

1. 将半夏、薏苡仁、百合分别用水洗净。
2. 锅中注入适量清水，用大火煮沸，加入半夏、薏苡仁、百合，煮至薏苡仁熟烂，加冰糖调味即可。

功效

本品可润肺止咳、化痰散结，适宜咳嗽咳痰、失眠、神经衰弱者，以及咽炎患者适量食用。

苦丁枸杞茶

清热退火、清脂减肥

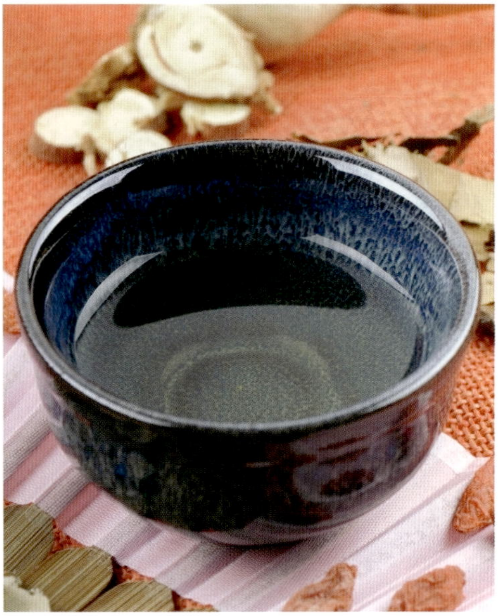

材料

苦丁 6 克，枸杞子 5 克，甘草 3 克，绿茶 3 克，蜂蜜适量。

做法

1. 将苦丁、枸杞子、甘草研成药末。
2. 将药末与绿茶放入杯中，用开水冲泡，5 分钟后，加入适量蜂蜜，即可饮用。
3. 每日 1 剂，不拘时。

功效

苦丁具有清热退火、清脂减肥的功效；枸杞子具有润肺生津、滋补肝肾的良好功效；甘草具有补脾益气、调和诸药的功效。

养生提示

适宜痤疮疔疮、高血压、头胀头痛、面红目赤、动脉粥样硬化、脂肪肝等症者饮用。但脾胃虚寒者不宜饮用。

本草药典

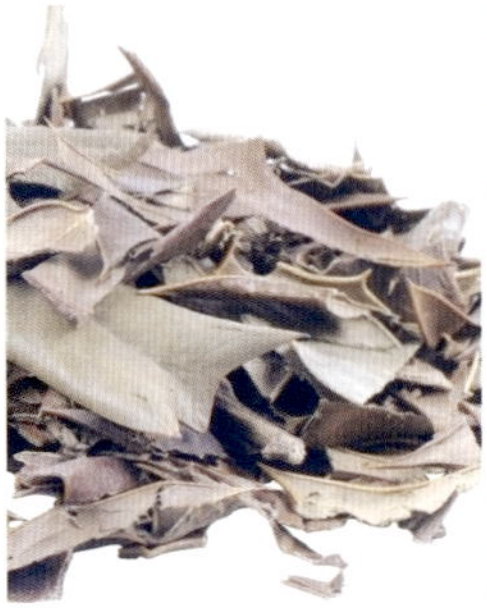

苦丁

别名：龙渣口。

性味：性寒，味苦。

功效：清热祛火、祛湿活血、利咽止咳。

主治：肺痨咳嗽、腰膝痿弱、目赤烦渴、高血压。

养生膳食

苦丁茶

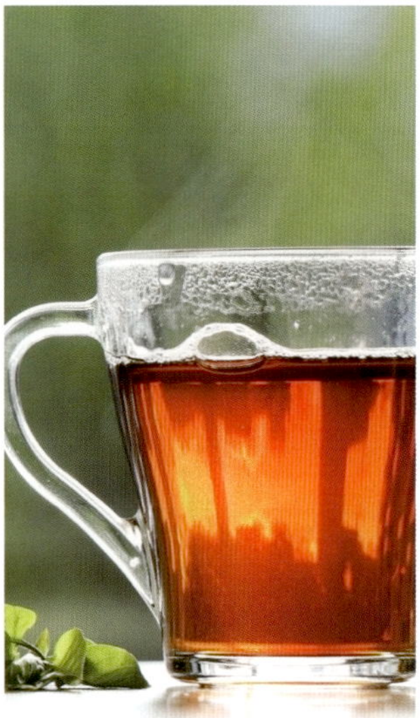

材料

苦丁 500 克。

做法

将苦丁晒干后碾末，以面粉黏合成饼状后烘干，每次可取 4 克，以沸水冲泡，代茶饮服。

功效

本品可清热祛火、消炎杀菌，适宜有痤疮、粉刺者适量饮用，对肥胖、高血压患者也有一定的调理效果。

大黄绿豆饮

消积祛脂、通便排毒

材料

绿豆 6 克，大黄 2 克，甘草 3 克，花茶 2 克，蜂蜜适量。

做法

❶ 将绿豆、大黄、甘草洗净，与花茶一起放入锅中煎煮。

❷ 用茶漏斗滤取药汁后，加入适量蜂蜜，即可饮用。

❸ 每日 1 剂，不拘时。

功效

绿豆具有消积祛脂的功效；大黄具有清热泻火、逐瘀通经、通便排毒的功效；甘草具有补脾益气、祛痰止咳、调和诸药的功效；蜂蜜具有保护肝脏、补充体力、延缓衰老的功效。

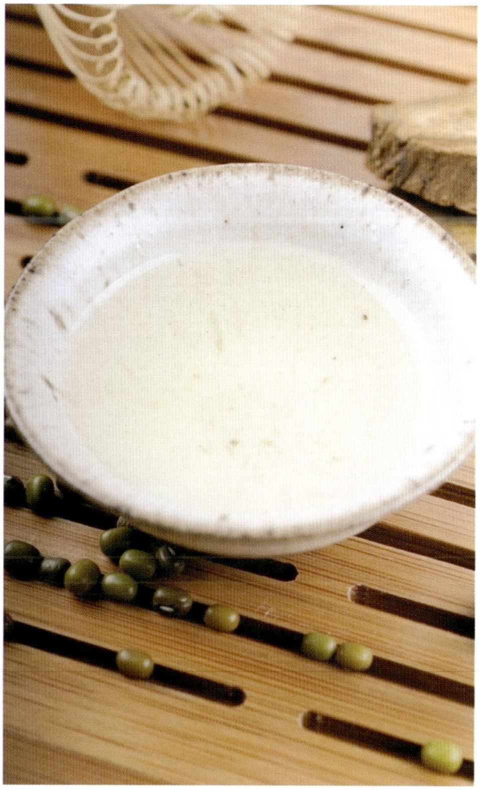

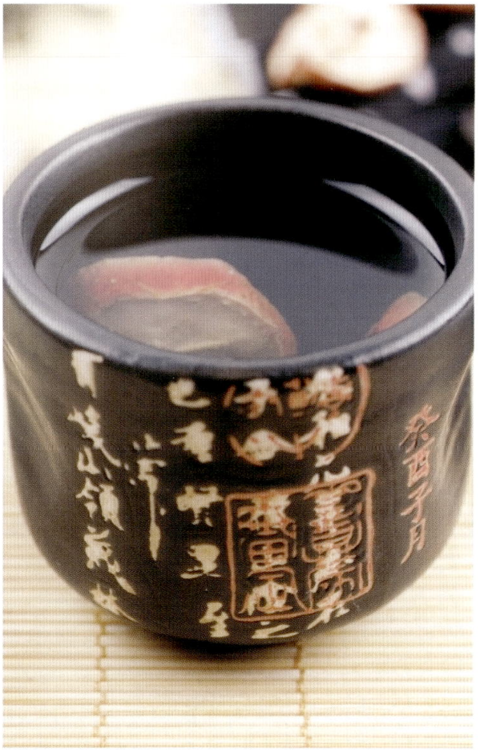

山楂荷叶茶

消脂化滞、通便排毒

材料

山楂 15 克，荷叶 12 克，绿茶 5 克，蜂蜜适量。

做法

❶ 将山楂、绿茶、荷叶放入锅中煎煮。

❷ 用茶漏斗滤取药汁后，加入蜂蜜，即可饮用。

❸ 每日 1 剂，不拘时。

功效

山楂具有消脂化滞、活血散瘀、化痰行气的功效；绿茶具有生津止渴、清热消暑、解毒、消食、通便排毒的良好功效；荷叶具有消脂塑身、散瘀止血的功效。

牛蒡茶

清脂通便、滋阴护肤

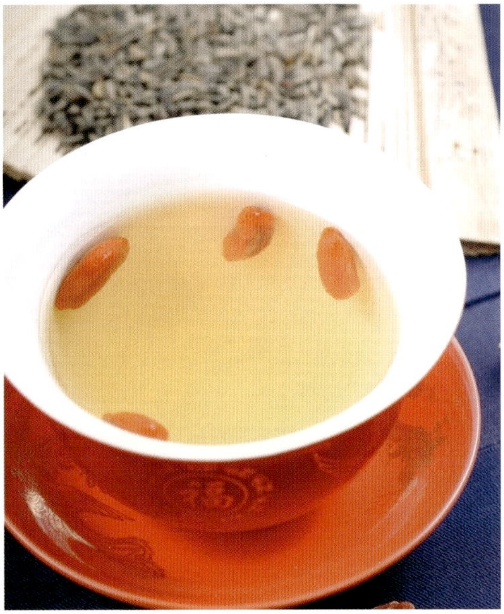

材料

牛蒡子8片，枸杞子5克，甘草3克，黄茶3克，蜂蜜适量。

做法

① 将牛蒡子、枸杞子、甘草一起研成药末。

② 将药末与黄茶一起放入杯中，用热水冲泡，闷5分钟，调入蜂蜜，即可饮用。

③ 每日1剂，不拘时。

功效

牛蒡子具有清脂通便的良好功效；枸杞子具有润肺生津、滋补肝肾、益精明目、滋阴护肤的良好功效。

养生提示

适宜便秘、糖尿病、高脂血症、高血压、类风湿性关节炎、肥胖、咽炎、高胆固醇血症等人士饮用。

本草药典

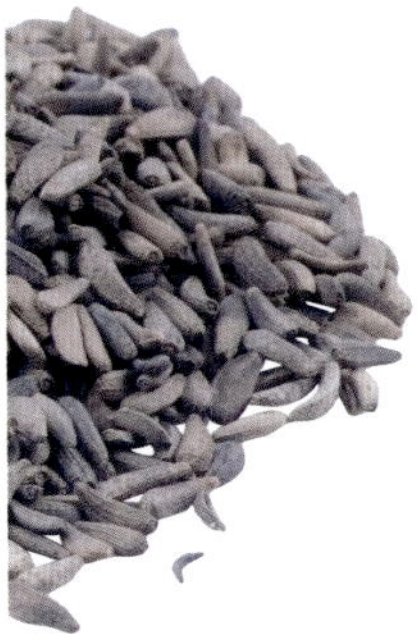

牛蒡子

别名：恶实、鼠粘子。

性味：性寒，味辛、苦。

功效：疏风散热、宣肺祛痰、消肿利咽。

主治：风热咳嗽、咽喉肿痛、斑疹不透。

养生膳食

牛蒡子茶

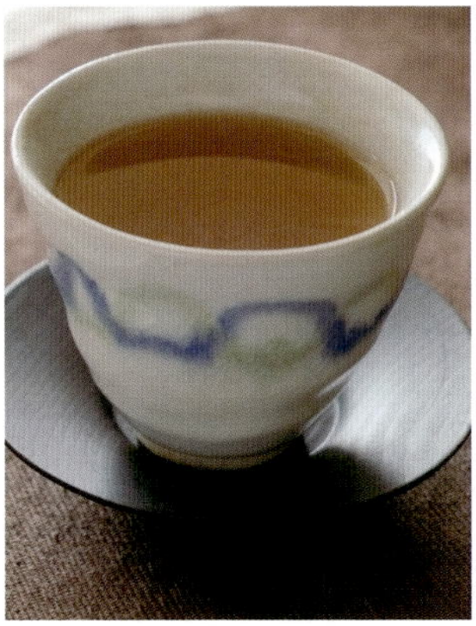

材料

杏仁、牛蒡子、桑叶、桔梗、菊花各8克。

做法

① 上述材料分别洗净，沥干水后备用。

② 所有材料放入锅中，第一次加2碗清水，以小火煎成1碗；第二次加1碗半水，煎成8分。

③ 将2次药汁混匀后服用，早、晚各服1次，连服数天。

功效

本品可疏风散热、消肿排脓、利咽止咳，适宜风热感冒、咽喉肿痛、痤疮者适量饮用。

清宫减脂茶

清脂通脉、消积化滞

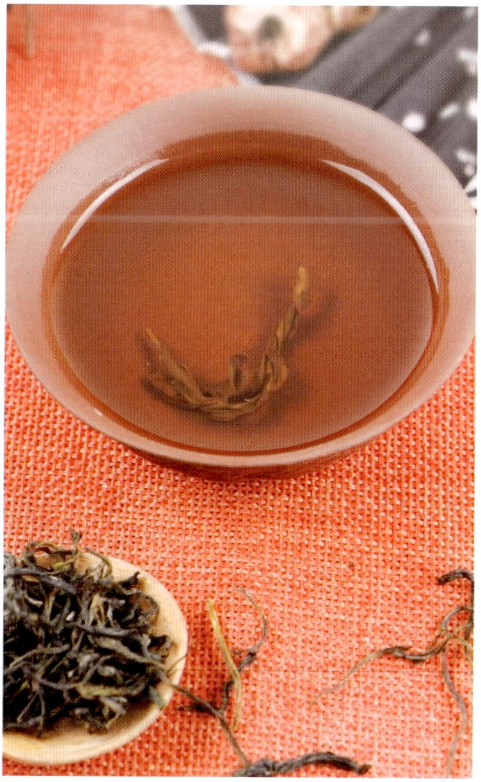

材料

六安瓜片5克，荷叶5克，紫苏叶5克，山楂5克，乌龙茶3克，蜂蜜适量。

做法

1. 将六安瓜片、荷叶、紫苏叶、山楂研成药末。
2. 将药末、乌龙茶放入杯中，用开水冲泡，5分钟后，加入蜂蜜，即可饮用。
3. 每日1剂，不拘时。

功效

六安瓜片具有清脂通脉的功效；乌龙茶具有清脂通便的良好功效；荷叶具有散瘀止血的功效；紫苏叶具有行气宽中、和胃止呕的功效；山楂具有开胃消食、消积化滞、化痰行气的功效。

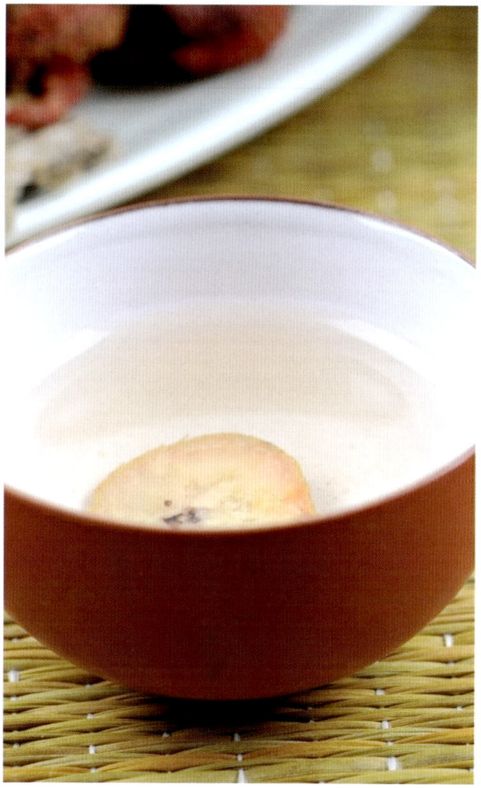

清脂茶

清脂塑身、通便排毒

材料

绿茶5克，山楂5克，荷叶5克，枸杞子3克，蜂蜜适量。

做法

1. 将山楂、荷叶、枸杞子洗净，放入锅中用水煎煮。
2. 用茶漏斗滤取药汁，冲泡绿茶后，加入适量蜂蜜，即可饮用。
3. 每日1剂，不拘时。

功效

绿茶具有通便排毒的良好功效；山楂具有开胃消食、消积化滞、化痰行气的功效；荷叶具有消暑利湿、清脂塑身的功效；枸杞子具有润肺生津、益精明目的良好功效。

双花山楂茶

清脂化滞、平肝明目

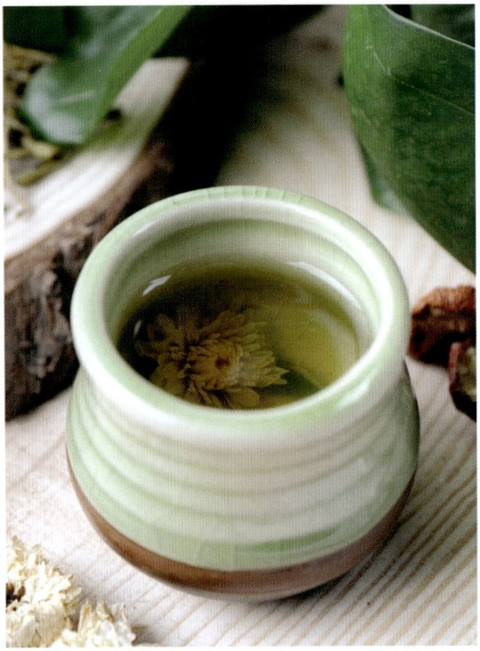

材料

山楂6克，菊花4克，金银花2克，乌龙茶3克，蜂蜜适量。

做法

❶将山楂、菊花、金银花洗净，与乌龙茶放入锅中煎煮。

❷用茶漏滤取药汁后，加入适量蜂蜜，即可饮用。

❸每日1剂，不拘时。

功效

山楂具有消脂化滞、活血散瘀、化痰行气的功效；菊花具有散风清热、平肝明目的功效；金银花具有清热解毒、疏散风热、凉血止痢的功效。

养生提示

适宜肥胖、高血压、高脂血症、咽炎、痤疮等人群饮用。

本草趣谈·山楂趣闻

《吕氏春秋》中记载，齐国闵王腹胀，厌食而卧床不起。大臣请来宋国名医文挚。初诊时，文挚没开一味药便拂袖而去；复诊时，竟然穿鞋登上病榻。闵王见状十分恼火，但还是忍气吞声。谁料文挚鞋踏龙袍，并出言讥讽闵王。闵王怒极，挣扎大骂文挚，结果口一张，“哇”地吐出了大堆酸臭积食。当闵王要将文挚治罪时，众臣齐阻，原来文挚与大臣们有约，是为了激怒闵王，令其呕吐，以便下药根治。闵王吐后果然病情好转。文挚随后开出山楂煎汤的药方，闵王连服3日而愈。闵王欲重赏文挚，文挚拜谢不受，只求齐、宋两国睦邻友好。闵王应允，后数十年两国战事平息，百姓安居。

养生膳食

山楂麦芽猪腱汤

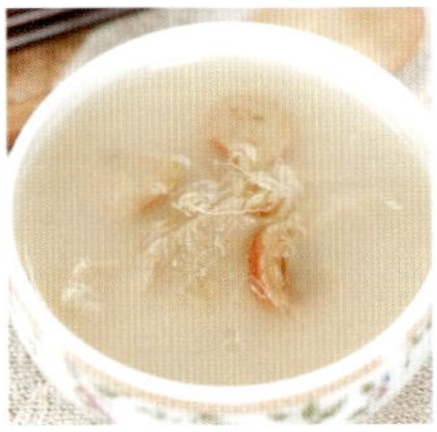

材料

猪腱300克，麦芽20克，山楂10克，陈皮3克，盐2克，鸡精3克。

做法

❶山楂洗净，去核切片；麦芽、陈皮洗净；猪腱洗净，斩成块并汆水。

❷瓦煲内加适量水，以大火煮沸，放入上述处理好的材料，转小火煲2小时，加盐、鸡精调味即可。

功效

本品可消食化积、健脾益胃，适宜食欲不振、慢性萎缩性胃炎患者适量食用。

三花清脂茶

芳香化浊、行气活血

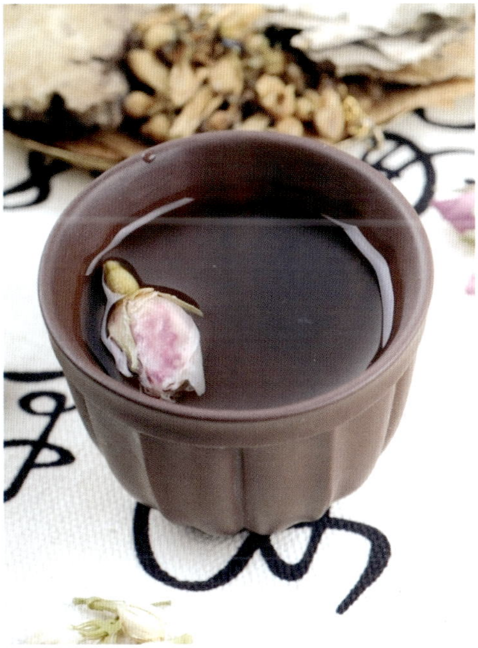

材料

川芎6克，玫瑰花5克，茉莉花5克，玳玳花5克，荷叶2克，绿茶3克，蜂蜜适量。

做法

❶ 将玫瑰花、茉莉花、玳玳花、川芎、荷叶研成粗末。

❷ 将药末和绿茶放入杯中，用沸水冲泡，10分钟后，加入蜂蜜，即可饮用。

❸ 每日1剂，不拘时。

功效

玫瑰花具有芳香化浊、行气活血的功效；茉莉花具有理气和中、开郁辟秽的功效；玳玳花具有疏肝和胃、理气解郁的功效；川芎具有祛风活血的良好功效。

养生提示

适宜肥胖、高血压、高脂血症、失眠、烦躁、长有色斑等人士饮用。

本草药典

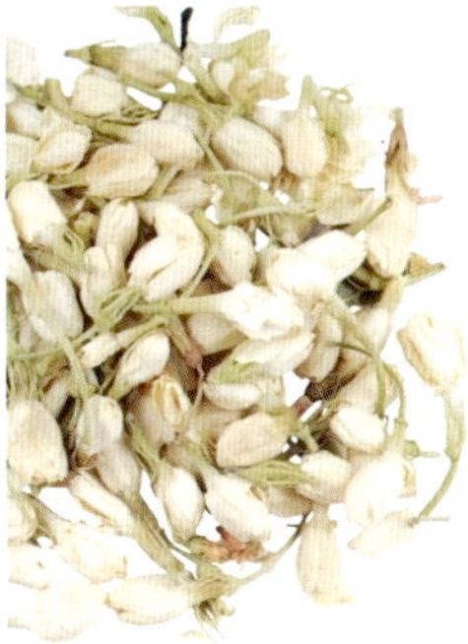

茉莉花

别名：柰花、香魂。

性味：性温，味辛、微甘。

功效：理气和中、开郁辟秽、抗菌消炎。

主治：下痢腹痛、眼睛肿痛、皮肤肿毒、结膜炎。

养生膳食

茉莉花清脂茶

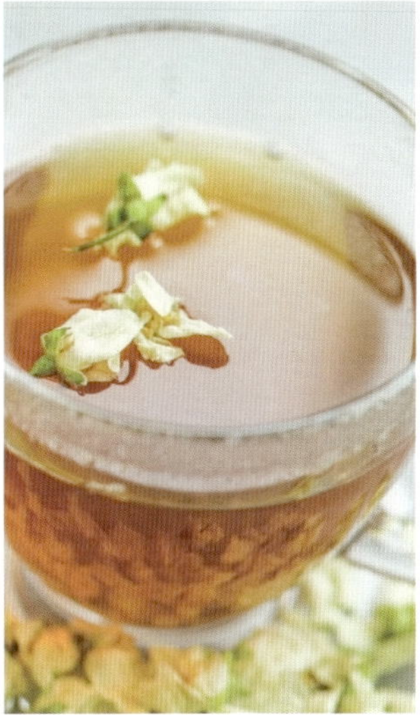

材料

山楂30克，白菊花15克，茉莉花10克。

做法

❶ 将山楂、白菊花、茉莉花用沸水冲泡，滤取汁液后即可饮用。

❷ 每日1剂，代茶常饮。

功效

本品可清热、消脂、排毒，还能健胃消食，适用于高血压、冠心病及高脂血症患者日常饮用，也适合普通人士夏季适量饮用。

桂枝塑身茶

温经通脉、清脂塑身

材料

茯苓10克，桂枝6克，甘草3克，普洱3克，蜂蜜适量。

做法

1. 将茯苓、桂枝、甘草洗净放入锅中，用水煎煮。
2. 将普洱放入杯中，用茶漏斗滤取药汁后，冲泡茶叶，加入适量蜂蜜，即可饮用。
3. 每日1剂，不拘时。

功效

本品具有温经通脉、清脂塑身的功效。茯苓具有渗湿利水的功效；桂枝具有发汗解肌、温经通脉的良好功效；甘草具有补脾益气、清热解毒、祛痰止咳、缓急止痛、调和诸药的功效。

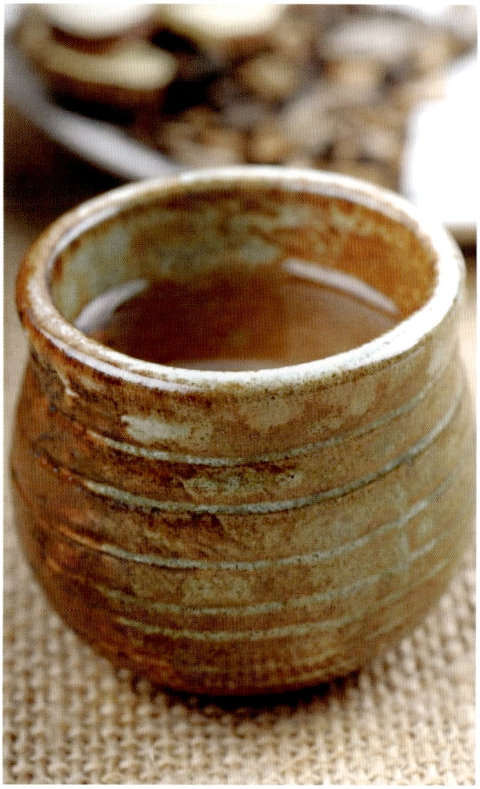

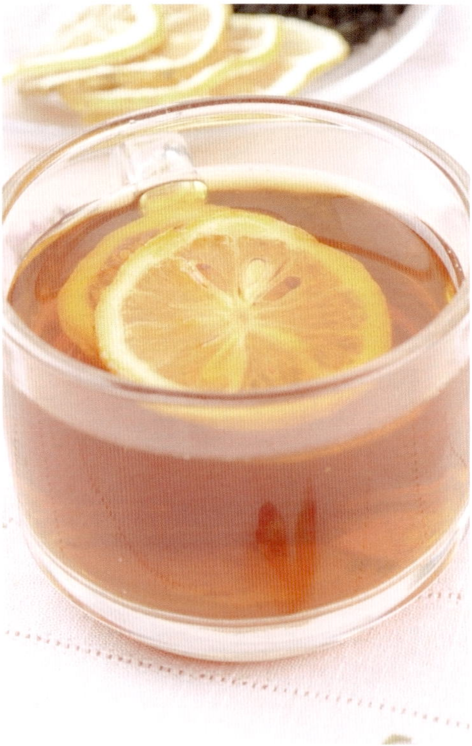

玫瑰蜂蜜茶

促进代谢、美颜塑身

材料

玫瑰花5朵，柠檬片1片，红茶2克，蜂蜜适量。

做法

1. 将水倒入锅中，煮沸后放入红茶，冲泡5分钟。
2. 将玫瑰花放入红茶中，闷泡2分钟，加入柠檬片和适量蜂蜜，即可饮用。
3. 每日1剂，不拘时。

功效

玫瑰花具有促进代谢、美颜塑身的功效；柠檬片具有化痰止咳、生津止渴的功效；红茶具有提神消疲的良好功效；蜂蜜具有润泽肌肤的功效。

首乌清脂茶

润肠排毒、活血祛瘀

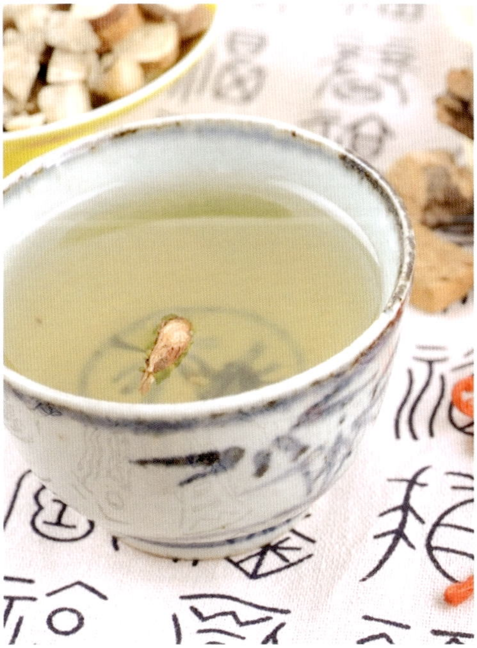

材料

丹参 20 克，何首乌 10 克，葛根 10 克，桑寄生 10 克，黄精 10 克，蜂蜜 6 毫升，甘草 6 克，红茶 3 克。

做法

1 丹参、何首乌、葛根、桑寄生、黄精、甘草研成药末。

2 将药末与红茶放入瓶中，用热水冲泡，20 分钟后，加入蜂蜜，即可饮用。

3 每日 1 剂，不拘时。

功效

丹参具有活血祛瘀的功效；何首乌具有滋阴润肠的功效；葛根具有解表退热的功效；桑寄生具有补益肝肾的功效；黄精具有促肠排毒的功效；甘草具有调和诸药的功效。

养生提示

较适宜女性饮用，也适宜患有高血压、高脂血症、动脉硬化、便秘、肥胖等症者饮用。

本草药典

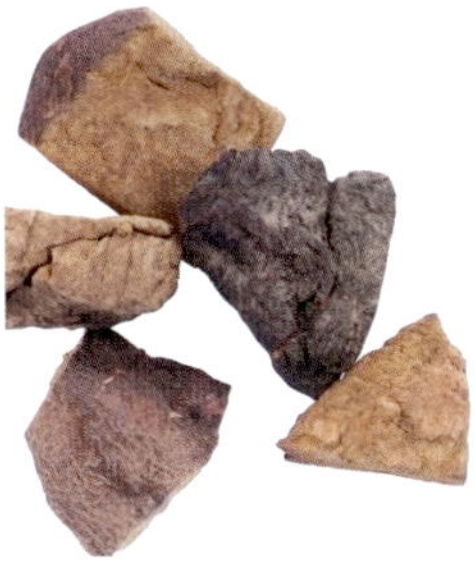

何首乌

别名：首乌、地精、赤敛。

性味：性微温，味苦、甘、涩。

功效：补肾益精、调节血脂、润肠通便。

主治：皮肤肿毒、风疹瘙痒、肠燥便秘、高脂血症。

养生膳食

淡菜何首乌鸡汤

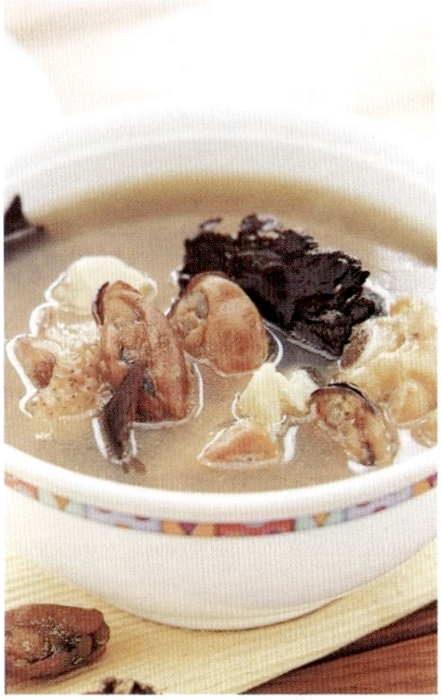

材料

淡菜150克，何首乌15克，鸡腿1只，陈皮3克，盐适量。

做法

1 鸡腿洗净，切块汆水；淡菜、何首乌、陈皮均洗净。

2 将鸡腿块、淡菜、何首乌、陈皮盛入炖锅，加适量水没过所有材料；以大火煮沸，转小火炖 1 小时，加盐调味即可。

功效

本品可利尿消肿、明目乌发、补益肝肾，适宜肝肾亏虚引起的头晕耳鸣、腰膝酸软、阴虚盗汗、烦热失眠者食用，也适宜须发早白、脱发者及贫血者适量食用。

山楂益母茶

化瘀止痛、活血清脂

材料

山楂 30 克，益母草 10 克，枸杞子 2 克，蜂蜜适量。

做法

1. 将山楂、益母草、枸杞子洗净，放入锅中用水煎煮。
2. 用茶漏斗滤取药汁后，加入适量蜂蜜，即可饮用。
3. 每日 1 剂，不拘时。

功效

山楂具有开胃消食、活血清脂、化痰行气的功效；益母草具有活血化瘀的良好功效；枸杞子具有滋补肝肾的良好功效。

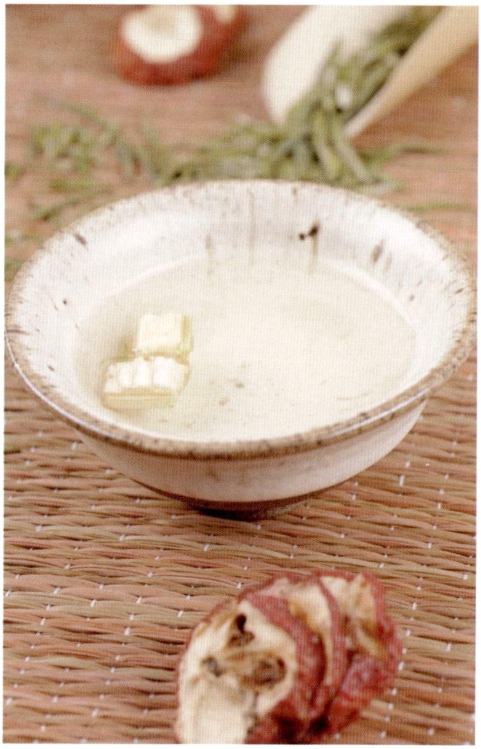

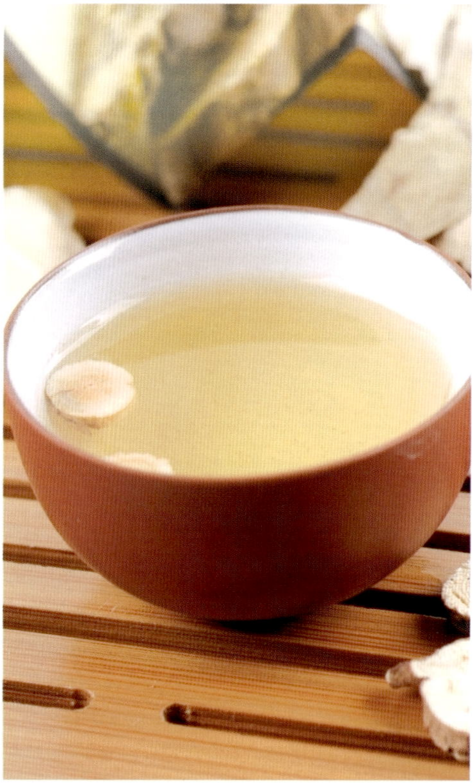

将军肚茶

益气消脂、轻身健步

材料

山楂 15 克，黄芪 20 克，大黄 5 克，生姜 3 片，甘草 3 克，蜂蜜 2 毫升。

做法

1. 将山楂、黄芪、大黄、生姜、甘草放入锅中用水煎煮。
2. 用茶漏斗滤取药汁后，加入蜂蜜，即可饮用。
3. 每日 1 剂，不拘时。

功效

本品具有益气消脂、轻身健步的功效。山楂具有消食化积、行气活血的功效；黄芪具有益气固表、托疮生肌、利水消肿的功效；大黄具有泻下攻积、清热泻火的功效。

乌龙消脂益寿茶

消脂塑身、利尿消肿

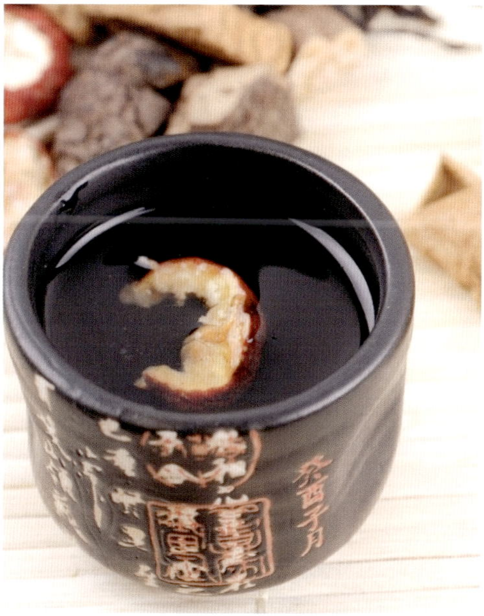

材料

何首乌 30 克，槐角 12 克，冬瓜皮 10 克，乌龙茶 6 克，山楂 5 克。

做法

1. 将槐角、何首乌、冬瓜皮、山楂研成粗末，用热水冲泡，闷 15 分钟。
2. 放入乌龙茶，盖上盖子，闷泡 10 分钟即可。
3. 每日 1 剂，不拘时。

功效

乌龙茶具有消脂塑身、调节血压的良好功效；槐角具有清热泻火、凉血止血的良好功效；何首乌具有润肠通便的功效；冬瓜皮具有利尿消肿的功效。

养生提示

适宜女性饮用，也适宜患有高血压、高脂血症、动脉硬化、肥胖、水肿等症者饮用。

本草药典

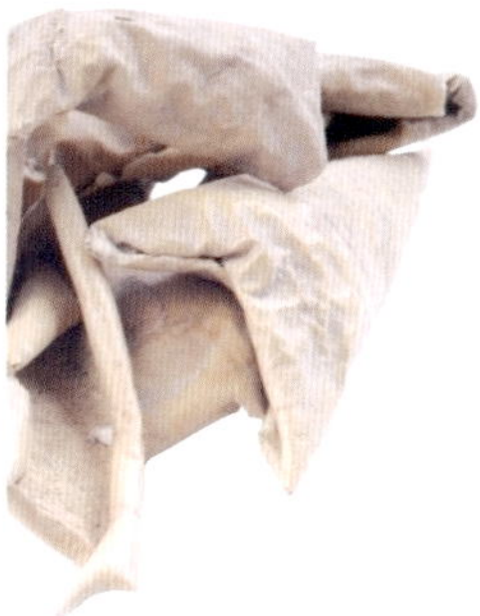

冬瓜皮

别名：白瓜皮、白东瓜皮。

性味：性凉，味甘。

功效：清热利水、祛湿消脂、解毒消肿。

主治：水肿胀满、小便不利、暑热口渴。

养生膳食

清脂养颜茶

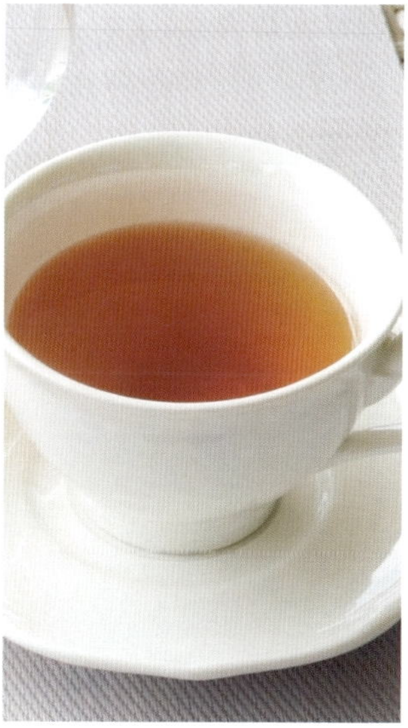

材料

草莓 75 克，山楂 24 克，荷叶、冬瓜皮各 12 克，冬瓜子 10 克。

做法

1. 草莓、山楂分别洗净，草莓去蒂，山楂去核。
2. 将所有材料放入锅中，加适量水，以大火煮沸后，转小火煎煮 20 分钟，滤取汁液后即可饮用。

功效

本品可祛瘀散结、清脂养颜、利尿消肿，适合高脂血症、高血压患者和水肿肥胖者适量饮用，也适合普通人士夏季适量饮用。

柠檬草苦瓜茶

清热解毒、祛湿清脂

材料

苦瓜 30 克，柠檬草 6 克，荷叶 6 克，花茶 3 克，蜂蜜适量。

做法

❶ 将苦瓜用沸水熬煮片刻，关火取汁。

❷ 苦瓜汁中加入荷叶、柠檬草、花茶，闷泡 10 分钟后，加入适量蜂蜜，即可饮用。

❸ 每日 1 剂，不拘时。

功效

苦瓜具有清热消暑、祛湿消脂、清心明目的功效；荷叶具有消暑利湿、健脾升阳、散瘀止血的功效；柠檬草具有健胃利尿、助消化的功效。

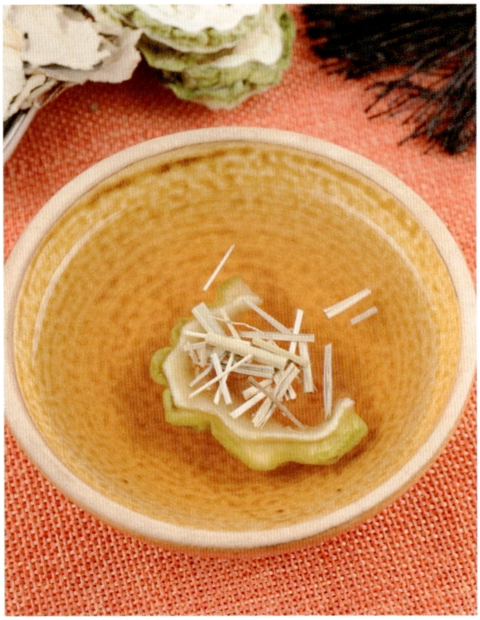

养生提示

适宜患有高血压、高脂血症、肥胖等症者饮用。但孕妇不宜饮用。

本草药典

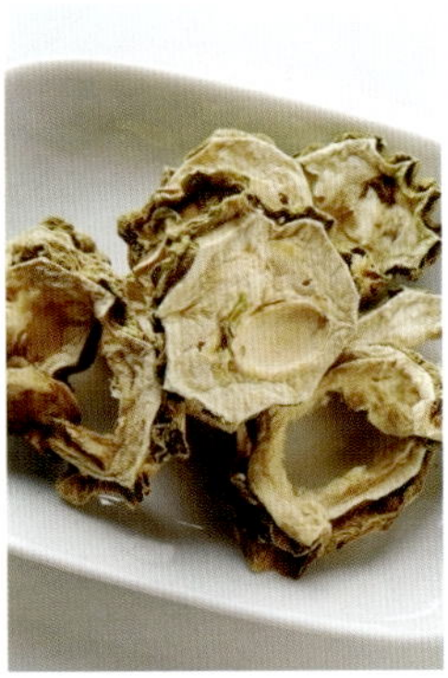

苦瓜

别名：凉瓜。

性味：性寒，味苦。

功效：清热解毒、清心明目、解暑祛湿。

主治：暑热烦渴、目赤肿痛、高脂血症。

养生膳食

苦瓜鲤鱼汤

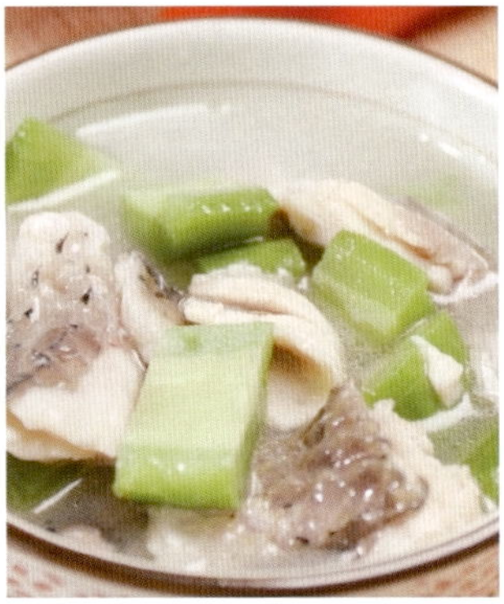

材料

鲤鱼肉 300 克，苦瓜 300 克，盐、白糖各适量。

做法

❶ 苦瓜洗净，去瓤，切块，放入沸水中焯烫后捞出沥干。

❷ 鲤鱼肉洗净，切片，放入碗中，撒上盐，拌匀后腌至入味。

❸ 将苦瓜块和鲤鱼肉片一同放入电饭锅中，加水调至煲汤挡，煮好后加盐和白糖调味即可。

功效

本品可清热泻火、清脂消肿，适宜夏季食用，糖尿病患者适量食用，还有一定的调理血糖效果。

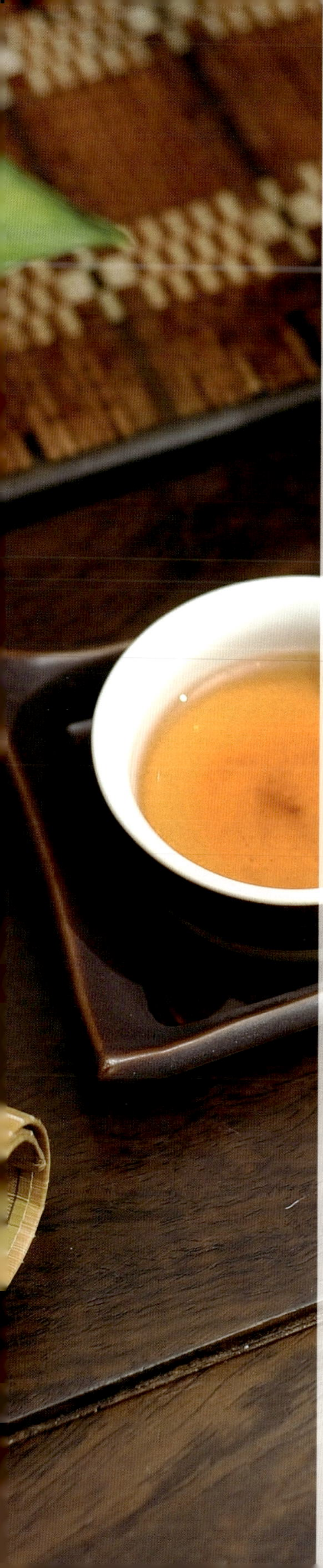

附录

传统中国茶一览

中国是茶及茶文化的发源地，是世界上最早种茶、制茶、饮茶的国家。中国茶的品类众多，被人们当作“万病之药”而代代相传。本章为大家介绍了一些颇有特色却未必为大众所熟知的名茶品种，如名列武夷山四大名枞的铁罗汉、白鸡冠和水金龟，我国台湾省的名茶冻顶乌龙，全部产自百年以上树龄的凤凰单枞……希望能带您走进健康、有趣的茶世界。

铁罗汉

提神解乏、护齿解腻

铁罗汉产于福建武夷山，武夷山四大名枞之一，多为人工种植；其产区主要有两个：名岩产区和丹岩产区。铁罗汉虽然极难种植，但茶农们利用武夷山多悬崖绝壁的特点，在岩凹、石隙、石缝中甚至砌筑石岸上种植铁罗汉。当地有“盆栽式铁罗汉园”之称。每年5月中旬开始采摘鲜叶，以二叶或三叶为主，经晒青、晾青、做青、炒青、初揉、复炒、复揉、走水焙、簸拣、摊晾、拣剔、复焙、再簸拣、补火等工序制作而成。

品鉴指数★★★★
口味：甘馨可口。
适宜人群：一般人群都可饮用，特殊禁忌者除外。
主要功效：提神，护齿，解腻。
形状特征：条索壮结、匀整。

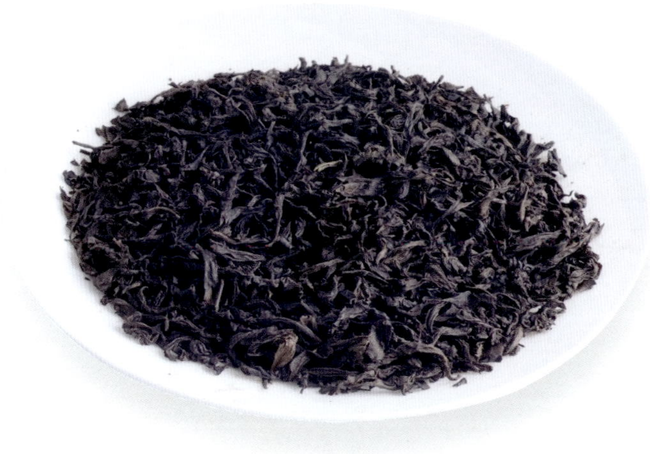

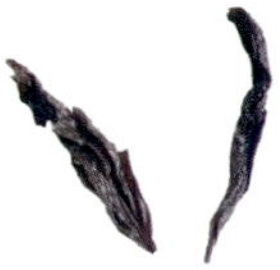

- **性状**

  叶底软亮，叶缘朱红，叶心淡绿带黄。

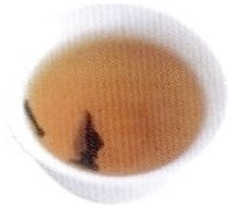

- **汤色**

  清澈，呈深橙黄色。

挑选储藏

优质铁罗汉条索壮结，略呈圆曲，色泽青绿油润，有花香；如条索粗松，色泽乌褐，有烟味，则为劣质产品。储藏时，要置于清洁、防潮、避光和无异味之地，远离污染源。

品饮赏鉴

1. **茶具准备** 冲洗干净的200毫升透明玻璃杯1个，铁罗汉茶5克左右，茶匙1把等。
2. **冲泡** 茶叶得到充分浸润，茶芽舒展开来，在深橙黄色茶汤中翩翩起舞。
3. **品茶** 1分钟后开始品饮，滋味浓厚甘醇，带有淡淡的花香。

妙用保健

提神：铁罗汉所含的咖啡因被人体吸收后，可兴奋神经，令人的感官更为敏锐，使人精神振奋。

护齿：铁罗汉含氟量较高，对护齿、坚齿及预防龋齿有一定的效果。

解腻：铁罗汉茶汤中含有芳香类化合物，它们能刺激唾液分泌，帮助消化肉类等油腻食物。

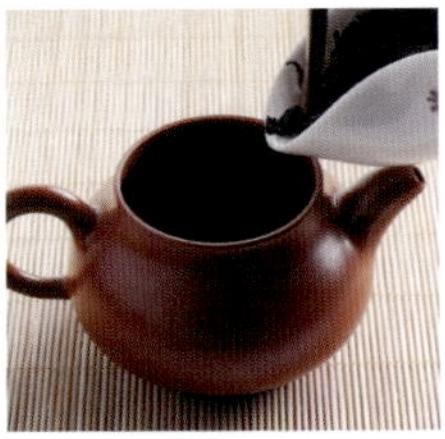

白鸡冠

防癌抗癌、解乏杀菌

白鸡冠产于福建武夷山，武夷山四大名枞之一。茶树枝干坚实，分枝颇多，生长旺盛；叶色淡绿，顶端茶芽微黄且弯垂；毛茸茸的，犹如白锦鸡头上的鸡冠，故名“白鸡冠”。相传，白鸡冠为宋时止止庵住持白玉蟾所培育，因产量稀少，让人备感神秘。每年5月下旬开始采摘鲜叶，以二叶或三叶为主。成品茶色泽米黄乳白，汤色橙黄清澈，入口齿颊留香，回味绵长。

品鉴指数★★★★

口味：回甘隽永。

适宜人群：一般人群都可饮用，特殊禁忌者除外。

主要功效：抗癌，解乏，杀菌。

形状特征：条索较紧结，形似鸡冠。

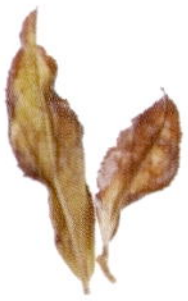

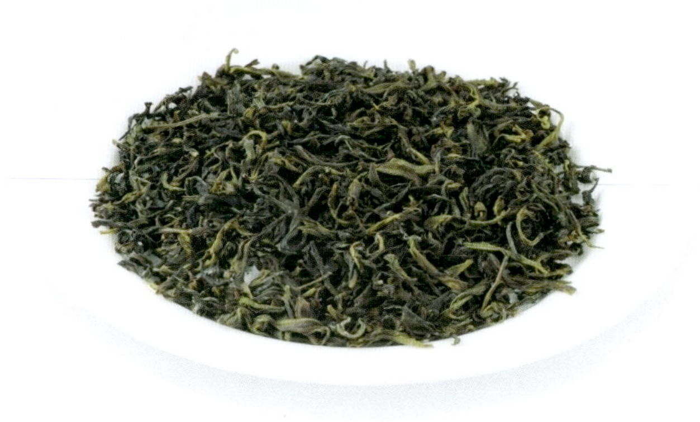

● **性状**

芽叶如鸡冠，叶色淡绿。

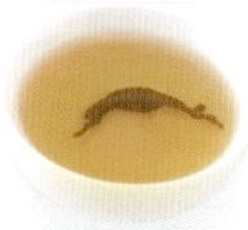

● **汤色**

橙黄清澈。

挑选储藏

挑选时，可手捧干茶贴近鼻子闻其味，如果香气持续甚至越来越浓郁，证明是好茶；有青气或杂味者为劣质产品。存储时，须密封、低温、干燥，避免和有刺激性气味的物品放在一起。

品饮赏鉴

1. **准备**　透明玻璃杯1个，白鸡冠5克，茶匙1把等。
2. **冲泡**　茶叶置杯中，以沸水冲入，茶叶得到充分浸润，茶芽舒展开来，在橙黄色茶汤中翩翩起舞。
3. **品茶**　1分钟后可品饮；茶汤橙黄明亮，滋味回甘隽永，淡雅花香留在唇齿间。

妙用保健

抗癌：白鸡冠所含的儿茶素能阻断致癌物亚硝胺的合成，有一定的防癌抗癌功效。

解乏：白鸡冠中的咖啡因可帮助排除人体中过量的乳酸，有助于消除疲劳。

杀菌：白鸡冠里所含的单宁酸有杀菌作用，对引起脚气的丝状菌有一定的灭杀作用，可辅助治疗脚气病。

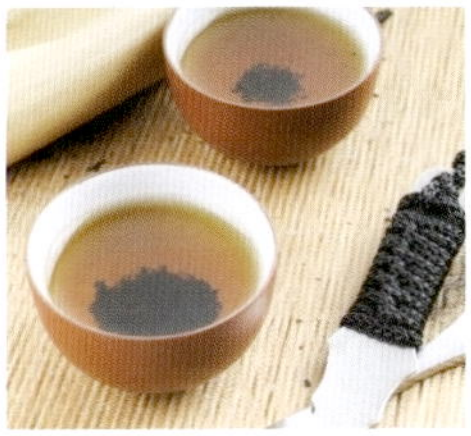

水金龟

瘦身消积、杀菌消炎

水金龟产于福建武夷山区牛栏坑社葛寨峰下的半崖上，为武夷岩茶四大名枞之一，因茶叶浓密且闪光、犹如金色之龟而得名。水金龟属半发酵茶，有铁观音之甘醇，又有绿茶之清香，其在清末备受茶客推崇，名扬大江南北。水金龟茶树树皮为灰白色，枝条稍微弯曲，叶长圆形。每年 5 月中旬采摘鲜叶，以二叶或三叶为主。成品色泽绿里透红，滋味甘甜，香气高扬，浓饮也不见苦涩。

品鉴指数★★★★
口味：味道甘甜，香气高扬。
适宜人群：一般人群都可饮用，特殊禁忌者除外。
主要功效：助消化，瘦身，杀菌。
形状特征：条索肥壮，紧结。

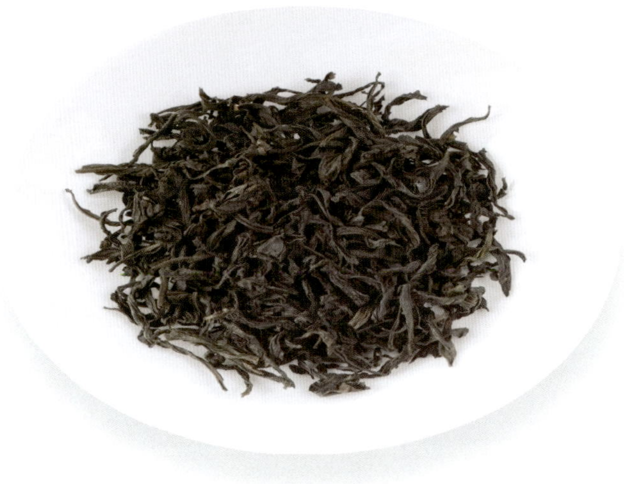

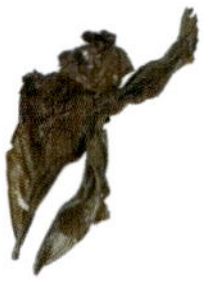

● **性状**
叶底软亮。

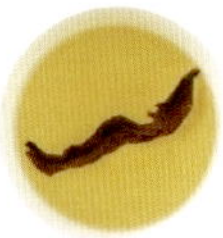

● **汤色**
金黄。

挑选储藏

优质水金龟条索壮结，色泽沙绿乌润或青绿油润，有花香；如条索粗松、轻飘，色泽乌褐，有烟味，则为劣质产品。储藏水金龟时，要清洁、防潮、避光，并保持通风干燥，远离污染源。

品饮赏鉴

❶ **准备**　白瓷小杯1个，水金龟2～3 克，茶荷1个，茶匙1把等。
❷ **冲泡**　将水金龟从茶荷中取出，放入白瓷小杯，然后注入适量沸水，充分浸泡干茶。
❸ **品茶**　待茶汤冷热适中时，可细啜慢品，体会齿颊留香、甘泽润喉的感觉。

妙用保健

助消化：水金龟含有单宁酸成分，可促进胃液分泌和胃肠蠕动，有效帮助消化。

瘦身：水金龟中的咖啡因和茶黄素能促使脂肪分解，达到瘦身的效果。

杀菌：水金龟中的醇类、醛类、酯类、酚类等有机化合物，可抑制多种病菌繁殖，有杀菌效果。

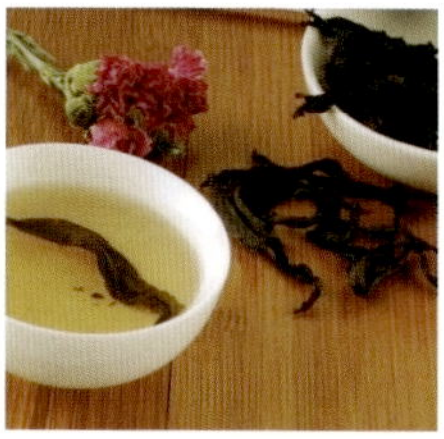

武夷肉桂

防癌抗癌、护齿利尿

武夷肉桂产于福建著名的武夷山风景区，因其香气、滋味似桂皮香，俗称“肉桂”。该茶是将肉桂良种茶树鲜叶，以武夷岩茶的制作方法制成，为岩茶中的高香品种。每年4月中旬茶芽萌发，5月中旬开采岩茶，通常每年可采4次，且夏秋季茶产量尚高。须在晴天采茶，于新梢顶叶中采摘二三叶，俗称“开面采”。干茶嗅之有甜甜的香味，冲泡后茶汤橙黄清澈，有奶油、花果及桂皮香。

品鉴指数★★★★

口味：回甘隽永。

适宜人群：一般人群都可饮用，特殊禁忌者除外。

主要功效：抗癌，护齿，利尿。

形状特征：条索匀整卷曲，色泽褐绿或蛙皮青。

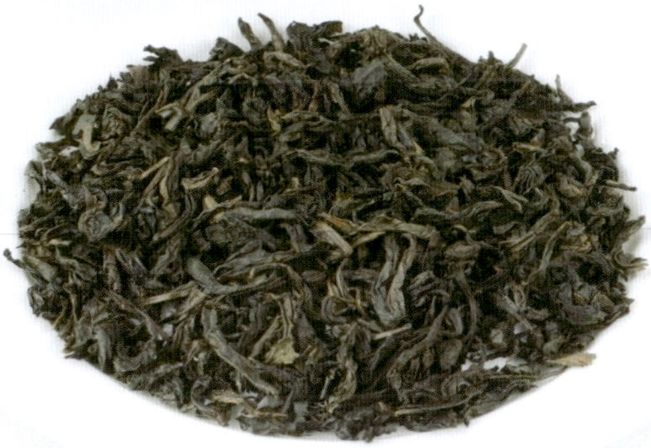

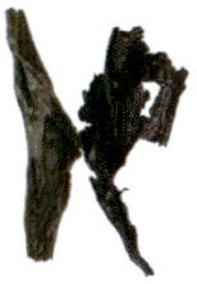

- **性状**

  叶底匀亮，呈绿叶红镶边状。

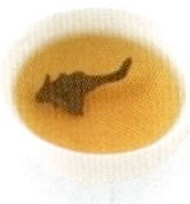

- **汤色**

  橙黄清澈。

挑选储藏

优质武夷肉桂常带有一层极细的白霜，条索紧实扭曲，色泽褐绿或蛙皮青，油亮、有细白点。储藏武夷肉桂时，要清洁、防潮、避光，并保持通风干燥，远离污染源。

品饮赏鉴

① **准备**　武夷肉桂2~3克，透明玻璃杯1个，茶荷1个，茶匙1把等。

② **冲泡**　将武夷肉桂从茶荷中取出，放入透明玻璃杯中，然后注入90℃的热水，充分浸泡干茶。

③ **品茶**　待茶汤冷热适中时，小口慢慢品茗，浓而不涩，醇而不淡，回味清甘。

妙用保健

抗癌：武夷肉桂中的茶多酚是最主要的抗癌物质，其所含多种维生素及茶叶中的皂素也能起到防癌、抗癌的作用。

护齿：武夷肉桂中的氟离子与牙齿的钙质结合，能形成一种较难溶于酸的氟磷灰石，可以保护牙齿，使其更坚固。

利尿：武夷肉桂中的茶多酚被称为“人体器官清洁卫士”，在促进肠道和胃蠕动的同时，也能达到利尿的目的。

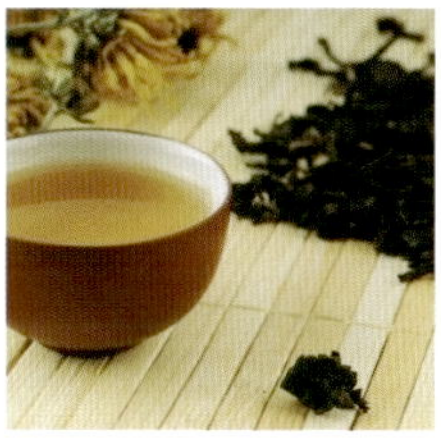

闽北水仙

消肿抗老、防暑清心

闽北水仙是闽北乌龙茶中两个花色品种之一。水仙品种茶树属半乔木型，枝条粗壮，鲜叶呈椭圆形。春茶于谷雨节气前后采摘驻芽第三、四叶，每年分四季采制。清光绪年间，闽北水仙畅销国内和东南亚一带，产量曾达500吨。1915年，闽北水仙在首届巴拿马太平洋万国博览会上获得金质奖。现在，闽北水仙占闽北乌龙茶销量十之六七。

品鉴指数★★★★

口味：味道醇厚回甘。

适宜人群：一般人群都可饮用，特殊禁忌者除外。

主要功效：消肿，抗老，防暑。

形状特征：条索紧结，叶端扭曲。

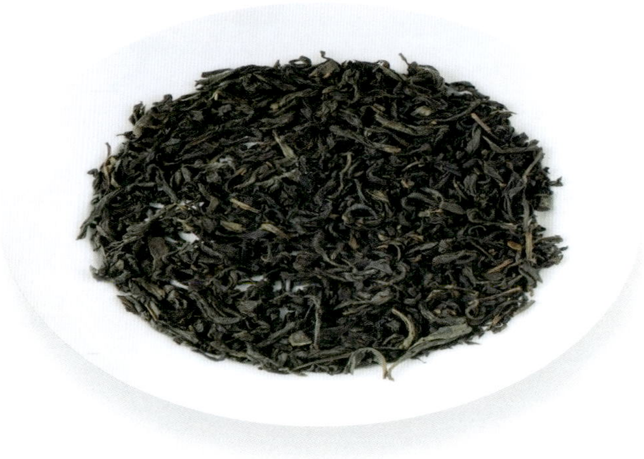

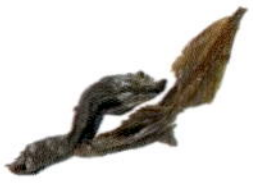

● **性状**

叶底柔软，叶缘朱砂红。

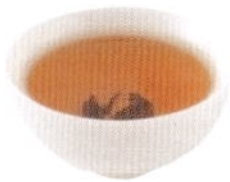

● **汤色**

红艳明亮。

挑选储藏

优质闽北水仙条索紧结，色泽油润，呈暗砂绿，有兰花清香。储藏时，选低温、干燥处存放，避免阳光直射及异味污染。

品饮赏鉴

1. **准备**　茶荷1个，闽北水仙茶3克，紫砂壶1个等。
2. **冲泡**　先用温水冲洗紫砂壶，再将茶荷中的闽北水仙拨入紫砂壶中，向壶中注入热水，温度以90℃为宜。
3. **品茶**　细品慢啜，让茶汤从舌尖流转到舌面再到舌根，品尝香味的细微差异。

妙用保健

消肿：闽北水仙含有生物碱，如咖啡因、茶碱、可可碱、腺嘌呤等，这些物质有消水肿、解酒精毒等保健功能。

抗老：闽北水仙含多种维生素，其中维生素E能抗衰，抑制动脉硬化。

防暑：闽北水仙中的生物碱有调节人体体温的作用，在炎热夏季饮用闽北水仙可消暑防暑。

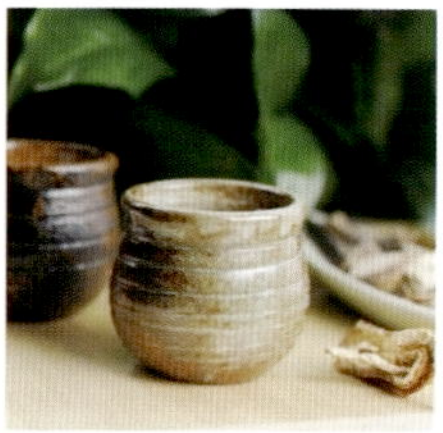

冻顶乌龙

润颜美肤、清脂防癌

冻顶乌龙产于台湾省鹿谷附近的冻顶山，山多雾，路陡滑，上山采茶都要将脚尖“冻”起来，避免滑下去，所以被称为“冻顶茶”；因产量有限，尤为珍贵。冻顶乌龙一年四季均可采摘，春茶采期从3月下旬至5月下旬，夏茶采摘从5月下旬至8月下旬，秋茶采摘从8月下旬至9月下旬，冬茶采摘则在10月中旬至11月下旬。采摘未开展的一芽及二、三叶嫩梢，分初制与精制两大工序制作而成。

品鉴指数★★★★

口味：味道醇厚。

适宜人群：一般人群都可饮用，特殊禁忌者除外。

主要功效：美肤，清脂，防癌。

形状特征：半球状，色泽墨绿，边缘隐有金黄色。

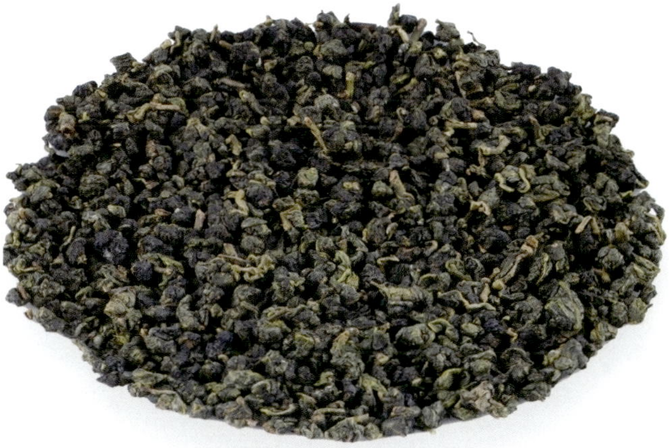

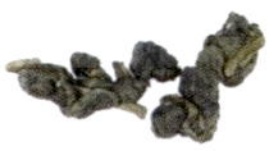

● 性状

叶底边缘镶红边。

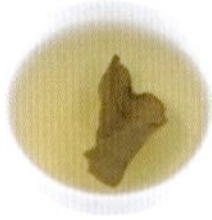

● 汤色

蜜绿带金黄。

挑选储藏

优质冻顶乌龙呈墨绿色，有乌龙茶香气，伴有花香。储藏时，可将其置于干燥、无异味、密封的容器中，放入冷藏柜即可。

品饮赏鉴

1. **准备**　茶匙1把，冻顶乌龙2~3克，透明玻璃杯或者瓷杯1个等。
2. **冲泡**　用茶匙将冻顶乌龙轻轻放入透明玻璃杯中，向杯中注入沸水，充分浸泡干茶。
3. **品茶**　小口细啜慢饮，方能品茶之韵味，进入茶之境界。

妙用保健

美肤：冻顶乌龙所含的人体必需的微量元素硒，可预防某些皮肤疾病，让皮肤健康亮丽。

清脂：冻顶乌龙含有茶多酚，能调节血液中胆固醇、甘油三酯及低密度脂蛋白的比例，对改善高脂血症有一定的帮助。

防癌：冻顶乌龙含儿茶素，能抑制体内致癌物亚硝基化合物的形成，起到防癌、抗癌的作用。

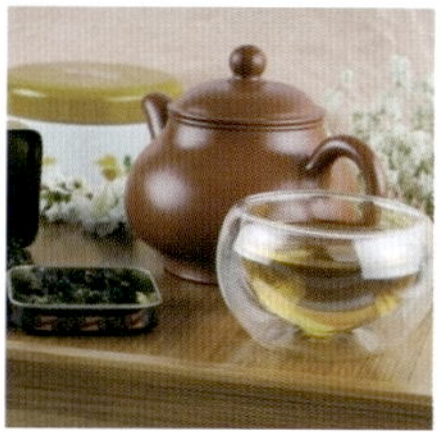

永春佛手

防衰抗老、瘦身止泻

永春佛手主产于福建永春苏坑、玉斗和桂洋等乡镇海拔 600~900 米的高山处。茶树属大叶型灌木，其树势开展，叶形酷似佛手柑，因此得名“佛手”。当地群峰起伏，山地资源丰富，属亚热带季风气候区，全年雨量充沛，为茶树生长提供了良好环境。茶树品种有红芽佛手与绿芽佛手两种（以春芽颜色区分），以红芽为佳。每年 3 月下旬萌芽，4 月中旬开采，四季采摘，春茶约占产量的 40%。

品鉴指数★★★★
口味：甘馨可口。
适宜人群：一般人群都可饮用，特殊禁忌者除外。
主要功效：抗衰老，瘦身，止泻。
形状特征：条形壮结、匀整。

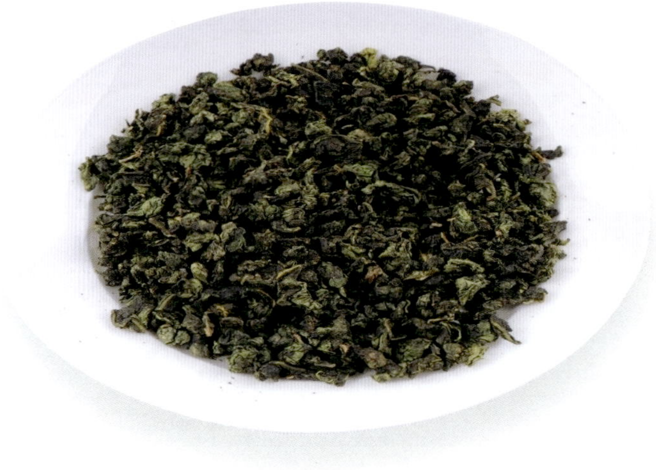

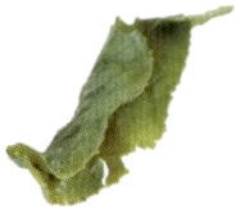

- **性状**
  叶肉肥厚，质地柔软。

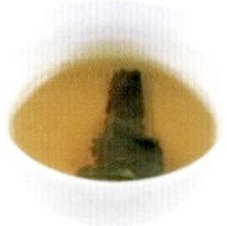

- **汤色**
  金黄透亮。

挑选储藏

优质永春佛手条索紧结，粗壮肥重，色泽砂绿油润；汤色金黄透亮，味道甘醇。储藏时，将其装入防潮性好的薄膜袋并密封，再置于冰箱冷藏保存。

品饮赏鉴

1. **准备**　茶匙1把，永春佛手3克，透明玻璃杯或瓷杯1个等。
2. **冲泡**　用茶匙将永春佛手放入透明玻璃杯，注入沸水，使茶叶转动、露香。
3. **品茶**　先嗅其香，后尝其味，边啜边嗅，浅杯细饮，味道甘厚，回味绵长。

妙用保健

抗衰老：永春佛手中的茶多酚有抗衰老的功能，适量饮用可以延缓细胞衰老。

瘦身：永春佛手含有咖啡因和茶黄素，能促使脂肪分解，达到瘦身的效果。

止泻：永春佛手含有单宁酸成分，具有抗病菌、收敛止泻的作用，可防治腹泻。

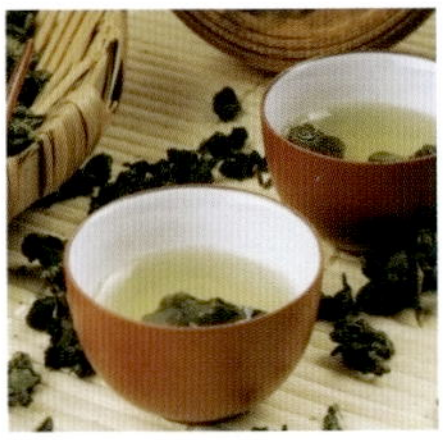

毛蟹茶

提神抗菌、保护牙龈

毛蟹茶产于福建安溪福美大丘仑一带，是以品种命名的一种乌龙茶。毛蟹茶树冠形成迅速，成园较快，适应性广，抗逆性强，一年生长期为 8 个月，易于栽培。采摘时间以中午 12 时至下午 3 时较佳。不同的茶，采摘部位也不同，有的采一个顶芽和芽旁的第一片叶子，叫一心一叶；有的多采一叶，叫一心二叶；也有一心三叶的。干茶紧结，梗圆形，色泽褐黄绿；汤色青黄或金黄色。

品鉴指数★★★★

口味：味道醇厚，香气较浓郁。

适宜人群：一般人群都可饮用，特殊禁忌者除外。

主要功效：提神，抗菌，保护牙龈。

形状特征：外形紧密，砂绿色。

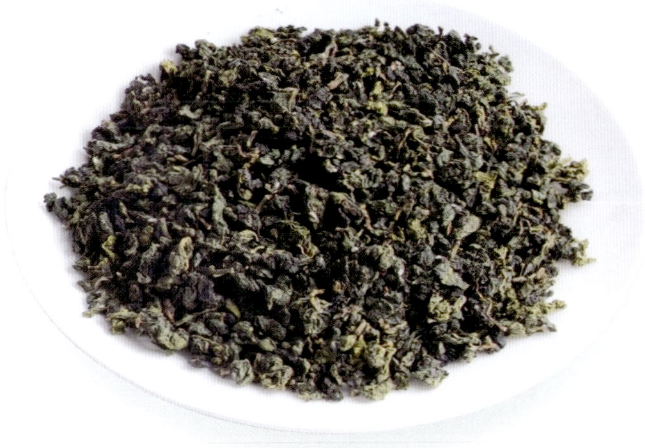

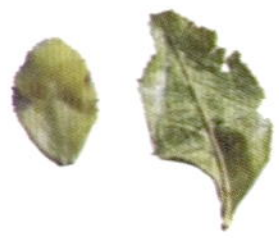

● **性状**

叶底叶张圆小。

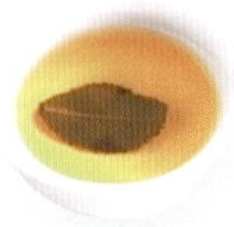

● **汤色**

青黄或金黄色。

挑选储藏

优质毛蟹茶的颗粒手感好、均匀，落入盘中分量感明显。可储藏于有双层盖的马口铁茶叶罐里，最好装满而不留空隙，再将茶罐装入密封袋，封好袋口。

品饮赏鉴

1. **准备** 茶匙1把，毛蟹茶7克，紫砂壶1个等。
2. **冲泡** 先用温水冲洗紫砂壶，再用茶匙将毛蟹茶放入紫砂壶中，注入沸水，充分浸泡干茶。
3. **品茶** 待茶汤冷热适中时，可细啜慢品，齿颊留香，甘泽润喉。

妙用保健

提神：毛蟹茶中的咖啡因具有兴奋神经的作用，令人精神振奋、头脑清醒。

抗菌：毛蟹茶中的茶多酚和鞣酸作用于细菌，具有一定的抗菌杀菌作用。

保护牙龈：毛蟹茶含维生素 C，适量饮用，能补充维生素 C，防止牙龈出血。

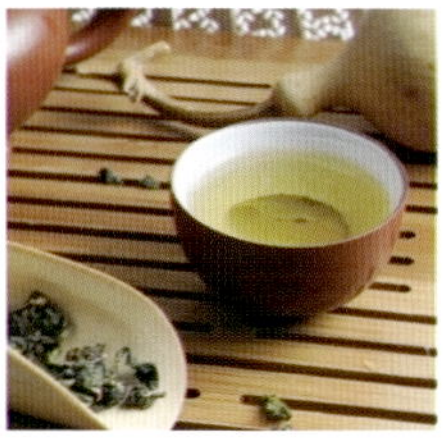

凤凰单枞

提神利尿、去油解腻

凤凰单枞产于广东潮州凤凰山，此处土壤肥沃深厚，含有丰富的有机物质和多种微量元素，有利于茶树的生长。一般在午后采摘，当晚加工，经晒青、晾青、碰青、杀青、揉捻、烘焙等工序，历时10小时制成成品茶。现在尚存的3000余株单枞大茶树，树龄均在百年以上，单株高大如榕，品质优良，每株年产干茶10余千克。

品鉴指数★★★★

口味：味浓，微甘，带天然花香。

适宜人群：一般人群都可饮用，特殊禁忌者除外。

主要功效：提神，利尿，解腻。

形状特征：条索紧卷，硕大，呈黑褐色。

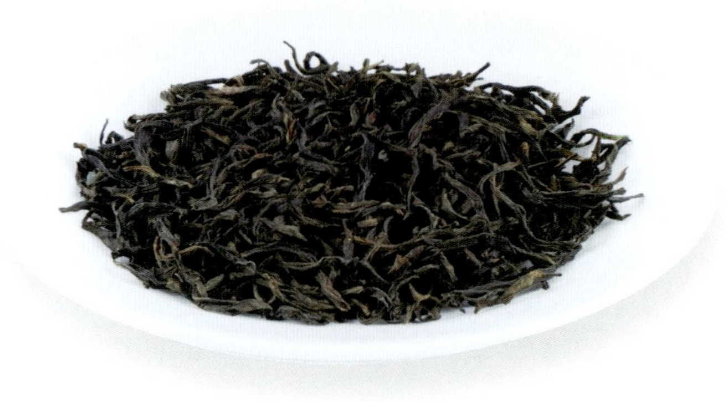

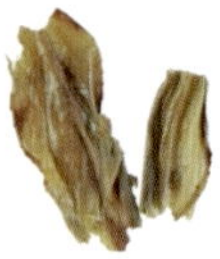

性状

叶底边缘朱红，叶腹黄亮。

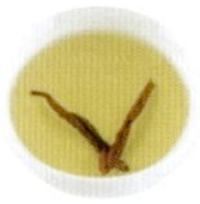

汤色

金黄明亮。

挑选储藏

优质凤凰单枞成茶有天然花香，味道浓醇微甘，极耐冲泡。储藏时要清洁、防潮、避光，并保持通风干燥，更要远离污染源。

品饮赏鉴

1. **准备** 凤凰单枞3克，茶匙1把，茶荷1个，透明玻璃杯或瓷杯1个等。
2. **冲泡** 将茶荷中的凤凰单枞放入杯中，为使茶叶充分吸收水分，释放茶香，应用沸水冲泡。
3. **品茶** 待茶汤冷热适中时，可细啜慢品，让茶汤从舌尖流转到舌面再到舌根，品味茶香。

妙用保健

提神：凤凰单枞中的咖啡因能兴奋中枢神经系统，帮助人们振奋精神、消除疲劳、提高工作效率。

解腻：凤凰单枞含有单宁酸成分，有促进胃液分泌和胃肠蠕动的作用，适量饮用，可帮助消化油腻食物。

利尿：凤凰单枞中的咖啡因还有利尿作用，能令尿液快速排出体外。

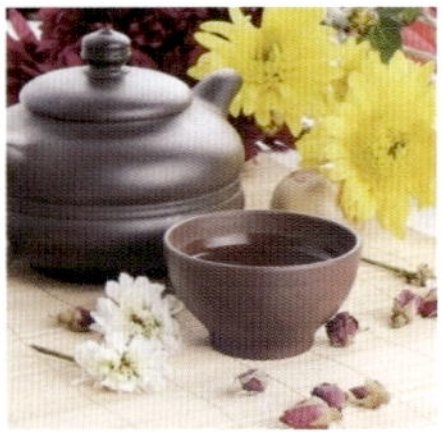

石古坪乌龙茶 防癌抗癌、瘦身抗老

石古坪乌龙茶产于广东潮州潮安凤凰镇石古坪，当地海拔多在 1000 米以上，土层深厚，质地疏松，富含有机质，昼夜温差大，常年云雾缭绕，为茶树提供了良好的生长环境。采摘时采用“骑马式”采茶法，轻采、轻放、勤送。采茶及加工均在夜间进行。采回的鲜叶经晒青、晾青、摇青、静置、杀青、揉捻、焙干等 7 道工序制作而成。成品茶外形油绿细紧；汤色黄绿清澈，叶底嫩绿。

品鉴指数★★★★

口味：味道鲜醇爽口。

适宜人群：一般人群都可饮用，特殊禁忌者除外。

主要功效：防癌，瘦身，抗老。

形状特征：外形油绿细紧。

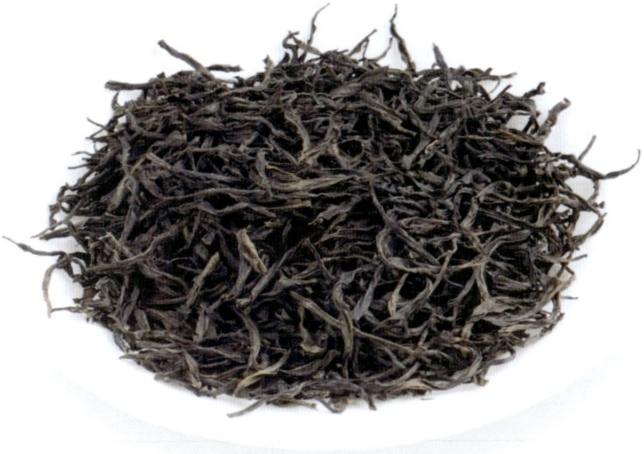

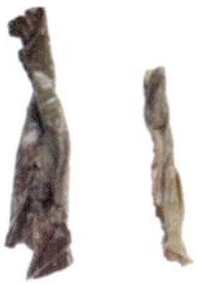

● 性状

叶底嫩绿。

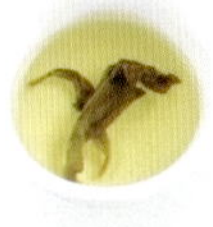

● 汤色

黄绿清澈。

挑选储藏

挑选石古坪乌龙茶时，可手捧干茶贴近闻其味，如果香气持续甚至越来越浓烈，表明是好茶；有青气或杂味者为劣质产品。存储时，须密封、低温、干燥，避免和有刺激性气味的物品放在一起。

品饮赏鉴

1. **准备** 茶匙1把，茶荷1个，石古坪乌龙茶2~3克，透明玻璃杯或瓷杯1个等。
2. **冲泡** 将茶荷中的石古坪乌龙茶放入透明玻璃杯中，注入沸水，使茶叶充分舒展。
3. **品茶** 细酌慢饮，品茶之清爽甘醇；茶香四溢，冲饮多次，茶味不减。

妙用保健

防癌：石古坪乌龙茶中的茶多酚能够抑制人体内致癌物亚硝基化合物的形成，长期饮用，有一定的防癌功能。

瘦身：石古坪乌龙茶中含有咖啡因和茶黄素，能促使脂肪分解，从而达到瘦身的目的。

抗老：石古坪乌龙茶中含有的茶多酚类物质，能清除氧自由基，具有抗氧化性和生理活性，长期饮用可防衰抗老。

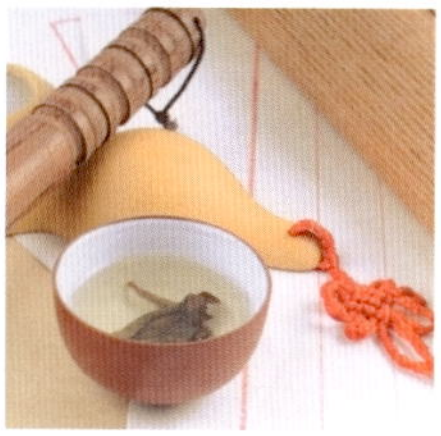

饶平色种

提振精神、解毒通便

品鉴指数★★★★
口味：味道醇厚。
适宜人群：一般人群都可饮用，特殊禁忌者除外。
主要功效：提神，解毒，通便。
形状特征：条索卷曲肥壮，呈黑褐色。

饶平色种是条形乌龙茶之一，采摘大叶奇兰、黄棪、铁观音、梅占等品种的芽叶制作而成，主要制作工序有晒青、摇青、炒青、揉捻、烘干等。晒青要求先将采下的鲜叶在场内地面的竹帘上摊晾，然后移到阳光下晒青；将晒青后的叶子移入室内阴凉处，摊于茶帘上，1 小时后即可摇青；摇青 5~6 次后进行炒青、揉捻各 1~2 次，最后烘焙至足干。

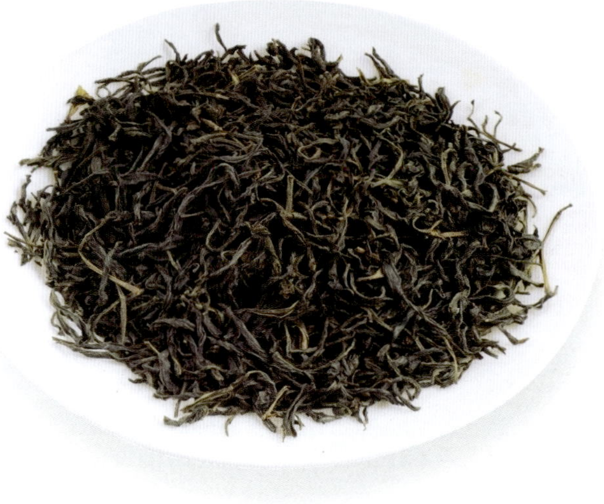

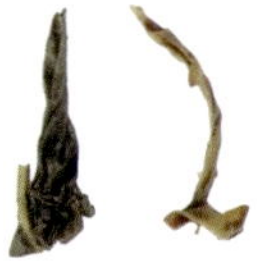

● **性状**
芽叶淡绿，茸毛少。

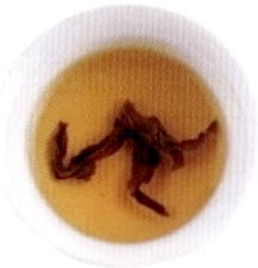

● **汤色**
橙黄明亮。

挑选储藏

挑选时，将饶平色种捧在手里，对着明亮光线检视其条形、颜色，有砂绿白霜、像青蛙皮者为好茶。储藏时，注意防潮、避光，于无异味处保存。

品饮赏鉴

❶ **准备**　茶匙1把，茶荷1个，饶平色种2～3克，紫砂壶1个等。

❷ **冲泡**　用茶匙将茶荷中的饶平色种轻轻拨入紫砂壶中，向壶中注入沸水。

❸ **品茶**　待茶汤冷热适中时，可细啜慢品，口感醇厚，回味清甘。

妙用保健

提神：饶平色种中的儿茶素类及其氧化缩和物有类似咖啡因的兴奋神经作用，适量饮用可提神，保持头脑清醒。

解毒：饶平色种含有茶多酚，可以和一些重金属元素如铅、锑、汞等发生化学反应，产生沉淀，并通过尿液排出体外，起到一定的解毒作用。

通便：饶平色种中的单宁酸可促进胃肠蠕动，加速排便。

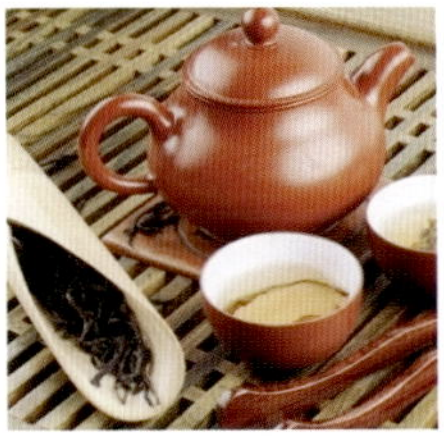

文山包种

抵抗辐射、利尿瘦身

产于台湾省台北坪林、石碇、新店、深坑等地的文山包种，是台湾省北部茶类的代表，有“北文山，南冻顶”之说。文山包种属于轻度半发酵乌龙茶，又称“清茶”。坪林多丘陵，温暖潮湿，云雾弥漫，适宜茶树的生长。采摘要求为雨天不采，带露不采，晴天要在上午 11 时至下午 3 时采摘。春、秋两季采一心二叶的茶菁，采时需用双手弹力平断茶叶，断口呈圆形，不可用力挤压断口，否则会影响茶的品质。

品鉴指数★★★★

口味：味道甘醇鲜爽。

适宜人群：一般人群都可饮用，特殊禁忌者除外。

主要功效：瘦身，防辐射，利尿。

形状特征：条索紧结，自然卷曲，呈墨绿油光。

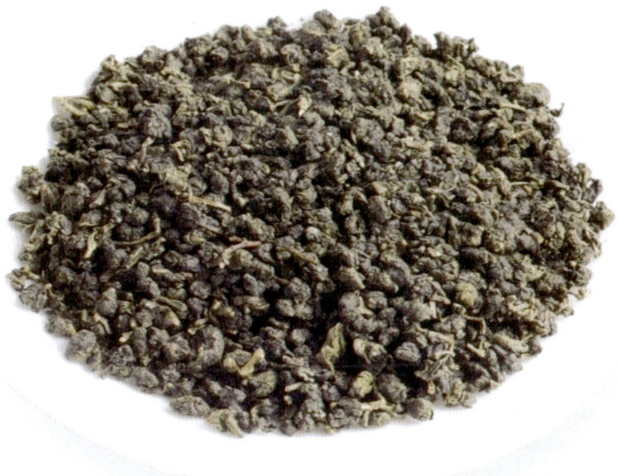

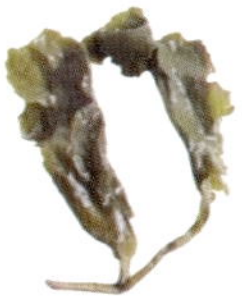

- **性状**
  叶底色泽鲜绿。

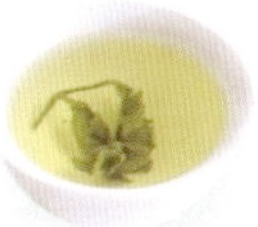

- **汤色**
  金黄，清澈明亮。

挑选储藏

优质文山包种外形卷曲，呈条索状，色泽深绿；冲泡后汤色金黄，有清新的花香，滋味鲜爽。文山包种储藏时要低温、干燥，远离污染环境，避免和有刺激性气味的物品存放在一起。

品饮赏鉴

1. **准备**　文山包种3克，茶荷1个，紫砂壶1个等。
2. **冲泡**　先用沸水冲烫紫砂壶，再将茶荷中的文山包种轻轻拨入紫砂壶中，注入沸水充分浸泡茶叶。
3. **品茶**　细啜慢品，甘醇鲜爽，齿颊留香。

妙用保健

瘦身：文山包种含有单宁酸，可促进胃肠蠕动，适量饮用，可通便排毒、减脂瘦身。

防辐射：文山包种中的儿茶素可以防辐射，对长期使用电脑的人有一定的保护作用。

利尿：文山包种中的咖啡因进入人体，可促使尿液迅速排出体外。

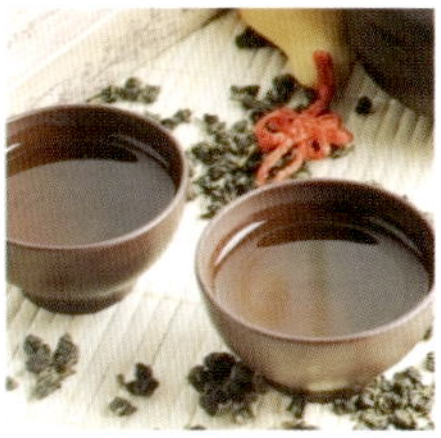

木栅栏铁观音 解毒消食、杀菌止痢

木栅栏铁观音是产于台湾省台北木栅区（现在的文山区）的一种中度发酵乌龙茶，当地自然条件得天独厚，茶叶品质优良。鲜叶采摘于正枞铁观音茶树，一年分四季采制。采来的鲜叶力求新鲜完整，然后进行晾青、晒青和摇青（做青），再经筛分、风选、拣剔、匀堆、包装制成成品茶。成品茶卷曲呈球状，绿中带褐；冲泡后汤色橙红，有焦糖香或熟果香，滋味浓厚。

品鉴指数★★★★
口味：口感醇正，有果香。
适宜人群：一般人群都可饮用，特殊禁忌者除外。
主要功效：解毒，消食，止痢疾。
形状特征：条形卷曲，呈铜褐色。

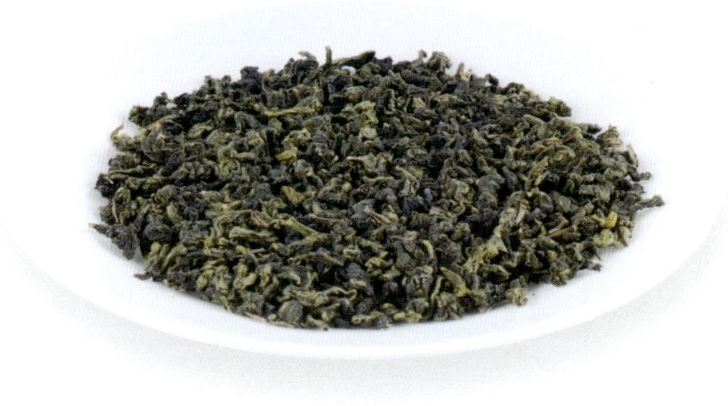

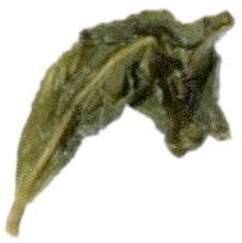

- **性状**
  叶底边红腹绿。

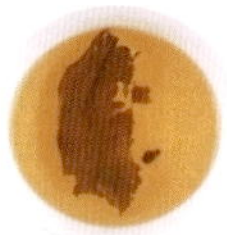

- **汤色**
  橙红。

挑选储藏

优质木栅栏铁观音茶叶紧结，放入茶壶有“当当”声，且声音清脆；声哑者为劣质茶叶。以密封袋装好后，储藏在阴凉、避光或-5℃的冰箱里。

品饮赏鉴

1. **准备**　茶荷1个，木栅栏铁观音茶3克，紫砂壶1个等。
2. **冲泡**　先用沸水冲烫紫砂壶，再将茶荷中的木栅栏铁观音拨入紫砂壶，注入沸水，让茶叶在水中上下翻腾 。
3. **品茶**　趁热细啜，先闻其香，后尝其味，边啜边闻，浅斟细饮，喉底回甘。

妙用保健

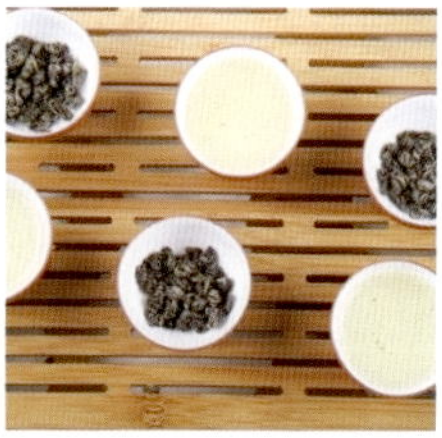

解毒：木栅栏铁观音中的茶多酚可以与一些重金属元素如铅、锑、汞等发生化学反应，产生沉淀，并通过尿液排出体外，起到一定的解毒作用。

消食：木栅栏铁观音中的单宁酸可辅助调节胃液的分泌量，帮助消化胃内过剩的食物。

止痢疾：木栅栏铁观音中的单宁酸成分有抗病菌的作用，对细菌性痢疾有一定的防治效果。

金萱茶

防衰抗老、清脂护齿

金萱茶产自台湾省南部嘉义县，广泛种植，分布在中低海拔处。鲜叶采摘后经晒青、晾青、杀青、揉捻、初烘、饱揉、复烘等7道工序制作而成。金萱茶最大的特征是有一股浓浓的天然“奶香”，带有这种天然奶香的茶很少，因此金宣茶很受年轻人的喜爱。金萱茶汤色呈清澈的蜜绿色；滋味甘醇浓郁，喉韵甚佳。

品鉴指数★★★★
口味：味道香浓醇厚。
适宜人群：一般人群都可饮用，特殊禁忌者除外。
主要功效：防衰老，清脂，护齿。
形状特征：卷曲呈半球状。

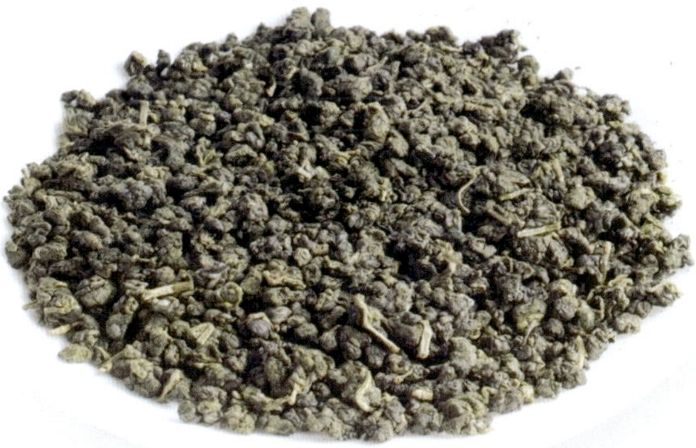

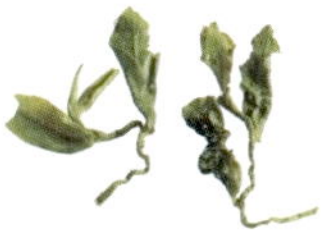

- **性状**
  芽叶淡绿。

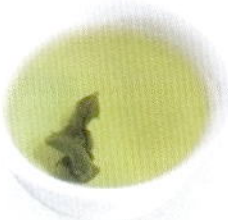

- **汤色**
  清澈蜜绿。

挑选储藏

优质金萱茶以手指轻捏会碎，不易捏碎说明已受潮。储藏金萱茶时，要防潮、避光，置于清洁、无异味处，并保持通风状态。

品饮赏鉴

1. **准备**　茶匙1把，金萱茶3克，透明玻璃杯或瓷杯1个等。
2. **冲泡**　将金萱茶放入透明玻璃杯中，冲入沸水，注意要低斟，以免水滴飞溅。
3. **品茶**　味道香醇甘美，奶香怡人。

妙用保健

防衰老：金萱茶中的茶多酚，能维持人体内细胞的正常代谢，延缓细胞衰老。

清脂：金萱茶中的咖啡因和茶黄素能促使脂肪分解，进而起到清脂的效果。

护齿：金萱茶含氟，氟离子与牙齿中的钙质结合，形成较难溶于酸的氟磷灰石，使牙齿变坚固，有效保护牙齿。

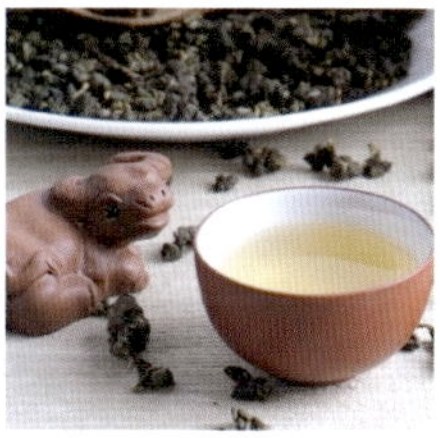

茉莉花茶

保肝护肝、调节血脂

茉莉花茶又称“茉莉香片”，是花茶中的名品。茉莉花茶是将茶叶和茉莉鲜花进行拼和、窨制，使茶叶吸收花香制成的。茉莉花茶使用的茶叶称茶坯，一般以绿茶为多，也有用红茶和乌龙茶的。茉莉花茶的花香是在加工过程中添加的，因此成茶中的茉莉干花大多只是一种点缀，不能以有无干花来判断其品质优劣。茉莉花茶的主要消费人群在我国的东北和华北地区。

品鉴指数★★★★
口味：滋味醇厚鲜爽。
适宜人群：一般人群都可饮用，特殊禁忌者除外。
主要功效：护肝，调节血脂。
形状特征：条索紧细、匀整。

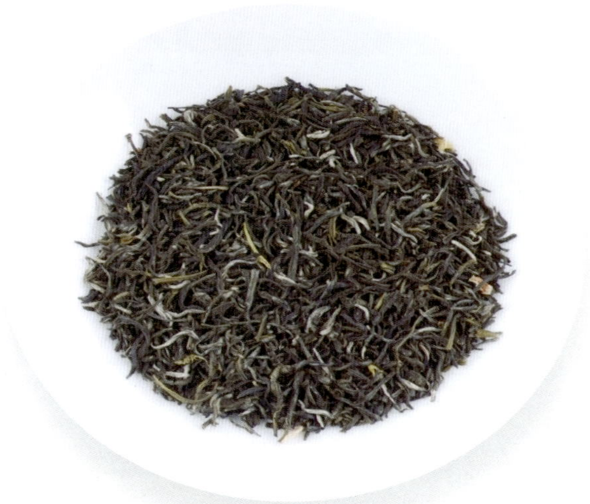

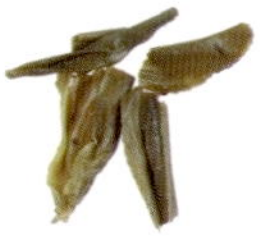

- **性状**
  叶底嫩匀柔软。

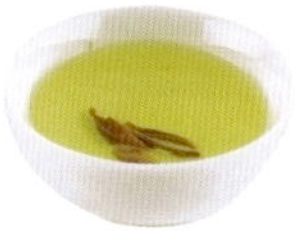

- **汤色**
  黄绿明亮。

挑选储藏

优质茉莉花茶嫩芽好、条形饱满、白毫多、无叶；低档以叶为主，几乎无嫩芽。茉莉花茶宜密封后置于低温、干燥处，避免和有异味的物品放在一起。

品饮赏鉴

1. **准备**　茶匙1把，茉莉花茶2～3克，透明玻璃杯或者瓷杯1个等。
2. **冲泡**　用茶匙将茉莉花茶放入透明玻璃杯中，备沸水，头泡低注，二泡中斟，三泡高冲，加盖保香。
3. **品茶**　小口品饮，以口吸气、鼻呼气相配合，使茶汤在舌面上往返流动，充分与味蕾接触。

妙用保健

护肝：茉莉花茶中的茶多酚可以与一些重金属元素如铅、汞等发生化学反应，产生沉淀，并通过尿液排出体外，帮助肝脏解毒排毒，起到清肝护肝的作用。

调节血脂：茉莉花茶富含茶多酚，能调节血液中胆固醇、甘油三酯的比例，对调节血脂有一定效用。

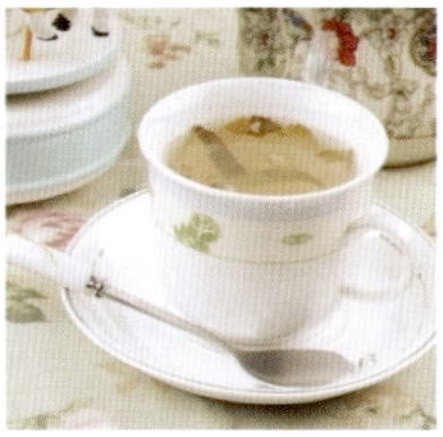

桂花茶

养胃通便、排毒抗老

桂花茶是以精制茶坯与鲜桂花窨制而成的一种花茶。桂花有金桂、银桂、丹桂、四季桂等品种，其中以金桂香味最为浓郁持久。在桂花盛开期，采摘时要采呈金黄色、含苞初放的花朵，采回的鲜花要及时剔除花梗、树叶等杂物。冬季喝桂花茶可缓解胃部不适，对胃溃疡、胃寒、胃痛等症也有一定的预防作用。

品鉴指数★★★★

口味：滋味醇和浓厚。

适宜人群：一般人群都可饮用，特殊禁忌者除外。

主要功效：养胃通便，排毒抗老。

形状特征：条索紧细匀整，色泽绿润。

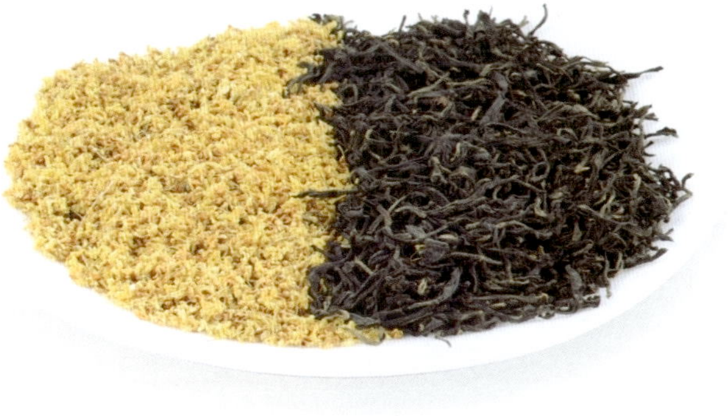

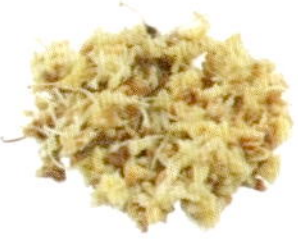

- **性状**

  叶底嫩匀柔软。

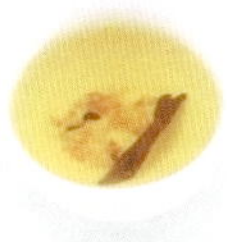

- **汤色**

  金黄明亮。

挑选储藏

优质桂花茶条索紧细匀整，色泽绿润；花色金黄，香气馥郁。储藏桂花茶时，应选低温、干燥处，避免强光照射，不和有异味的物品存放在一起。

品饮赏鉴

1. **准备** 茶匙1把，桂花茶3克，透明玻璃杯或者瓷杯1个等。
2. **冲泡** 用茶匙将桂花茶放入玻璃杯中，冲入沸水至8分满，冲后立即加盖，以保茶香不散。
3. **品茶** 细品慢饮，茶香浓厚持久；饮后神清气爽，唇齿留有余香。

妙用保健

养胃通便：桂花茶中的茶多酚具有促进胃肠蠕动、调节胃液分泌的功效，既能养护胃肠，又能将人体内的废物及时地排出体外。

排毒：桂花茶中的茶多酚可以与一些重金属元素如铅、锑、汞等发生化学反应，产生沉淀，并通过尿液将其排出体外，减少毒素在人体内的存留时间。

抗老：桂花茶含有茶多酚类物质，能清除氧自由基，具有一定的抗氧化性和生理活性，具有一定的抗衰老功效。

玉兰花茶

解毒清脂、杀菌消炎

品鉴指数★★★★
口味：滋味醇厚回甘。
适宜人群：一般人群都可饮用，特殊禁忌者除外。
主要功效：解毒，清脂，杀菌。
形状特征：条索紧细、匀整。

玉兰花茶是以优质五指山春绿茶与优质白玉兰鲜花为原料精心调制成的。其制作方法是将鲜花和精制的茶叶拌和，在静止状态下使茶叶缓慢吸收花香，然后筛去花渣，将茶叶烘干而成。玉兰花茶香气鲜浓持久，滋味醇厚，汤色浅黄明亮。家庭制作时，可将玉兰花剥瓣，放入盐水中反复清洗后沥干，放入杯中；加沸水，再加入绿茶，待味出即可当茶饮用。

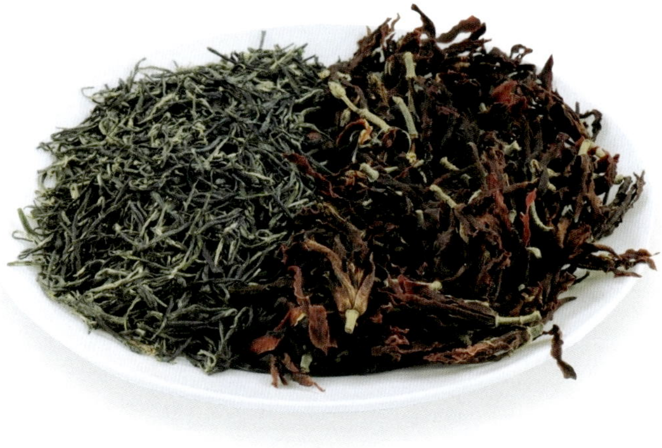

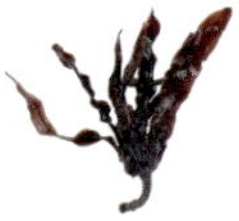

● **性状**
叶底嫩匀柔软。

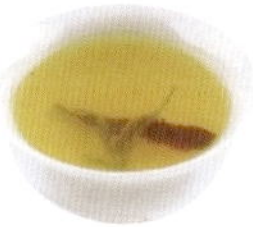

● **汤色**
浅黄明亮。

挑选储藏

优质玉兰花茶香韵独特、滋味醇厚回甘，以无叶者为上品；一芽一二叶或嫩芽多、芽毫显露者次之。储藏玉兰花茶时，须密封、干燥，置阴凉处。

品饮赏鉴

1. **准备**　玉兰花茶2～3克，茶匙1把，透明玻璃杯或者瓷杯1个等。
2. **冲泡**　将玉兰花茶投入以热水烫好的透明玻璃杯中，冲入沸水至8分满，冲后即加盖，以保茶香。
3. **品茶**　滋味醇厚回甘，细啜慢饮，方能品茶之韵味，进入茶之境界。

妙用保健

解毒：玉兰花茶中的茶多酚可与水中一些重金属元素如铅、锑、汞等发生化学反应，产生沉淀，后通过尿液排出体外，减少毒素在人体内的存留时间。

清脂：玉兰花茶富含茶多酚，适量饮用，有调节血脂的作用。

杀菌：玉兰花茶中的硫、碘、氯化物等有机化合物，能杀菌消炎。

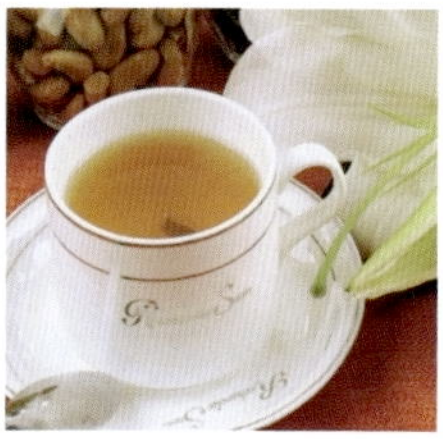

金银花茶

解毒消暑、提神除烦

品鉴指数★★★★
口味：醇厚甘爽。
适宜人群：一般人群都可饮用，特殊禁忌者除外。
主要功效：解毒，消暑，提神。
形状特征：条索紧细、匀直。

金银花又称“忍冬花”，为半常绿灌木，茎半蔓生，其茎、叶和花皆可入药。鲜金银花经晒干或按制绿茶的方法制干后，即为金银花茶，主要分为两种：一种是鲜金银花与少量绿茶拼和，按花茶窨制工艺制成；另一种是用烘干或晒干的金银花与绿茶拼和而成。金银花茶味甘，性寒，具有清热解毒、疏利咽喉、消暑除烦的作用。

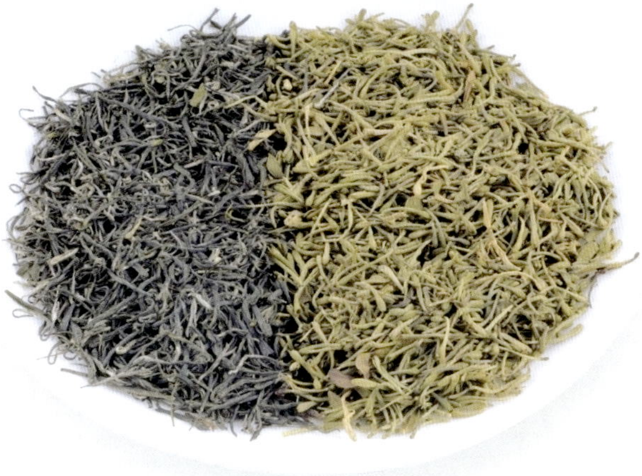

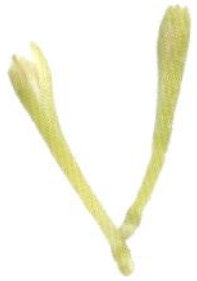

- **性状**
  嫩匀柔软。

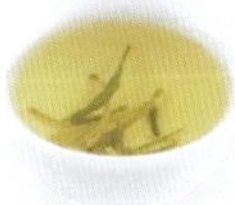

- **汤色**
  黄绿明亮。

挑选储藏

优质金银花茶外形条索紧细、匀直，色泽灰绿光润，香气隽永；汤色黄绿明亮，滋味醇厚甘爽，叶底嫩匀柔软。储藏金银花茶时，要防潮、避光，置于清洁、无异味之处，并保持通风、干燥，远离污染源。

品饮赏鉴

1. **准备**　金银花茶2~3克，茶匙1把，透明玻璃杯或者瓷杯1个等。
2. **冲泡**　用茶匙将金银花茶放入透明玻璃杯中，备沸水，头泡低注，二泡中斟，三泡高冲。
3. **品茶**　茶香飘散，细啜慢咽后更觉醇厚微甜，回味绵长。

妙用保健

解毒：金银花茶中的茶多酚可与水中一些重金属元素如铅、锑、汞等发生化学反应，产生沉淀，通过尿液排出体外，减少毒素在人体内的存留时间。

消暑：金银花茶中的生物碱有调节人体体温的作用，在炎热的夏季饮用一杯，有消暑的作用。

提神：金银花茶中的咖啡因是一种兴奋剂，能使人体中枢神经系统兴奋，使人精神振奋。

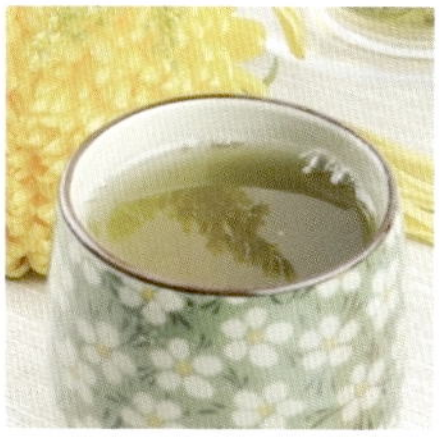

普洱沱茶

清除口气、防衰养颜

沱茶是云南茶叶的传统制品，普洱沱茶是一种圆锥窝头状的紧压茶，原产于云南省景谷县，又称“谷茶”。该茶外形紧结，色泽褐红，有独特的陈香，滋味回甘，汤色橙黄明亮，能清脂、减重、健身、延年。饮用时，先将其掰成碎块，每次取约 3 克，用沸水冲泡 5 分钟即可；也可将其掰成碎块，放入瓦罐烤香后再用沸水冲泡，冲泡时可加入油、盐、糖等调料。

品鉴指数★★★★
口味：滋味醇厚回甘。
适宜人群：一般人群都可饮用，特殊禁忌者除外。
主要功效：清除口气，抗衰老，养颜。
形状特征：外形紧结，色泽褐红。

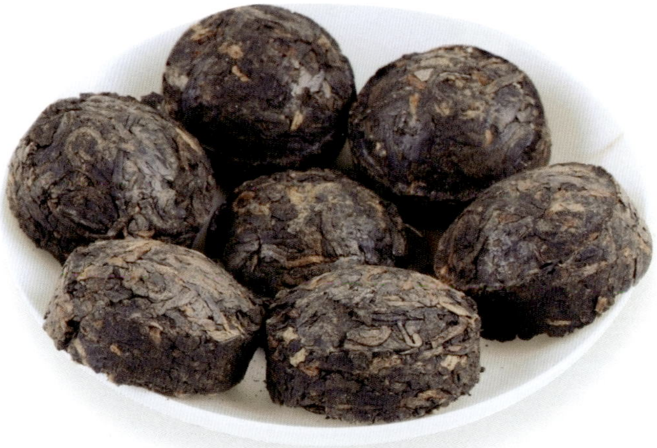

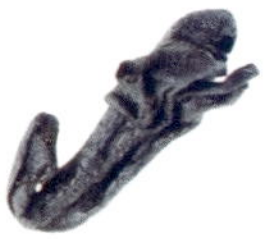

- **性状**
  叶底褐红均匀。

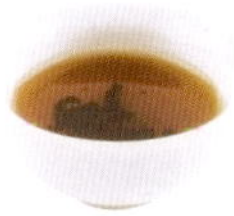

- **汤色**
  橙黄明亮。

挑选储藏

优质普洱沱茶外形紧结，色泽褐红，有独特的陈香，滋味回甘，汤色橙黄明亮。普洱沱茶要通风、避光存放。此外，因茶叶具有一定的吸异性，故不能与有异味的物品混放在一起。

品饮赏鉴

1. **准备**　厚壁紫砂壶1个，茶刀1把，普洱沱茶3克等。
2. **冲泡**　用茶刀取普洱沱茶放入厚壁紫砂壶中，再注入适量沸水，加盖5秒。
3. **品茶**　第一泡不饮，从第二泡开始品茗，滋味醇厚回甘；可反复冲泡，至茶味极淡。

妙用保健

除口气：普洱沱茶含有许多生理活性成分，具有杀菌消毒的作用，可以去除口腔异味。

抗衰老：普洱沱茶含有儿茶素类化合物，长期饮用，具有抗衰老的作用。

养颜：普洱沱茶能调节人体新陈代谢，促进血液循环，有养颜的功效。

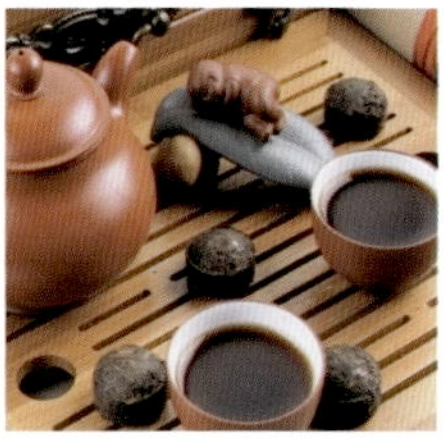

黑砖茶

减脂消食、调节血压

因用黑毛茶作原料，色泽黑润，成品块状如砖，故得名“黑砖茶”。制作时先将原料筛分整形，拣剔提净，再按比例拼配；机压时，先高温气蒸灭菌，再高压定型，检验修整，缓慢干燥，包装成为砖茶成品。黑砖茶属于黑茶，具有消食去腻、减脂瘦身、解酒、暖胃、安神等功效，还有补充膳食营养、抑制动脉硬化等功效。

品鉴指数★★★★

口味：滋味浓厚微涩。

适宜人群：一般人群都可饮用，特殊禁忌者除外。

主要功效：减脂，消食，调节血压。

形状特征：砖面端正，四角平整，纹路清晰。

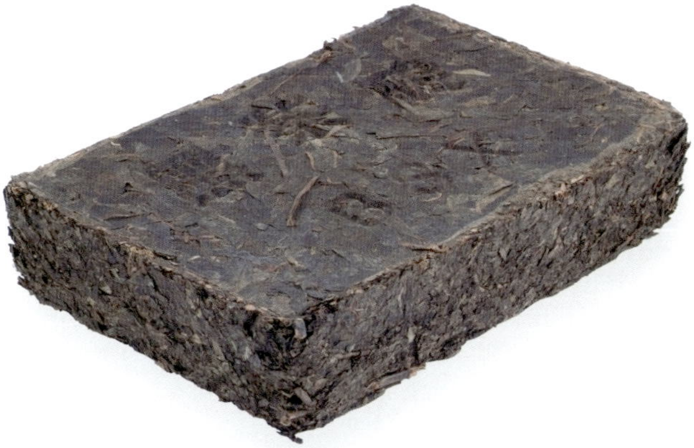

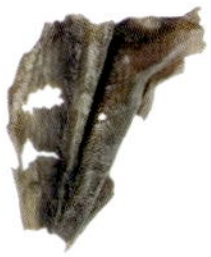

- **性状**

  老嫩尚匀。

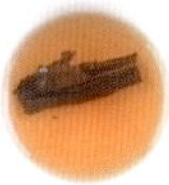

- **汤色**

  红黄微暗。

挑选储藏

优质黑砖茶为长砖形。砖面端正，四角平整，纹路清晰，色泽黑润，滋味浓厚微涩。存储时，要保持干燥，避免强光照射，不能与有强烈异味或易挥发的物品存放一室。

品饮赏鉴

1. **准备** 紫砂壶1个，茶刀1把，黑砖茶4~5克等。
2. **冲泡** 用茶刀取适量黑砖茶放入紫砂壶中，再注入沸水，加盖浸泡。
3. **品茶** 细品慢啜，方能体会出茶香中所蕴含的至清、至醇、至真、至美的韵味。

妙用保健

减脂：黑砖茶含有大量维生素及纤维化合物，喝茶后，这些成分会停留在腹中，给人饱腹感，让人减少进食，长期饮用可减脂。

消食：黑砖茶富含益生菌，能改善肠道微生物环境，帮助消化。

调节血压：黑砖茶富含多种矿物质，其中的钾、钙、镁和锌都有调节血压的作用。

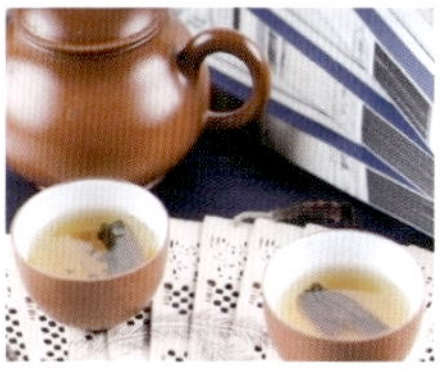

花砖茶

抗癌减脂、防衰抗老

花砖茶也称“花卷”，因一卷茶净重合老秤一千两，故又称“千两茶”。压制花砖茶的原料主要是三级黑毛茶，也有少量降档的二级黑毛茶，其总含梗量不超过15%。毛茶进厂后，要经筛分、破碎、拼堆等工序，制成合格的半成品，之后再进行蒸压、烘焙、包装而制成花砖茶成品。

品鉴指数★★★★
口味：滋味浓厚微涩。
适宜人群：一般人群都可饮用，特殊禁忌者除外。
主要功效：抗癌，减脂，防衰抗老。
形状特征：正面边上有花纹，砖面色泽黑褐。

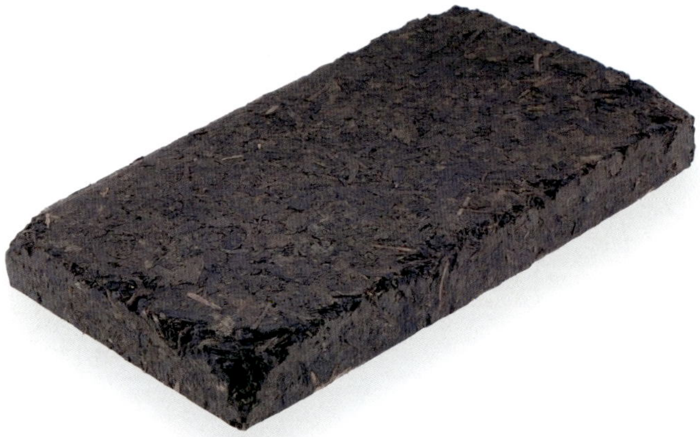

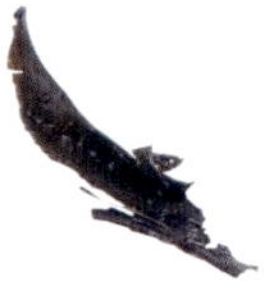

- **性状**
  叶底老嫩匀称。

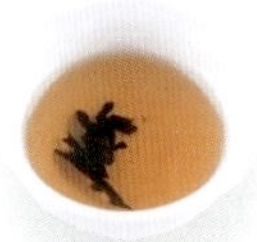

- **汤色**
  红黄。

挑选储藏

优质花砖茶正面边上有花纹，砖面色泽黑褐，内质香气醇正，滋味浓厚微涩；汤色红黄，叶底老嫩匀称。花砖茶适宜存放在通风、避光、干燥、无异味的地方。

品饮赏鉴

1. **准备** 紫砂壶1个，茶刀1把，花砖茶5克。
2. **冲泡** 用茶刀取花砖茶置入紫砂壶中，向紫砂壶中注入适量沸水，加盖闷泡。
3. **品茶** 分汤洗盏，第一泡不饮；第二泡开始品茗，滋味浓厚微涩；反复冲泡，至茶味极淡。

妙用保健

抗癌： 花砖茶中含茶多酚，能抑制和阻断体内致癌物亚硝基化合物的形成。

减脂： 花砖茶中的咖啡因、黄烷醇类、叶酸等多种化合物，能调节脂肪代谢，促使脂肪氧化，有减脂功效。

防衰抗老： 花砖茶中的茶多酚类物质，能清除人体内的自由基，有很强的抗氧化性和生理活性，能防衰抗老。

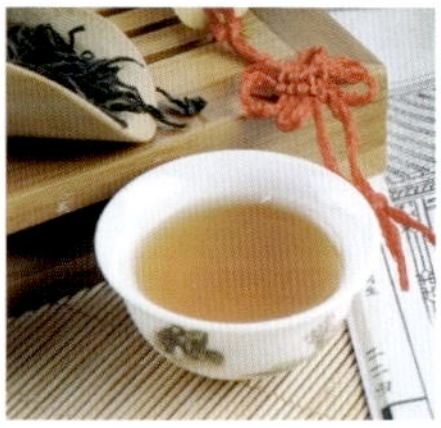